Schwangerschafts-*gymnastik*

Zora Gienger

urania

Schwangerschafts-*gymnastik*

Mit vielen Übungen für die Geburtsvorbereitung

Inhalt

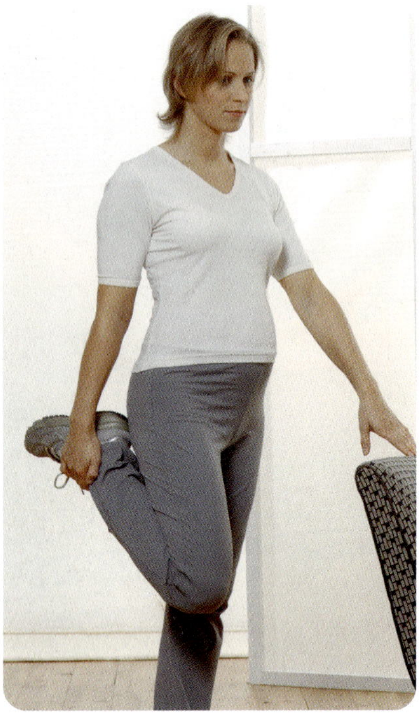

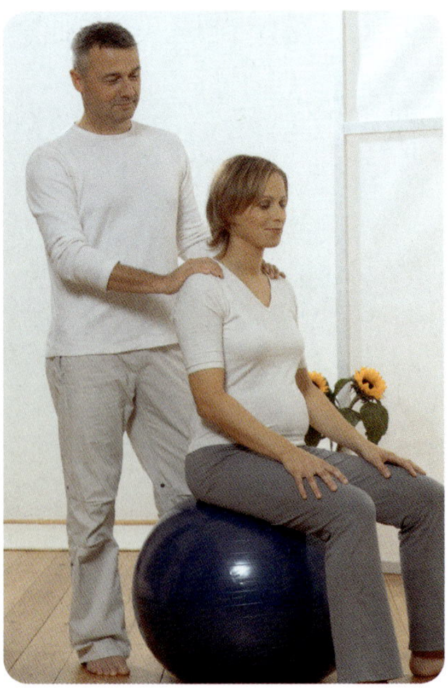

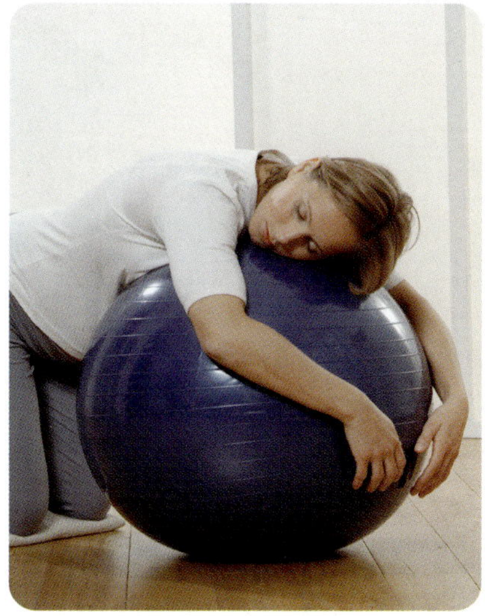

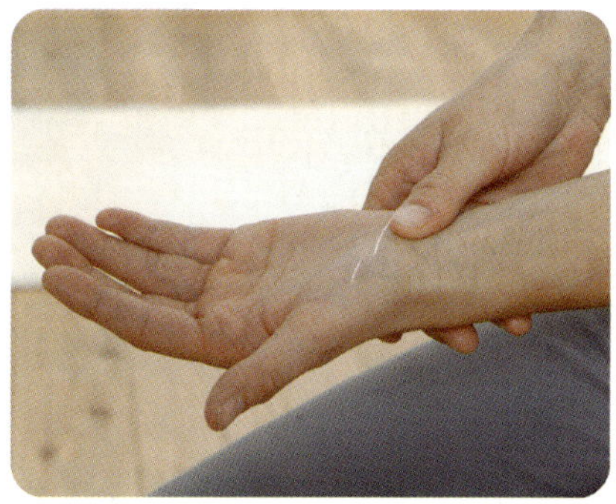

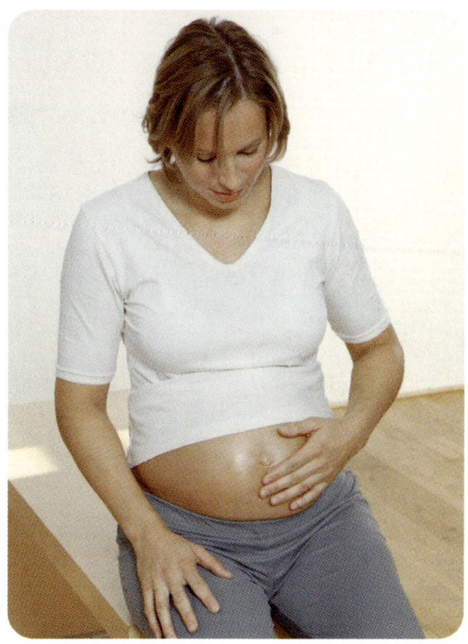

Anstelle eines **Vorworts**

Liebe Leserin,
Sie sind schwanger! Herzlichen Glückwunsch, dies ist ein ganz besonderer Grund zur Freude.

Einzigartige Schwangerschaft

Sie können sehr viel selbst dazu beitragen, dass Ihre Schwangerschaft eine glückliche, beschwerdefreie und vor allem einzigartige Zeit für Sie wird.

Fast jedes Kind, das heutzutage bei uns auf die Welt kommt, ist ein Wunschkind, das mit Liebe und Sehnsucht willkommen geheißen wird. All diese Wunschkinder sind einzigartig. Ebenso einzigartig wird die Schwangerschaft erlebt. Oft bleibt es im Leben einer Frau bei dieser einen, einzigartigen Schwangerschaft. Zweit- oder Drittkinder gibt es nicht mehr so häufig wie früher. Der Wunsch, eben genau diese eine Schwangerschaft so glücklich und bewusst wie möglich zu erleben, ist bedeutsam.

Hinzu kommt, dass der Trend zur späten Schwangerschaft ungebrochen ist. Das heißt, dass viele Frauen ihr erstes Kind bekommen, wenn sie fast schon ihr vierzigstes Lebensjahr erreicht und bereits beruflich Fuß gefasst haben.

Neben einer aktiven, bewegungsfreudigen Zeit wünschen sich die Schwangeren eine optimale Schwangerschaftsbetreuung und eine Entbindung, die all ihren Wünschen entspricht. Der Wunsch nach Individualität ist groß und lässt Raum für eine ganz besondere Art der Schwangerschaftsgymnastik und Geburtsvorbereitung.

Wir erleben in unserer Praxis, mit welchem Engagement all diese erwünschten und zum Teil ganz bewusst geplanten Kinder erwartet werden. Aber selbst wenn die Schwangerschaft mit einer Überraschung begann, so widmen sich die werdenden Mütter ganz aktiv den anderen Umständen und der bevorstehenden Entbindung.

Bescheid wissen tut gut

Über die gesamte Schwangerschaft und den Geburtsablauf Bescheid zu wissen und sich effektiv vorbereiten zu können, ist deshalb neben der Schwangerschaftsgymnastik ein sehr wichtiger Faktor.

Wie fühlen sich die Wehen an? Was geschieht während der Entbindung? Wie kann ich mich optimal vorbereiten? Wie kann ich Schmerzen verarbeiten? Wie kann mir mein Partner zur Seite stehen? Und was tue ich gegen lästige Schwangerschaftsbeschwerden? All diese Fragen wird

Ihnen dieses Buch beantworten und Sie sanft, behutsam und dennoch aktiv durch die Schwangerschaft führen.

Das Wunder werdenden Lebens

Mit Freude erleben wir in unserer Praxis das Wunder des Lebens immer wieder neu: nämlich dann, wenn wir unsere zahlreichen Schwangeren durch die Zeit ihrer Schwangerschaft begleiten und ihnen ärztlich sowie mit unseren Kursen zur Seite stehen.

Eine Schwangerschaft ist nicht nur eine Zeit der Veränderung von Körper und Seele, sondern auch ein tief greifendes, einzigartiges und bewegendes Ereignis für die werdenden Eltern. Jedes Kind, das auf die Welt kommt, ist Zeichen dieses Wunders und Zeichen der Liebe und lässt sich mit nichts anderem vergleichen.

Aktiv die Schwangerschaft genießen

Umso wichtiger ist es jetzt, sich aktiv mit diesen neun Monaten auseinander zu setzen, sich gezielt auf die Geburt vorzubereiten, sich mit einer ganz speziell auf die Schwangerschaft zugeschnittenen Gymnastik wohl und fit zu fühlen und alles dafür zu tun, um den Herausforderungen und Veränderungen nicht nur körperlich, sondern auch seelisch gewachsen zu sein. Wer eine normale, gesunde Schwangerschaft erlebt, braucht nicht neun Monate in ängstlicher Inaktivität zu verharren, sich immer dicker und schwerfälliger zu fühlen und mit unangenehmen Schwangerschaftsbeschwerden zu kämpfen. Während der Schwangerschaft ist deshalb eine ganz spezielle Bewegung angebracht, die einerseits fit und beweglich hält und auch Körper und Seele mit einbezieht, andererseits auf die bevorstehende Geburt vorbereitet und wegführt von einseitigen, funktionellen gymnastischen Übungen.

Bewegung für Körper und Seele

Bewegung ist ein Ausdruck von Lebendigkeit und Lebensfreude, von empfundener Vitalität und aktiver Selbstbestimmung. Bewegung tut Körper und Seele sowie Mutter und Kind gleichermaßen gut: Sie hält fit, lockert und entspannt, macht Freude und beugt so manchen Schwangerschaftsbeschwerden vor.

Lassen Sie sich von den Übungen anleiten, Ihren persönlichen Weg durch die Schwangerschaft zu finden und mit Ruhe und Gelassenheit, aber auch mit innerer Stärke diese besondere Zeit zu genießen.

Wir freuen uns mit Ihnen und wünschen Ihnen eine entspannte Schwangerschaft und viel Kraft und Ausdauer für Ihre Entbindung.

Zora Gienger

Dieses Buch möchte in Ihnen die verborgene Vitalität wecken, damit Sie sich nicht nur aktiv und selbstbewusst auf Ihr Baby freuen, sondern die neun Monate als Zeichen der inneren und äußeren Bewegung erleben können.

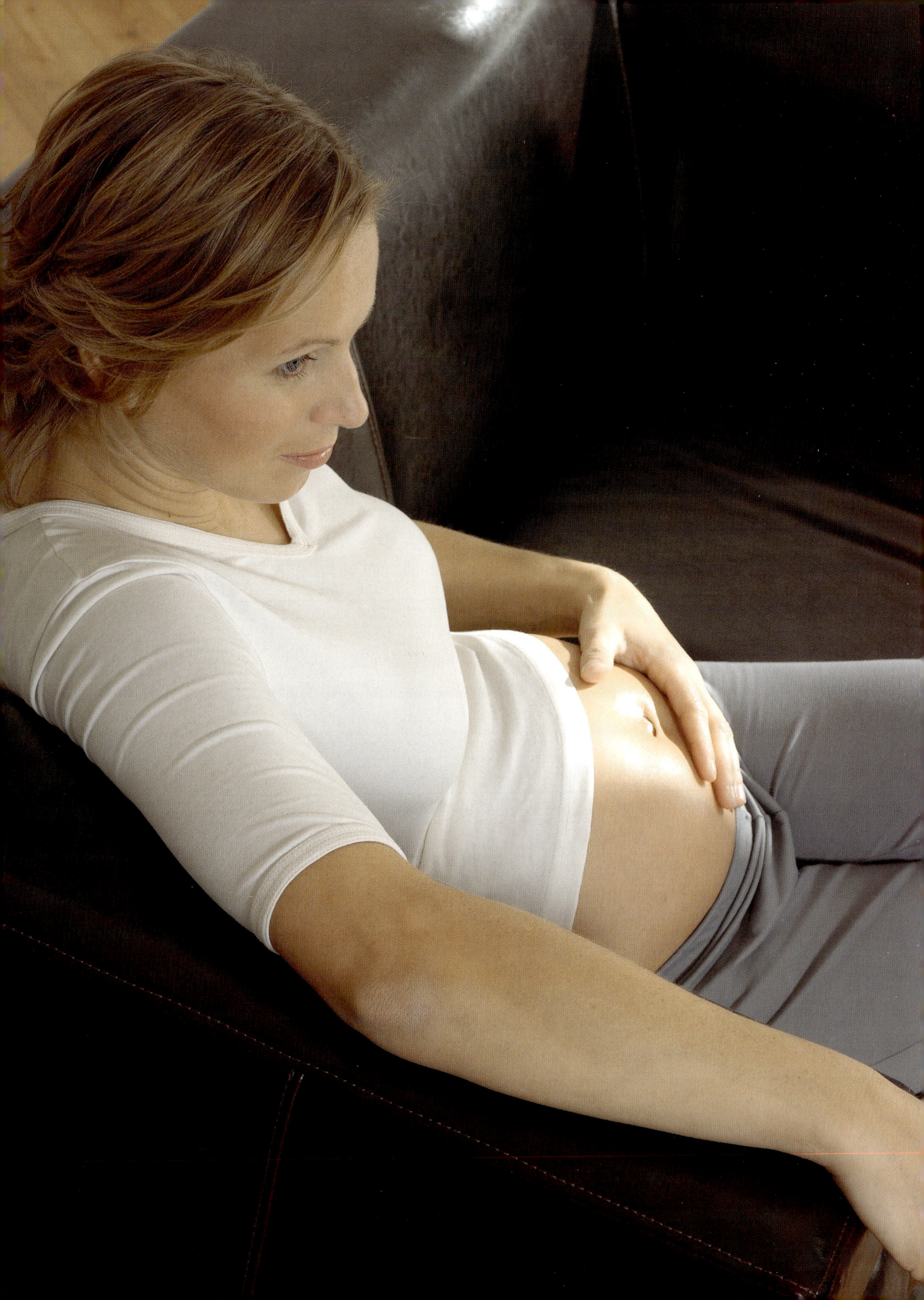

Die ganz besonderen *neun Monate*

Jede Schwangerschaft ist eine Zeit großer Veränderungen, aber auch eine Zeit der Freude und des Glücks. Erfahren Sie diese Zeit mit Körper und Seele. Genießen Sie diese einmaligen Monate! Die Vorfreude aufs Baby ist die beste Vorbereitung auf die Entbindung und das Leben mit dem Kind.

Mit **Leib** und **Seele** **schwanger** sein

In jedem Stadium der Schwangerschaft werden Ihnen die Übungen der Schwangerschaftsgymnastik gut tun. Hören Sie auf Ihren Körper und melden Sie sich umgehend bei Ihrem Frauenarzt, falls Beschwerden auftreten sollten!

Sobald sich der Embryo etwa sieben Tage nach der Befruchtung in der Gebärmutter eingenistet hat, reagiert Ihr gesamter Organismus und stellt sich rasch auf die Schwangerschaft ein. Manche Frauen spüren das schon sehr früh. Sicherheit über eine bestehende Schwangerschaft kann Ihnen Ihr Frauenarzt geben, sobald Ihre Periode überfällig ist.

Wie sich Ihr Körper verändert

Während der gesamten Schwangerschaft verändert sich das Herz-Kreislauf-System, der Hormonhaushalt, die Wärmeregulation, der Stoffwechsel, der Bauch- und Beckenbereich sowie der Bewegungsapparat. Den größten Einfluss auf die körperlichen Veränderungen während der Schwangerschaft haben die Hormone Östrogen, Progesteron und Relaxin.

Das Herz-Kreislauf-System

- Herz und Kreislauf leisten um ein Viertel mehr, um Plazenta (Mutterkuchen) und Kind mit Nährstoffen zu versorgen.
- Das Herz schlägt bis zu 40 Prozent schneller und es werden bis zu zwei Liter mehr Blut durch den Körper gepumpt.
- Die Gefäße erweitern sich. Dies begünstigt die Entstehung von Krampfadern und Hämorrhoidenknoten, da der Blutrückfluss gegen die Schwerkraft verläuft.
- Der Blutdruck sinkt und verursacht vermehrte Müdigkeit und eventuell auch Schwindelgefühle.

Das Atemsystem

- Die Atmung verläuft schwerfälliger.
- Das Atemvolumen wird erhöht.
- Sie haben einen zusätzlichen Sauerstoffbedarf von 20 Prozent.
- Die Atmungsorgane werden durch die Lage und das Wachstum des Kindes nach oben gedrückt. Dadurch kann sich die Lunge nicht mehr so gut entfalten. Sie werden eventuell kurzatmig.

Der Hormonhaushalt

- Das in den Eierstöcken produzierte Gelbkörperhormon Progesteron stabilisiert besonders in den ersten drei Monaten die Schwangerschaft.
- Danach übernimmt die Plazenta die Progesteronbildung.
- Progesteron erhöht die Körpertemperatur. Es wird vermehrt Körperflüssigkeit im

Bindegewebe aufgenommen und somit ein Wärmepuffer geschaffen, um das Kind vor Temperaturschwankungen zu schützen. Die Folge davon ist vermehrtes Schwitzen.

- Durch den Östrogeneinfluss nimmt Ihr Brustvolumen zu. Wassereinlagerungen (Ödeme) können entstehen.
- Das Hormon Relaxin bewirkt eine Auflockerung und Aufweichung von Muskeln und Gewebe. Bauch- und Beckenbodenmuskeln werden vermehrt durchblutet und elastischer.
- Relaxin vermindert die Aktivität der Verdauungsorgane, so dass es zum Beispiel zu Verstopfung kommen kann.
- Die schubartige Ausschüttung von Hormonen bewirkt Stimmungsschwankungen und lässt manche Schwangere auch öfter einmal in Tränen ausbrechen.

Der Bewegungsapparat

- Es erfolgt eine hormonell bedingte Lockerung der knöchernen Verbindungen und Beckengelenke, zum Beispiel am Darmbein-Kreuzbein-Gelenk, um der Dehnungsarbeit während der Geburt entgegenzukommen. Dies kann starke Kreuzschmerzen verursachen.
- Der Druck auf die Schambeinfuge verursacht manchmal Schmerzen.
- Beckenboden- und Bauchmuskulatur dehnen sich. Die Bauchmuskeln werden auseinander geschoben, um dem wachsenden Baby Platz zu machen.
- Die Haltung verändert sich durch die Vorwölbung des Bauches.
- Durch die Auflockerung des Gewebes und die Gewichtszunahme kommt es zu besonderen Anspannungen und Mehrarbeit verschiedener Muskelgruppen. Diese ermüden schneller und reagieren oftmals mit Verspannungen und Verkrampfungen.
- Es kommt zur Überdehnung von Bändern und Sehnen.
- Es treten häufiger Beschwerden in den Schultern, im oberen und unteren Rücken, in den Knien und den Füßen auf.

Wie sich Ihre Psyche verändert

Schwanger sind Sie nicht nur mit dem Körper, auch wenn seine Veränderungen zunächst einmal am spür- und sichtbarsten sind. Eine Schwangerschaft ist ein tief greifendes Erlebnis für eine Frau und stellt ein bewegendes, einmaliges, ganzheitliches Ereignis dar, das mit Körper und Seele empfunden wird.

Schwangerschaft – die Zeit der seelischen Veränderung

Jede Frau erlebt ihre Schwangerschaft ganz individuell, die beim zweiten oder bei einem weiteren Kind wieder völlig anders verlaufen kann und dementspre-

Die körperlichen Veränderungen, die während einer Schwangerschaft auftreten, können zu verschiedenen Beschwerden führen. Wie Sie sich dagegen wappnen können, erfahren Sie ab Seite 114.

Die Zeit des Wartens wird trotz allem Auf und Ab schnell vorüber gehen. Und am Ende wird Sie eine große Freude erwarten.

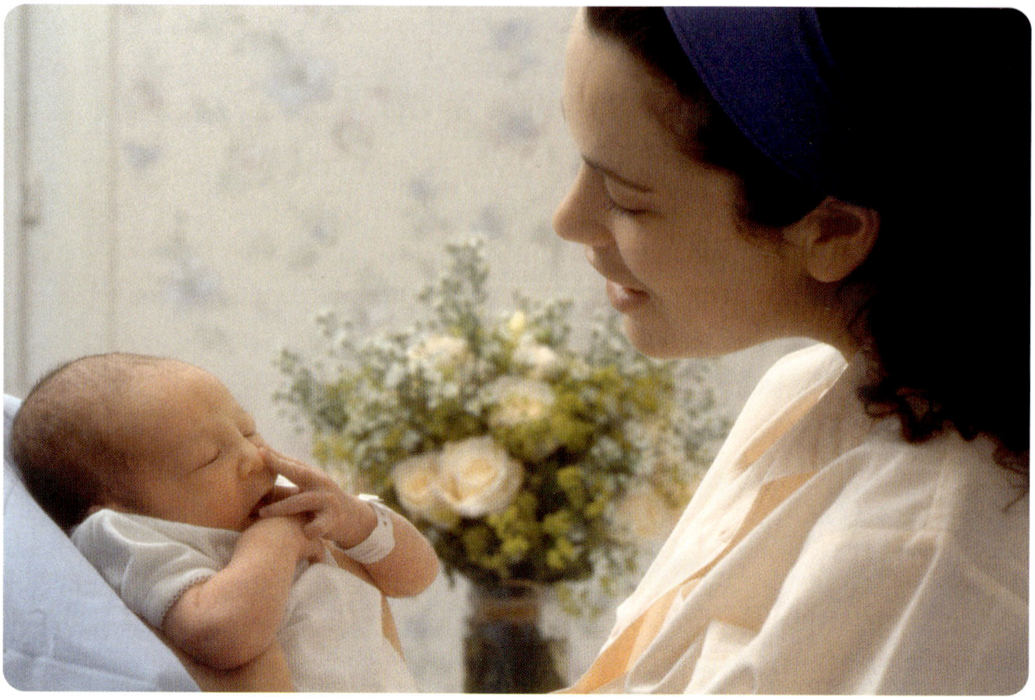

Eines ist klar: Wenn Sie ein Baby erwarten, wird sich in Ihrem Leben einiges ändern. Und wenn Sie deswegen gemischte Gefühle haben, ist dies eine völlig normale Reaktion.

chend einzigartig ist. Mit Leib und Seele schwanger zu sein bedeutet aber nicht, ab sofort im Mutterglück zu ertrinken oder jammernd die Monate voller Frust zu verbringen. Es bedeutet ganz einfach, sich – wie auch immer – auf das neue, heranwachsende Leben und die damit verbundenen körperlich-seelischen sowie gesellschaftlichen Veränderungen einzustellen.

Dies ist oftmals gar nicht so einfach, denn das Kind stellt auch eine Veränderung der eigenen Lebenssituation dar. Nichts wird jemals wieder so sein, wie es einmal war, und genau diese Tatsache kann vielen Schwangeren Kopfzerbrechen bereiten. Andererseits aber empfinden viele werdende Eltern eine unbändige Freude, wenn sie an das kleine Baby im Bauch denken, das in neun Monaten heranwächst und sehr viel Glück und Liebe, aber auch einige Turbulenzen mit sich bringen wird.

Denken Sie daran:

- Nehmen Sie sich deshalb Zeit, um die kommenden Monate bewusst zu erleben und behutsam in die neuen Aufgaben hineinzuwachsen.
- Genauso wie Ihr Kind in Ihnen wächst und gedeiht, können Sie diese Zeit jetzt nutzen, um sich auf ein ganz neues Leben vorzubereiten und in die fortschreitende Schwangerschaft und später in die Elternschaft hineinzufinden.

Schwangerschaft – die Zeit tiefer Gefühle

Nicht alle Gefühle, die Sie in dieser Zeit empfinden, werden Ihnen angenehm sein, so dass Ihr Wohlgefühl in manchen Phasen stark beeinträchtigt sein kann. Durch die Hormonumstellung gleich zu Beginn der Schwangerschaft werden Sie vor allem mit einigen lästigen »Begleiterscheinungen« zu kämpfen haben, die Ihren Körper völlig umkrempeln und verwandeln.

Vielleicht fühlen Sie sich in dieser Zeit wie auf einem schaukelnden Schiff: Ihnen ist ständig speiübel und Sie wissen manchmal nicht so recht, ob Sie lachen oder weinen sollen. Es kann aber genauso gut sein, dass Sie von alledem nur am Rande betroffen sind, dafür aber seltsame Gelüste verspüren und mit Ihrem sich verändernden Körper hadern, obwohl Sie gleichzeitig mächtig stolz auf sich sind.

Denken Sie daran:

- Sie sind mit Leib und Seele schwanger!
- Es ist völlig in Ordnung, dass die körperlichen Veränderungen und die Gewissheit, bald für ein neues Leben verantwortlich zu sein, Ihre Gefühlswelt ein wenig durcheinanderbringen.
- Es ist ganz normal, dass Sie meinen, Sie wären gar nicht mehr »dieselbe Frau«.
- Aus diesen Gründen ist es ganz besonders wichtig, sich nicht selbst zu überfordern und all die Gefühle und Empfindungen zu akzeptieren, die in dieser Zeit auf Sie einströmen.

Schwangerschaft – die Zeit der Selbstfindung

Mit Leib und Seele schwanger zu sein kann aber auch bedeuten, dass Sie noch niemals so sehr Sie selbst waren wie in dieser Zeit. In Ihrer Rolle als Frau finden Sie Erfüllung und innere Stärke. Sie erleben das Wunder des Lebens hautnah und fühlen sich mit der ganzen Welt aufs Innigste verbunden, Sie staunen und sind glücklich, auch wenn einige Beschwerden Sie plagen.

Wichtig ist, dass Sie sich während der Schwangerschaft mit all Ihren unterschiedlichen Gefühlen auseinander setzen und sie dann auch akzeptieren.

Denken Sie daran:

- Es kann richtig berauschend sein, zu wissen, dass Sie als Frau einem neuen Erdenbürger das Leben schenken können, und zwar nicht irgendeinem Wesen, sondern Ihrem eigenen Kind, das mit Ihrem Partner zusammen entstanden ist und in Ihnen heranwächst.
- Aus diesem schönen Gefühl heraus ist es möglich, dass Sie Kraft und Selbstvertrauen schöpfen und rundherum mit sich zufrieden sind.
- Sie entwickeln vielleicht auch gleichzeitig ein stark ausgeprägtes Wir-Gefühl, das Sie ruhiger und gelassener mit anderen Menschen umgehen lässt und Sie ganz sanft auf die Mutterrolle vorbereitet.

Schwangerschaft – die Zeit der Aktivität

Nehmen Sie aktiv an dem Heranwachsen Ihres Kindes teil – genießen Sie ganz bewusst die Zeit der Schwangerschaft mit all den Veränderungen, die sie mit sich bringt.

Die meisten Schwangeren erleben sich selbst auf eine ganz neue Art und Weise, die von den unterschiedlichsten Gefühlen geprägt sein und sich auch in den einzelnen Abschnitten der Schwangerschaft verändern kann. Dadurch kommt – vielleicht zum ersten Mal im Leben – ein ganz neues Körperbewusstsein auf. Sie nehmen sich selbst plötzlich ganz anders und vielleicht intensiver wahr, reagieren sensibler auf körperliche und seelische Veränderungen und spüren auch die Wirkung, die diese Veränderung auf Ihre Umwelt hat. Es kommt sozusagen Bewegung ins Leben!

Sie sind tatsächlich aktiv mit der spürbaren Lebendigkeit verbunden. Aktiv verändert sich der Körper, aktiv spüren Sie das werdende Leben in Ihrem Bauch, aktiv merken Sie, dass von nun an alles anders sein wird. Sie sind ab sofort nicht mehr allein mit sich und Ihrem Körper.

Denken Sie daran:

- Ihr Baby ist immer bei Ihnen, auch wenn es noch so klein sein mag.
- Und genau diese aktive Entwicklung ist es, die eine Schwangerschaft zu einem »bewegenden Erlebnis« macht, denn es gibt keinen Stillstand.
- Jede Sekunde tut sich etwas in Ihnen, mit Ihnen und von Ihnen ausgehend.
- Sie erleben aktiv die Entwicklung eines neuen Lebens und Sie haben die Möglichkeit, diese Entwicklung in gewisser Weise mitzubestimmen, sich also mit einzustimmen und aktiv »mitzumachen«.
- Mit Leib und Seele schwanger zu sein, bedeutet also auch, sich nicht passiv über-

Passen Sie gut auf sich auf!

- *Auf sich aufpassen bedeutet, sich gesund zu ernähren, Alkohol, Nikotin und andere Genussgifte völlig zu meiden, regelmäßig zu den Vorsorgeuntersuchungen beim Frauenarzt zu gehen und ein Leben zu führen, wie es Ihren Bedürfnissen entspricht und Sie nicht überfordert oder das Baby gefährdet.*
- *Ihr Arzt wird Ihnen zur Seite stehen und Ihnen über die Entwicklungsschritte Ihres Babys Auskunft geben.*
- *Falls es nötig sein sollte, gewisse Aktivitäten eine Zeit lang einzustellen, wird Ihnen Ihr Frauenarzt dies mitteilen.*
- *Sie und Ihr Arzt werden alles tun, damit Ihr Baby die neun Monate sicher in Ihnen heranwachsen kann und geboren wird.*

Haben Sie Vertrauen!

Damit Sie eine wirklich entspannte Schwangerschaft erleben können, müssen Sie Vertrauen in sich und Ihr Kind haben:

- *Vertrauen Sie dem Lauf der Dinge.*
- *Vertrauen Sie Ihren eigenen Kräften.*
- *Stehen Sie der Entwicklung Ihres Kindes positiv gegenüber.*
- *Vertrauen Sie dem Schicksal, dem Sinn alles Lebendigen und dem Wunder der Natur.*
- *Vertrauen Sie dem Lebenswillen Ihres Babys.*

rollen zu lassen, sondern diese aktive Entwicklung, die Sie persönlich, das werdende Leben, den Vater des Kindes und Ihre gesamte Umwelt betrifft, bewusst zu erleben und genauso bewusst zu genießen, auch in weniger guten Zeiten.

Schwangerschaft – die Zeit der Verbundenheit mit dem Baby

Erst das bedingungslose »Ja« zur Schwangerschaft führt zum Akzeptieren des neuen Lebens und bedeutet, das kleine Baby endgültig empfangen zu haben. Dies ist eine sehr bewegende, aktive Entscheidung, die ein immerwährendes Band zwischen Ihnen und dem noch unbekannten Wesen in Ihrem Bauch knüpft.

Nun können Sie an Babys Entwicklung in Ihnen aktiv teilhaben, indem Sie es sich gut gehen lassen, Zwiesprache mit dem Kleinen führen und ganz auf Ihre individuellen Bedürfnisse achten. Wie ein starkes Team werden Sie und Ihr Baby jetzt bewusst zusammenarbeiten, damit Sie Freude an der Schwangerschaft und den neu zu erwartenden Aufgaben haben, sich nicht überrollen lassen von auftretenden Schwierigkeiten und möglichen Beschwerden und für die bevorstehende Geburt gut gerüstet sind.

Loslassen können– seien Sie bereit für die Entbindung

Jedes Miteinander, jedes Beieinander und jedes noch so vollkommene Gefühl der innigen Verbindung trägt in sich auch das Freilassen des anderen. Während der neun Monate ist Ihr Baby ein untrennbarer Teil von Ihnen, und doch ist es immer ein eigenständiger Mensch, der ein eigenes Leben führt.

Deshalb ist es genauso wichtig, dieses kleine Leben frei- und loszulassen, wenn die Zeit der Entbindung gekommen ist. So können Sie das Geburtsgeschehen aktiv unterstützen.

Bereiten Sie sich gut auf die bevorstehende Entbindung vor, damit Sie Ihrem Kleinen den Weg in die Welt möglichst einfach gestalten können.

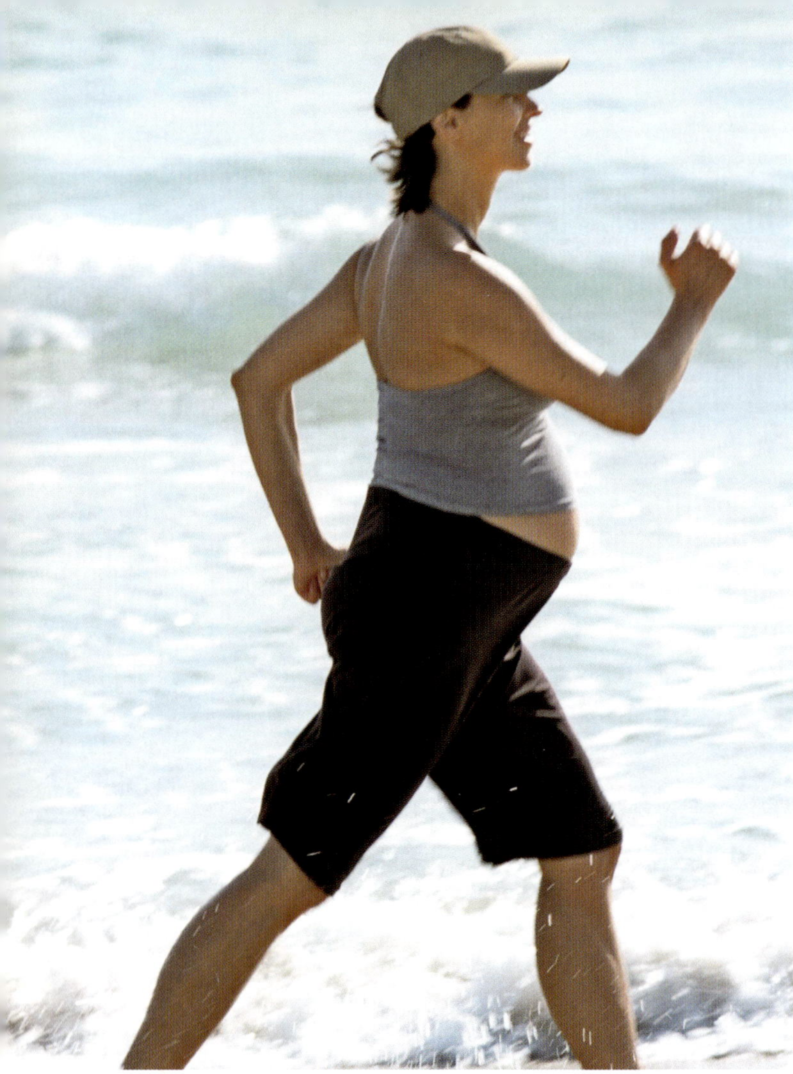

Bewegen Sie sich während Ihrer Schwangerschaft möglichst oft auch an der frischen Luft.

Lebensfreude erfahren durch Bewegung

Es kann gut möglich sein, dass Sie sich in manchen Zeiten gar nicht recht auf Ihr Baby freuen können, sei es, dass es Ihnen selber nicht gut geht, dass Ihre Umgebung Ihnen Schwierigkeiten bereitet, dass die Schwangerschaft nicht so verläuft, wie Sie es sich vorgestellt hatten, oder dass Sie noch keine Gelegenheit hatten, sich mit dem Baby im Bauch auseinander zu setzen und eine Beziehung zu ihm aufzubauen.

Diese Gefühle sollten Sie nicht unterdrücken oder gar verheimlichen und sich derer auch nicht schämen, sondern sie einfach so hinnehmen, wie sie sind.

Denken Sie daran:

- Lebensfreude entsteht aus dem Inneren der Seele und ist nicht an Äußerlichkeiten gebunden.
- Ein wichtiger Schlüssel hierfür ist die aktive Bewegung.

Erleben Sie sich selbst

Wie fühlten Sie sich zum Beispiel nach einer erfrischen Wanderung durch den Frühlingswald? Oder wie war es, als Sie durch das Herbstlaub radelten? Welche Empfindungen hatten Sie nach einem kühlen Bad im salzigen Meerwasser, als Sie die Wellen trugen und die Sonne vom Himmel lachte? Können Sie sich noch an eine lustige Schlittenfahrt im Winter erinnern? Oder, ganz einfach, was erlebten Sie nach einer fröhlichen Gymnastikrunde mit Gleichgesinnten, einem sportlichen Besuch im Schwimmbad, einer kleinen Joggingrunde am Abend, einer vergnüglichen Tanzrunde mit dem Partner oder einem romantischen Spaziergang über die Wiesen und Felder?

Denken Sie daran:

- Bewegung setzt Lebensfreude frei!
- Nehmen Sie sich und Ihre direkte Umgebung mit allen Sinnen wahr.

- Suchen Sie sich kleine Augenblicke im Alltag, in denen alle Ihre Sinne aktiv sind.
- Erleben Sie die Welt bewusst über Sehen, Hören, Riechen, Schmecken und Fühlen.

Bewegung bringt positive Stimmung für Mutter und Kind

Wenn Sie aktiv Bewegung betreiben, dann erwachen all Ihre Sinne. Sie riechen die Luft, die Sie umgibt, spüren Ihren Herzschlag, die Beweglichkeit Ihrer Gelenke, die An- und Entspannung Ihrer Muskulatur und die Reaktion Ihres Körpers. Gleichzeitig hören und sehen Sie aufmerksamer und wachsamer die Dinge, die Ihnen wichtig sind und die Sie vielleicht bis jetzt überhaupt nicht richtig wahrgenommen haben. Und dann entdecken Sie auch, dass Sie nicht nur sich selbst, sondern auch das kleine Leben in Ihrem Bauch noch einmal ganz neu erleben und entdecken.

Nicht selten erleben Schwangere nicht nur ein gesteigertes Wohlgefühl durch eine schwangerengerechte, vitale Bewegung, sondern auch eine kraftvolle Freude auf das kleine Baby. Empfundene Lebensfreude überträgt sich dann durch ihre Gedanken und Gefühle auf das Baby, so dass ein wunderschöner Kreislauf entstehen kann.

»Sich regen bringt Segen.« Diese alte Volksweisheit trifft auch in ganz besonderem Maß auf die neun Monate der Schwangerschaft zu.

Schritte zum Wohlgefühl

1. *Sie bewegen sich aktiv und schwangerengerecht.*

2. *Dadurch schärfen Sie Ihre Sinne.*

3. *Die sinnliche Wahrnehmung steigert das Körperempfinden und das bewusste Erleben von Lebendigkeit. Sie fühlen sich kompetent, beweglich, fit und vital.*

4. *Die erlebte Lebendigkeit setzt Wohlgefühl frei.*

5. *Dieses Wohlgefühl überträgt sich durch positive Gefühle und Gedanken auf Ihr Baby, was sich auf seine Entwicklung auswirkt.*

6. *Das Wohlgefühl macht es möglich, dass Sie sich auf das Baby freuen.*

7. *Das Wohlgefühl stärkt Ihr Selbstbewusstsein, weil Sie sich in Ihrem Körper sicher und zu Hause fühlen.*

8. *Durch die Freude können Sie viel leichter und schneller ein positives Band zu Ihrem Baby knüpfen und eine intakte Beziehung herstellen.*

9. *Dieses Band zwischen Ihnen und Ihrem Kind gibt Ihnen wiederum Wohlgefühl und lässt Sie Ihre Umgebung genauso positiv wahrnehmen und macht Ihnen Lust, sich weiter zu bewegen und sich selbst, Ihre Umwelt und Ihr Baby sinnlich zu spüren.*

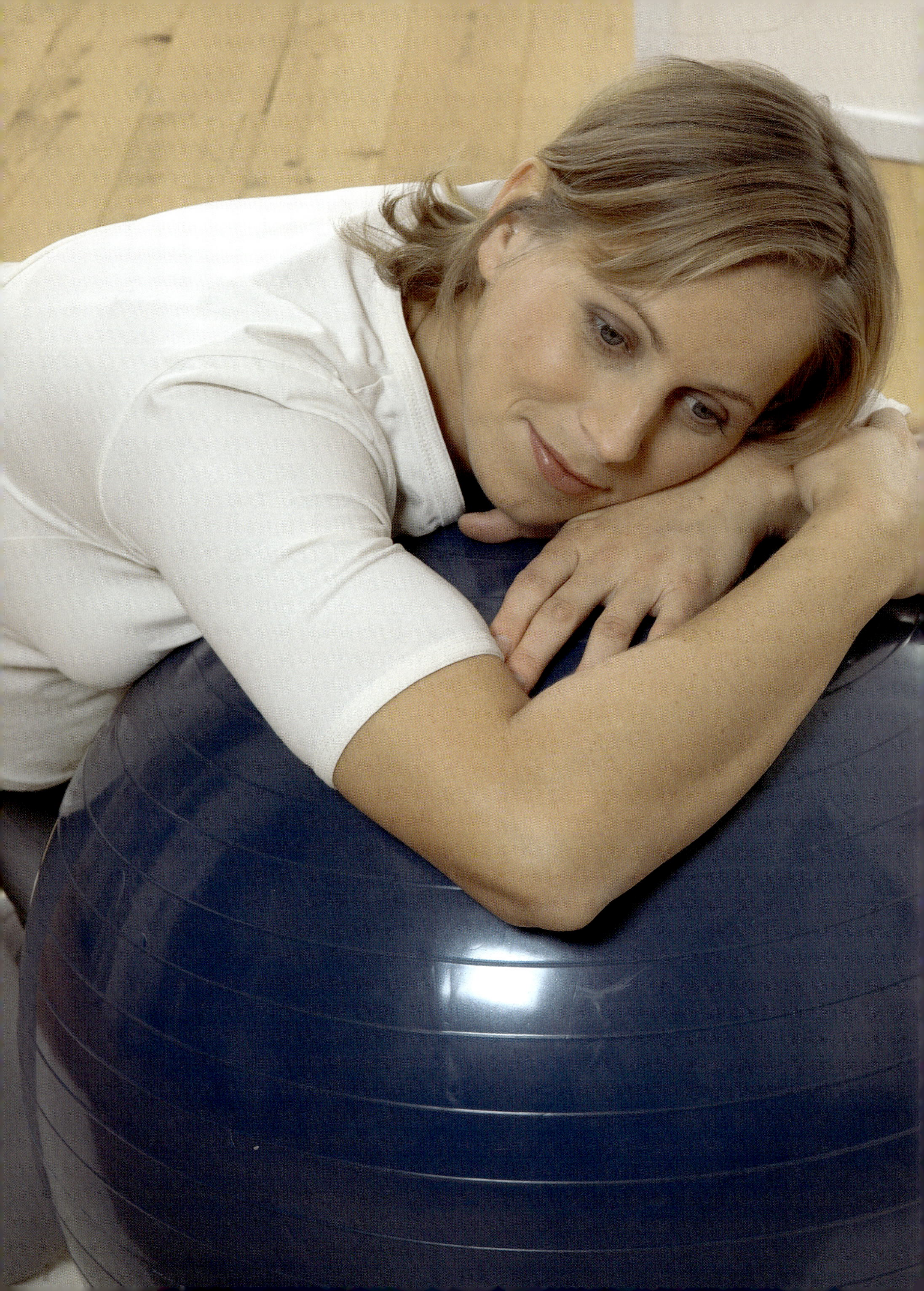

Ideale Gymnastik
für die Schwangerschaft

Lust auf Bewegung? Gymnastik für Körper und Seele und Übungen, die Spaß machen, Ihren Rücken stärken, Ihnen Ausdauer schenken, Ihnen bei der Geburtsvorbereitung helfen und Sie zur Ruhe bringen, erwarten Sie in diesem Kapitel. So machen Sie sich und Ihr Baby fit für die Geburt!

Aktiv und fit sein von Anfang an

Wer gesund ist und eine normale Schwangerschaft erlebt, kann die Übungen der Schwangerschaftsgymnastik risikolos ausführen und sogar ein sanftes sportliches Training (Seite 44 ff.) absolvieren.

Wer als Risikoschwangere gilt, kann sich mit den Atemübungen (Seite 26 ff.) vertraut machen, sollte aber alle anderen aktiven Übungen nur nach Absprache mit dem Frauenarzt ausführen. Bei drohender Frühgeburt, vorzeitigen Wehen oder einem bereits leicht geöffneten Muttermund sollten Sie auf aktive Übungen ganz verzichten. Atemübungen sind dagegen immer angebracht.

Die Schwangerschaftsgymnastik – im richtigen Maß betrieben – stärkt auf sanfte Weise Ihre Gesundheit und auch die Ihres Kindes.

Fragen Sie immer Ihren Frauenarzt, welche Art der Bewegung für Sie sinnvoll ist.

Gymnastik zum Wohlfühlen

Achten Sie bei allen Aktivitäten immer darauf, dass Sie sich nicht überanstrengen und die Übungen individuell ausführen. Das heißt, Sie passen die Übungen so an, dass Sie sich dabei wohl fühlen und ein gutes Gefühl beim Üben haben. Denn zwischen sanftem Ausdauersport, leichten Gymnastikübungen und sportlichen Betätigungen liegen oftmals Welten.

Vorteile der Schwangerschaftsgymnastik

- Ein zu niedriger Blutdruck wird durch die Übungen aktiviert und es erfolgt somit eine Kreislaufstabilisierung.
- Regelmäßige Gymnastik und sanftes Ausdauertraining bewirken eine bessere Sauerstoffaufnahmefähigkeit über die Lunge. Außerdem kann das Herz das vermehrte Blutvolumen effektiver durch den Körper pumpen.
- Auf diese Weise wird die Versorgung von Muskeln und Organen mit Blut und Sauerstoff optimal gefördert. Stoffwechselabfallprodukte und Schlacken können ausgeschieden und neue Nährstoffe aufgenommen werden.
- Die Gefäßwände werden stabilisiert, der venöse Rückfluss des Blutes zum Herzen verbessert sich.
- Es kommt zu einer Anpassung im Bereich der Atmung: Die Atemfrequenz sinkt ein wenig im Anschluss an das Training. Sie kommen daher nicht mehr so schnell aus der Puste.
- Das Körpergewicht nimmt lediglich im Normbereich zu, es werden weniger Fettdepots eingelagert.

- Bewegung fördert den Wasserrückfluss, Wassereinlagerungen wird auf diese Weise vorgebeugt.
- Es kommt zum Ausgleich von muskulären Dysbalancen (Ungleichgewichten).
- Beschwerden, die durch die veränderte Haltung auftreten, bessern sich.
- Im Gehirn werden Glückshormone ausgeschüttet. Die Stimmung steigt.

Das Training in der 1. bis 13. Woche

Diese Zeit ist die empfindlichste der Schwangerschaft. Der Embryo durchläuft alle Phasen der Entwicklung. Ihr Körper hat mit Anpassungsschwierigkeiten zu kämpfen. Eventuell leiden Sie unter Übelkeit und Erbrechen. Schwindel, Harndrang und bleierne Müdigkeit machen das Bewegungstraining manchmal zur Strapaze. Bewegung an sich kann die Übelkeit im Einzelfall noch verstärken. Aktive Schwangerschaftsgymnastik sollten Sie jetzt nur dann ausführen, wenn Sie Lust dazu haben und sich dabei wohl fühlen. Ansonsten tut ein Spaziergang an der frischen Luft Körper und Seele gut.

- Atemübungen (siehe Seite 26 ff.) schenken neue Kraft und geben Schwung, wenn Sie sich sehr müde fühlen.
- Atemübungen im warmen Wasser (Schwimmbad) beleben.
- Sanftes Stretching (siehe Seite 33 ff.) hilft gegen Verspannungen.

Das Training in der 14. bis 26. Woche

Dies ist oftmals die beste Zeit einer Schwangerschaft. Übelkeit und Erbrechen sind verschwunden, der Kreislauf hat sich stabilisiert und das Gewicht des Kindes belastet Sie noch nicht zu sehr.

- Während dieser Zeit können alle Übungen der Schwangerschaftsgymnastik (ab Seite 23) ausgeführt werden. Natürlich immer vorausgesetzt, Ihr Frauenarzt hat Ihnen dazu grünes Licht gegeben.
- Auch ein sanftes Sportprogramm (siehe Seite 44 ff.) ist angebracht.

Beachten Sie bitte die Ratschläge, in welchem Stadium Ihrer Schwangerschaft Sie welche Übungen ausführen sollten. Im Zweifelsfall fragen Sie Ihren Arzt.

Das Training in der 27. bis 42. Woche

Das zusätzliche Gewicht kann nun langsam unangenehm werden. Einige Schwangerschaftsbeschwerden, wie zum Beispiel Ischiasschmerzen, können hinzukommen, denn Ihr Rücken wird stark belastet. Vermeiden Sie langes Stehen. Alle Übungen der Schwangerschaftsgymnastik werden jetzt langsamer ausgeführt. Gegen Ende der Schwangerschaft sollten Sie Ihr Sportprogramm einschränken.

- Besonders zu empfehlen sind Übungen im Wasser und Spaziergänge.
- Meiden Sie ruckartige Bewegungen.
- Kreislaufübungen (siehe Seite 24 ff.) schützen vor Schwindelgefühlen.
- Beckenbodenübungen (siehe Seite 62 ff.) bereiten den Beckenboden auf die Entbindung vor.

Vorbereitungen und Tipps zu den Übungen

Sie benötigen weder allzu viel Zeit noch besonders ausgefallene Hilfsmittel. Lediglich für die Übungen mit dem Sitzball bzw. dem Sitzsack ist eine Anschaffung nötig. Eventuell können Sie sich ja auch bei Bekannten einen sollchen Ball oder Sack ausleihen.

- Üben Sie nur in bequemer Kleidung mit warmen Socken und auf einer flauschigen Decke, einem Lammfell und eventuell mit einem oder mehreren Kissen.
- Lüften Sie den Raum vor der Gymnastik.
- Gestalten Sie Ihr Übungsplätzchen nach Lust und Laune mit Kerzen, Duftlampen, Blumen, Tüchern oder Lieblingsgegenständen, damit Sie sich richtig wohl fühlen können und die Atmosphäre Ihnen angenehm ist.
- Entleeren Sie Ihre Blase vor dem Üben.
- Üben Sie so, dass Sie sich noch bequem während des Übens unterhalten könnten.
- Trinken Sie während der Gymnastik genügend.
- Akzeptieren Sie, dass Sie nicht immer in gleich guter körperlicher und seelischer Verfassung sind – an manchen Tagen »geht einfach gar nichts«.
- Wer in der heißen Sommerzeit schwanger ist, muss besonders mit Kreislaufproblemen rechnen und sollte daher alle Gymnastikübungen mit deutlich weniger Kraftaufwand als sonst ausführen oder eventuell gleich zum Schwimmen in ein Freibad gehen. Ganz wichtig: Trinken Sie jetzt besonders viel!
- Wer im Winter schwanger ist, ist anfälliger für Rücken- und Ischiasbeschwerden. Legen Sie daher besonderen Wert auf eine optimale Aufwärmung (siehe Seite 23 ff.). Muskeln und Gelenke mögen kein feuchtkaltes Wetter und reagieren mit Verspannungen und Beschwerden, wenn sie nicht genügend aufgewärmt werden.
- Achten Sie auf die Signale, die Ihr Körper aussendet: Manchmal ist Ruhe besser als Bewegung!
- Wenn Sie Beschwerden am Schambein verspüren, lassen Sie alle Übungen weg, bei denen die Beine gegrätscht werden.

Wann Sie zum Arzt müssen

Sie müssen sofort die Schwangerschaftsgymnastik abbrechen und umgehend Ihren Frauenarzt aufsuchen, wenn

- *anhaltende starke Kopfschmerzen auftreten,*
- *übermäßiger Vaginalausfluss auftritt,*
- *Fruchtwasser abgeht oder gar die Fruchtblase platzt,*
- *Sie anhaltende Schmerzen im Bauch verspüren,*
- *sich starke Schwellungen an Händen und Fußknöcheln bilden,*
- *Blutungen jeglicher Art auftreten.*

Wann Sie das Training sofort beenden sollten

- Wenn Sie Beschwerden bekommen oder sich plötzlich unwohl fühlen. Atmen Sie dann tief durch. Beenden Sie das Training und verschieben Sie es auf einen anderen Zeitpunkt.
- Wenn Sie anhaltende Vorwehen verspüren. Jetzt ist Ruhe angebracht. Atemübungen (siehe Seite 26 ff.) bringen Gelassenheit und bauen Stress ab.
- Wenn Sie Schmerzen im gesamten Beckenbereich verspüren. Auch hier sind Ruhe und sanfte Bewegungen besser als zu anstrengende Gymnastikübungen oder gar sportliche Betätigung.
- Wenn Ihnen schwindelig oder plötzlich übel wird. Das kann auf eine Unterzuckerung und einen zu niedrigen Blutdruck hinweisen. Stabilisieren Sie sanft Ihren Kreislauf (siehe Seite 24 ff.) und achten Sie darauf, immer wieder eine Kleinigkeit zu essen, um Ihren Blutzuckerspiegel etwas anzuheben.
- Wenn Sie das Üben zu sehr ermüdet oder gar erschöpft. Ruhe und Atemübungen (siehe Seite 26 ff.) bringen Ihnen wieder neue Kräfte.

Die Übungen sollten nur mit festen Schuhen, am besten Turnschuhe mit einem guten Fußbett, ausgeführt werden.

Aufwärmprogramm und Kreislauftraining

Bevor Sie mit den eigentlichen Übungen der Schwangerschaftsgymnastik beginnen, sollten Sie immer ein sanftes Aufwärmprogramm absolvieren, das Sie vor Zerrungen und Verletzungen schützt und gleichzeitig auch Ihren Kreislauf in Schwung bringt.

Gerade in den ersten Monaten der Schwangerschaft kann ein niedriger Blutdruck zusammen mit der Hormonumstellung Probleme bereiten. Auch in den heißen Sommermonaten, bei turbulentem Wetterwechsel oder häufigen Temperaturschwankungen neigen viele Schwangere zu Schwindelgefühlen. Wer also unter einem instabilen Kreislauf leidet, sollte den Tag mit leichten, anregenden Übungen beginnen und so wenig wie möglich nur sitzen oder liegen. Eine sanfte und schonende, aber gleichmäßig über den Tag verteilte Bewegungsaktivität stabilisiert den Kreislauf.

Trinken Sie während des Trainings Mineralwasser und atmen Sie tief in den Bauch hinein. So wird Ihr Körper mit Sauerstoff und Mineralien versorgt, was vorbeugend gegen Schwindel wirkt.

Das Kreislauftraining macht mit einer fetzigen Musik noch viel mehr Spaß!

Die Aufwärm- und Kreislaufübungen

Stellen Sie sich bei diesen Übungen vor, Sie laufen über Sonnenstrahlen und stärken dabei Körper und Seele.

Walking on sunshine

Sie gehen bei dieser Übung über Sonnenstrahlen und blicken auf einen wunderschön blauen Himmel. Legen Sie dazu Ihre flotteste Lieblingsmusik auf.

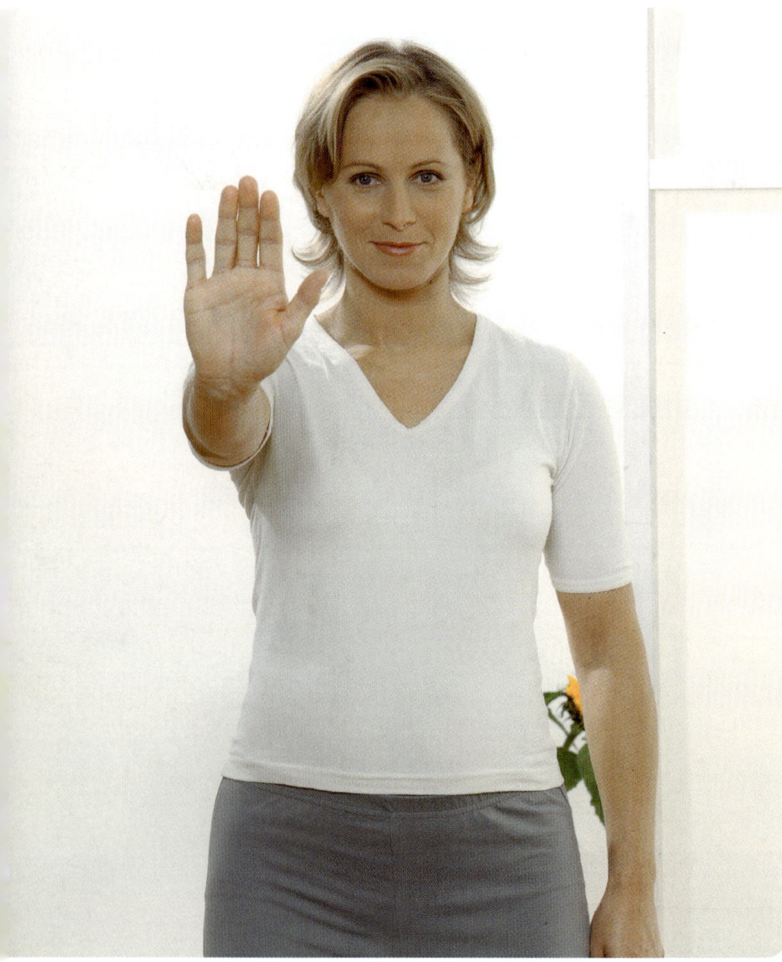

- Sie stehen aufrecht mit hüftbreit geöffneten Beinen.
- Marschieren Sie am Platz. Nehmen Sie die Arme locker im Takt schwingend mit.
- Gehen Sie, bis Ihr Musiktitel zu Ende ist.

Sei gegrüßt, du schöne Welt!

Bei dieser Übung schicken Sie Herzensgrüße in die Welt hinaus. Legen Sie jetzt ein etwas ruhigeres Musikstück auf.

- Sie stehen aufrecht mit hüftbreit geöffneten Beinen.
- Schieben Sie im Takt abwechselnd immer einen Arm nach vorne. Die Handflächen zeigen dabei ebenfalls nach vorne. So grüßen Sie die Welt (Bild links).
- 30 Sekunden lang wiederholen.

Hol dir die Sonne!

Bei dieser Übung stellen Sie sich vor, wie Sie helles Sonnenlicht in den Körper holen.

- Sie stehen aufrecht mit hüftbreit geöffneten Beinen.
- Gehen Sie leicht in die Knie. Strecken Sie beide Arme nach vorne und schöpfen Sie mit geöffneten Armen Sonnenlicht.

• Strecken Sie Ihre Arme über Ihren Kopf.

• Führen Sie nun Arme und Hände zu sich heran, als ob Sie die Sonne vom Himmel herab holen wollten (Bild rechts oben).

• 15- bis 20-mal wiederholen.

Die liegende Acht

Die liegende Acht ist das Zeichen für Unendlichkeit und Herzensweite.

• Sie stehen aufrecht mit hüftbreit geöffneten Beinen.

• Legen Sie beide Handflächen zusammen und beschreiben Sie schwungvoll zum Takt Ihrer Musik mit den Armen eine liegende Acht vor Ihrem Körper (Bild rechts unten).

Mein Herz ist fröhlich

• Sie stehen aufrecht mit hüftbreit geöffneten Beinen.

• Legen Sie beide Handflächen zusammen und halten Sie die Hände vor Ihr Herz.

• Gehen Sie leicht in die Knie und schwingen Sie nun mit dem Oberkörper von rechts nach links und wieder zurück.

• 30 Sekunden lang wiederholen.

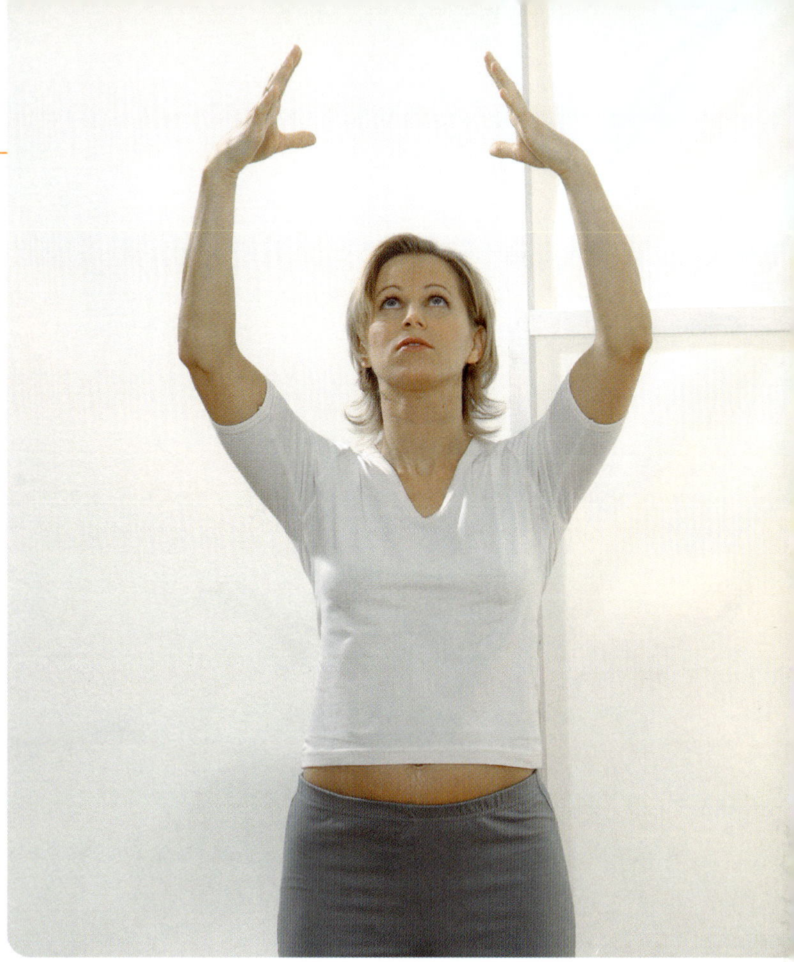

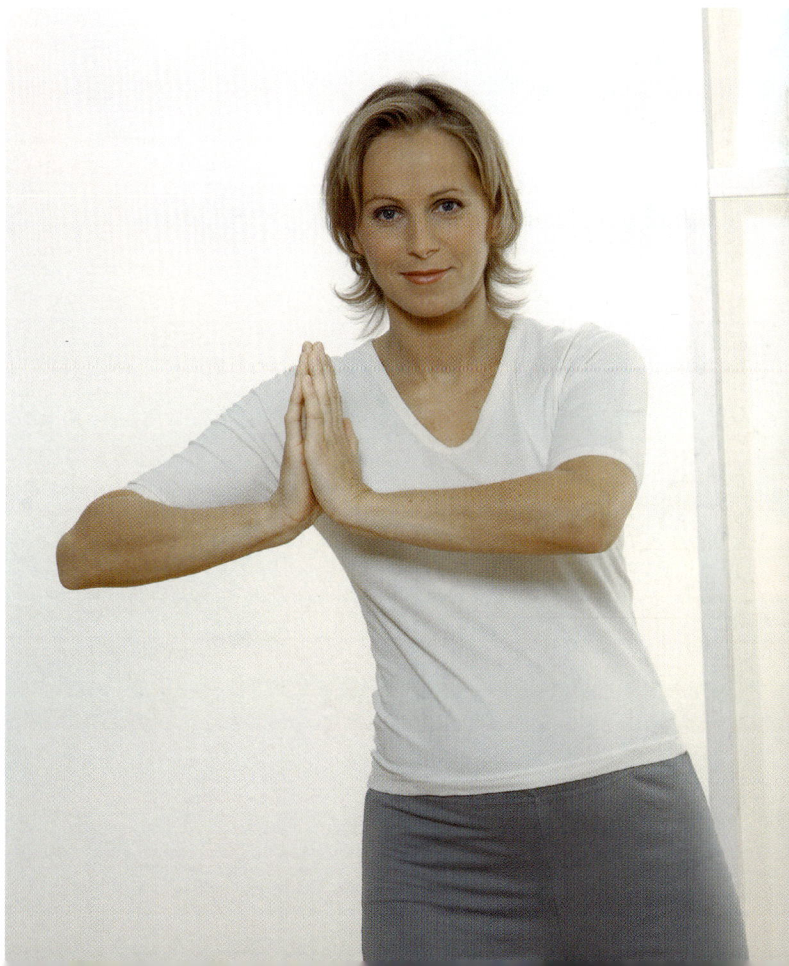

Gymnastik im Rhythmus des Atems

Bei der Atemgymnastik werden Bewegung und tiefe Bauchatmung gekoppelt. Diese speziellen Übungen schenken dem Körper vor allem aktive Erholung, Entspannung und Beweglichkeit. Wenn Sie sich gerne bewegen, kann die Atemgymnastik, wenn Sie sie während der Eröffnungsphase der Geburt ausführen, wahre Wunder wirken. Die Schmerzempfindung reduziert sich und wird durch die Kombination von Atem und Bewegung aufgefangen, so dass sich der Schmerz verteilt und weniger punktuell zu spüren ist. Außerdem wird durch die Bewegung das subjektive Zeitempfinden verkürzt (eine Wehe dauert ungefähr 60 Sekunden, wird jedoch während der aktiven Atembewegung kürzer empfunden).

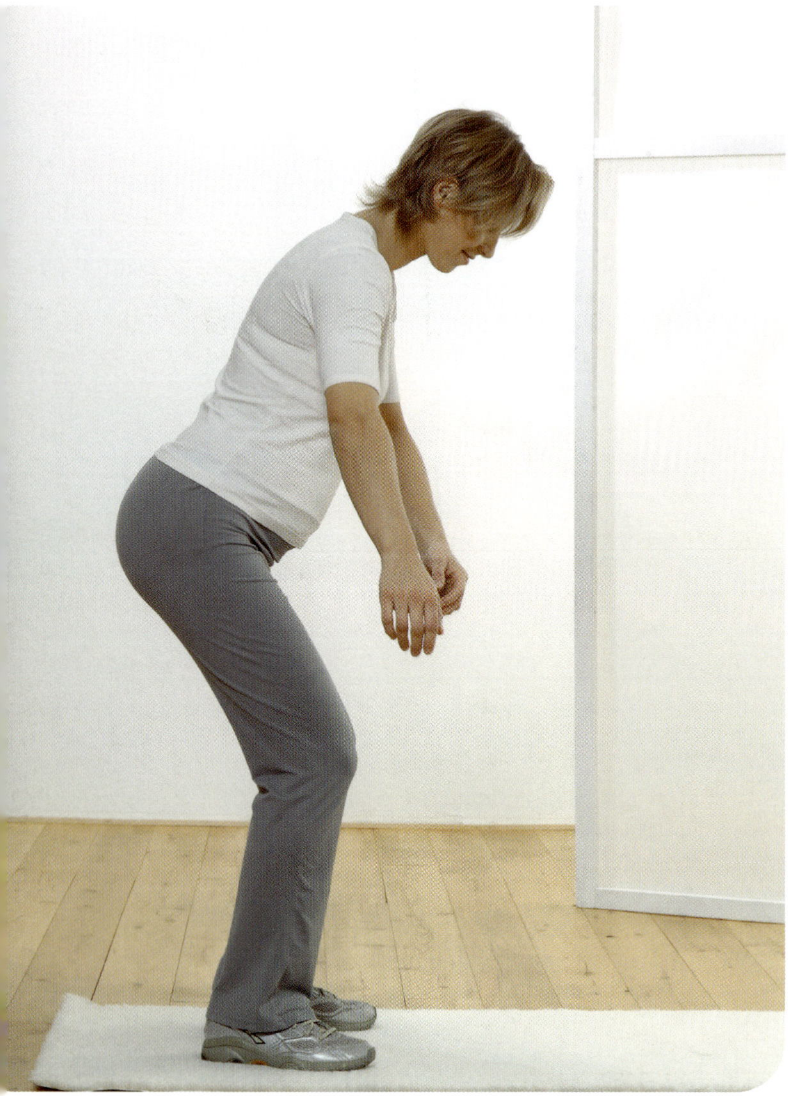

Bitte beachten:
- Führen Sie alle Übungen harmonisch fließend aus, so dass es aussieht, als hätten sie keinen Anfang und kein Ende.
- Üben Sie immer in Ihrem eigenen Atemrhythmus.

Die Übungen der Atemgymnastik

Während Sie üben, gehen Sie gedanklich mit Ihrem Baby im Bauch in den Tierpark. Dabei beobachten Sie viele lustige Tiere und genießen den Duft seltener Blüten und grüner Parkanlagen. Der Wind streicht sanft durch Ihr Haar und schenkt Ihnen Genuss und Unbekümmertheit, so dass Sie sich richtig wohl fühlen und Freude und Erholung finden.

Das lustige Äffchen

Schon von weitem erspähen Sie das lustige Äffchen, das seine Arme schwingen lässt.

- Stellen Sie sich mit hüftbreit geöffneten Beinen auf Ihre Decke.

- Atmen Sie tief in den Bauch hinein, ohne dabei Schultern und Brustkorb anzuheben und beugen Sie den Oberkörper leicht vor.

- Atmen Sie langsam auf »Hhhh« aus. Lassen Sie dabei die Arme wie zwei Affenarme vor dem Körper schaukeln. Ihr Oberkörper wiegt sich hin und her, Ihre Arme hängen dabei kraftlos herunter (Bild links).

- Richten Sie sich langsam wieder auf und wiederholen Sie die Übung.

Birke im Wind

Der Wind bewegt die zarten Birken, die sich dabei leicht zur Seite neigen.

- Stellen Sie sich aufrecht mit hüftbreit geöffneten Beinen auf die Decke.

- Atmen Sie tief in den Bauch hinein und schaukeln Sie beim Ausatmen auf »Hhhh« mit dem Oberkörper von rechts nach links und wieder zurück (Bild unten).

- Bleiben Sie in dieser sanften Schaukelbewegung und atmen Sie in einem ruhigen Rhythmus weiter.

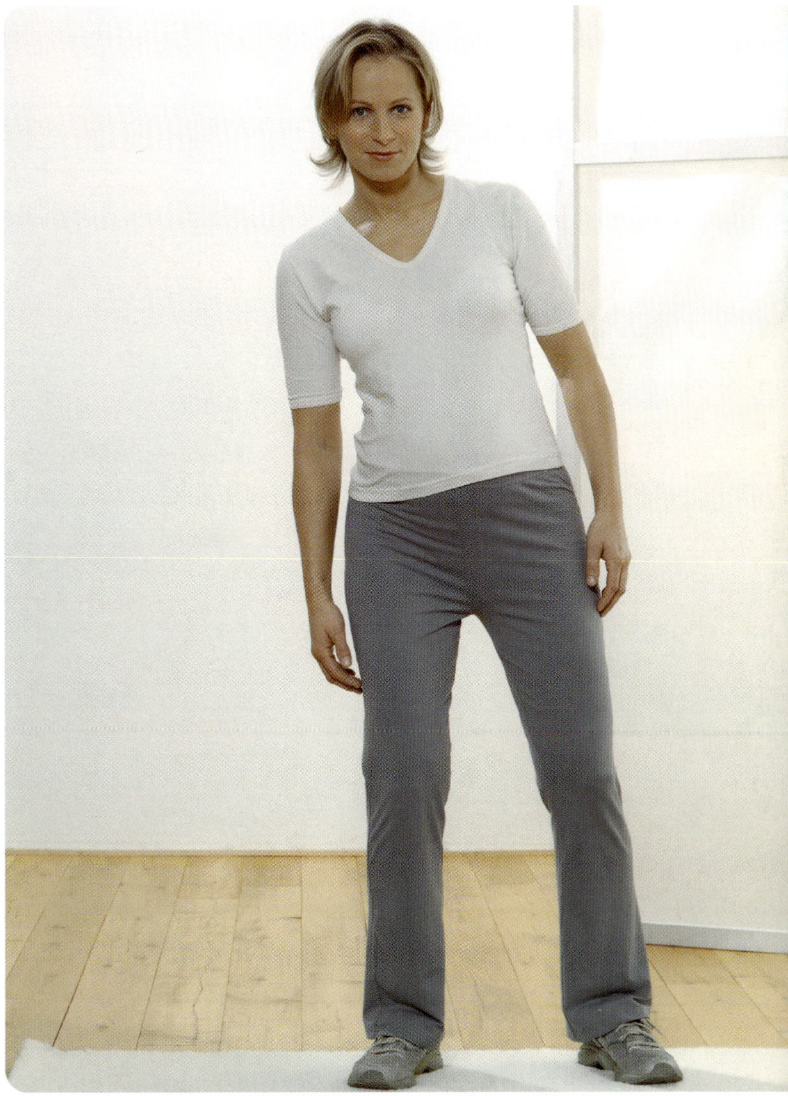

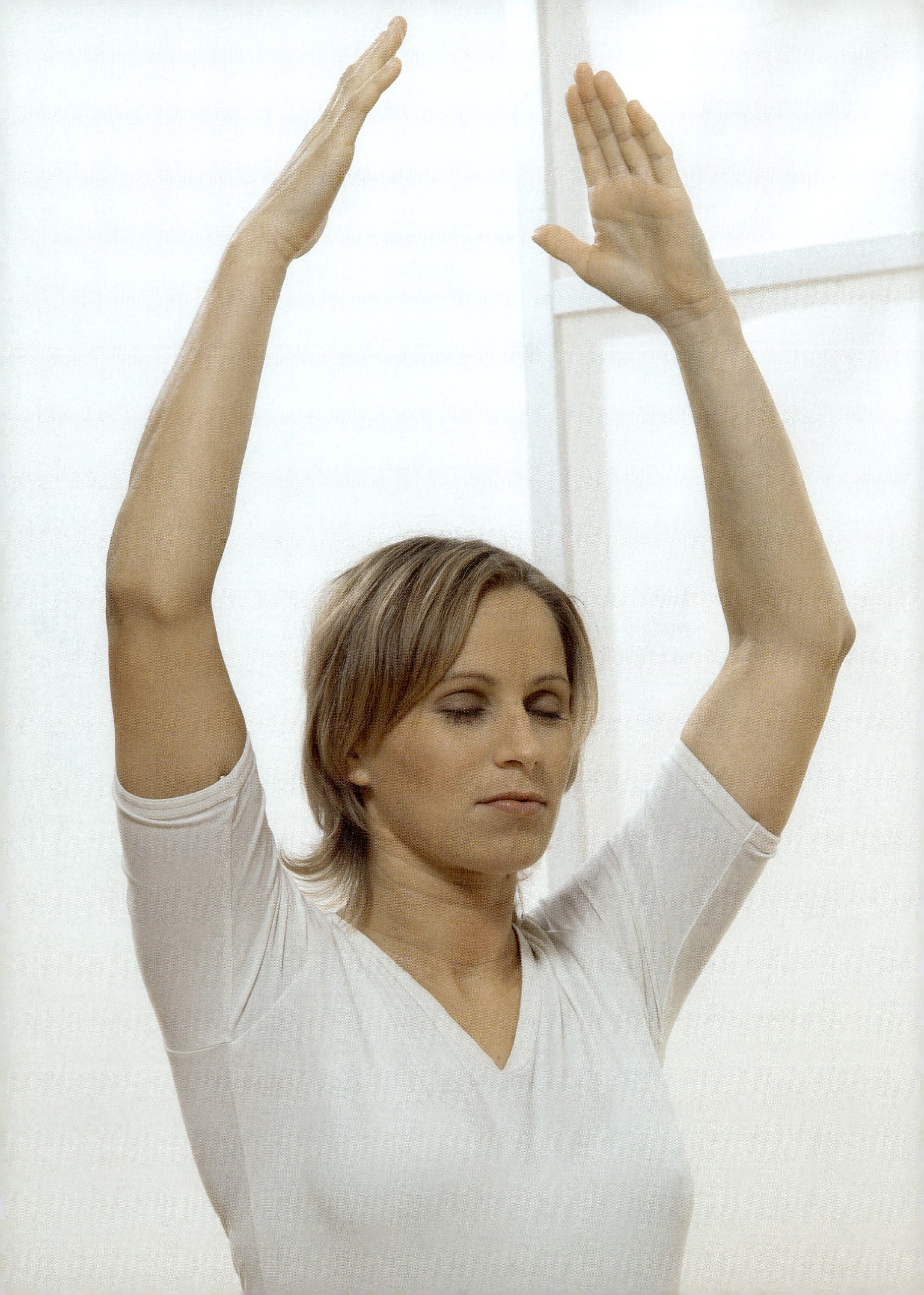

Die Apfelblüte

Sie haben sich jetzt unter einem Apfelbaum auf eine Bank gesetzt und träumen ein bisschen vor sich hin.

- Setzen Sie sich im Schneidersitz bequem auf die Decke.
- Beugen Sie den Oberkörper ein wenig nach vorne und legen Sie beide Handflächen aneinander.
- Dann atmen Sie tief in den Bauch hinein. Führen Sie Ihre Arme mit den geschlossenen Händen langsam nach oben bis über den Kopf und richten Sie dabei den Oberkörper auf, bis die Einatmung beendet ist.
- Beim Ausatmen öffnen Sie die Hände, als ob sich eine Blüte öffnet (Bild links).
- Führen die Arme langsam wieder nach unten, wobei Sie genauso langsam mit dem Oberkörper nach vorne sinken.
- Wiederholen Sie alles mindestens 2-mal.

Die Margarite

Eine Wiese voller Margariten lädt Sie nun zum Verweilen ein.

- Setzen Sie sich bequem auf die Decke, am besten im Schneidersitz.

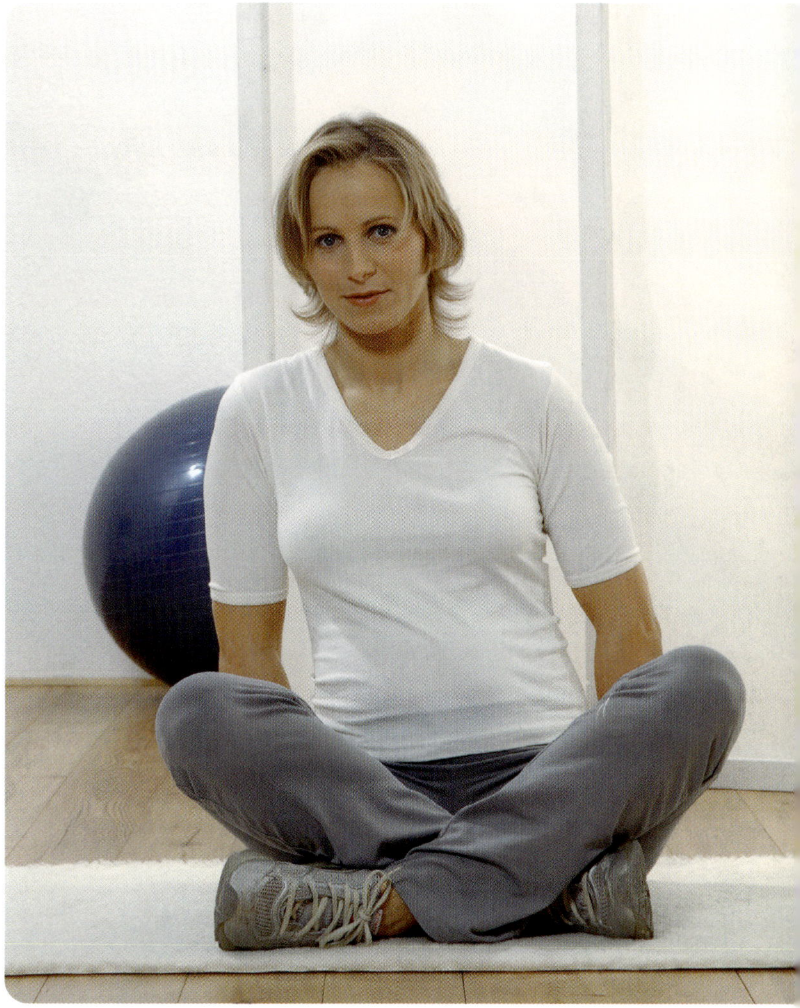

- Dann schieben Sie beide Hände unter Ihr Gesäß und erspüren die zwei »harten Stellen«, die so genannten Sitzknochen.
- Über diese Knochen hinweg schaukeln Sie jetzt von rechts nach links und wieder zurück (Bild oben). Atmen Sie dabei tief ein und langsam wieder aus.
- 30 Sekunden lang ausführen.

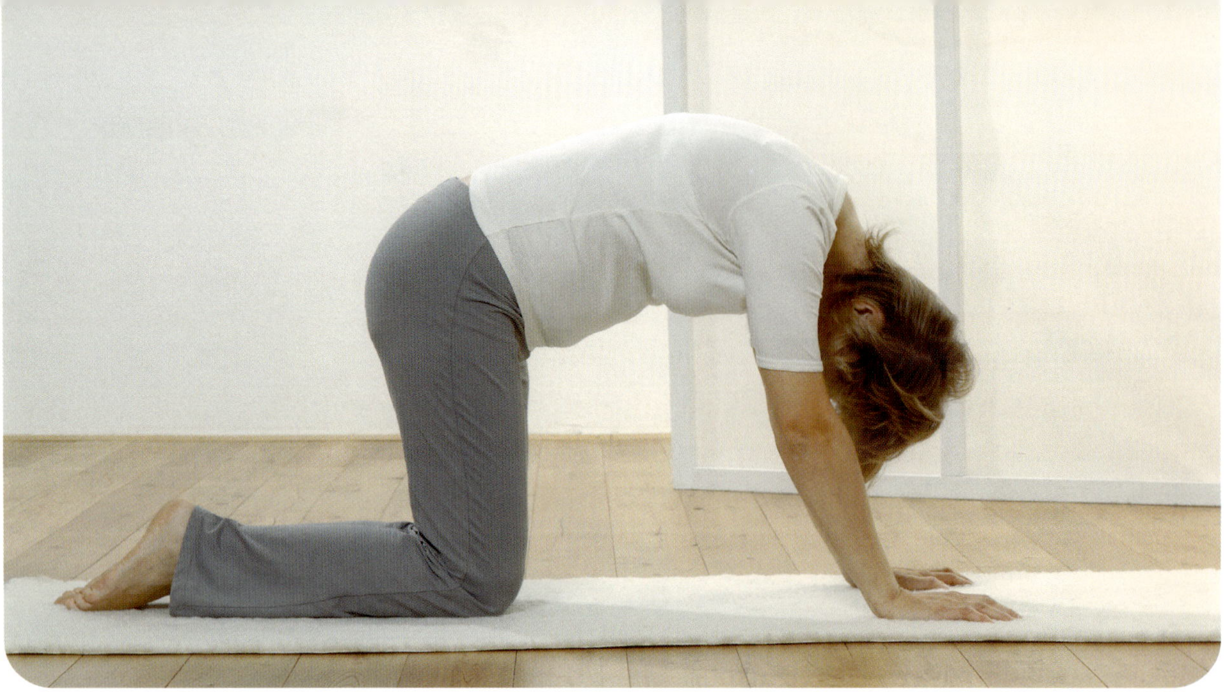

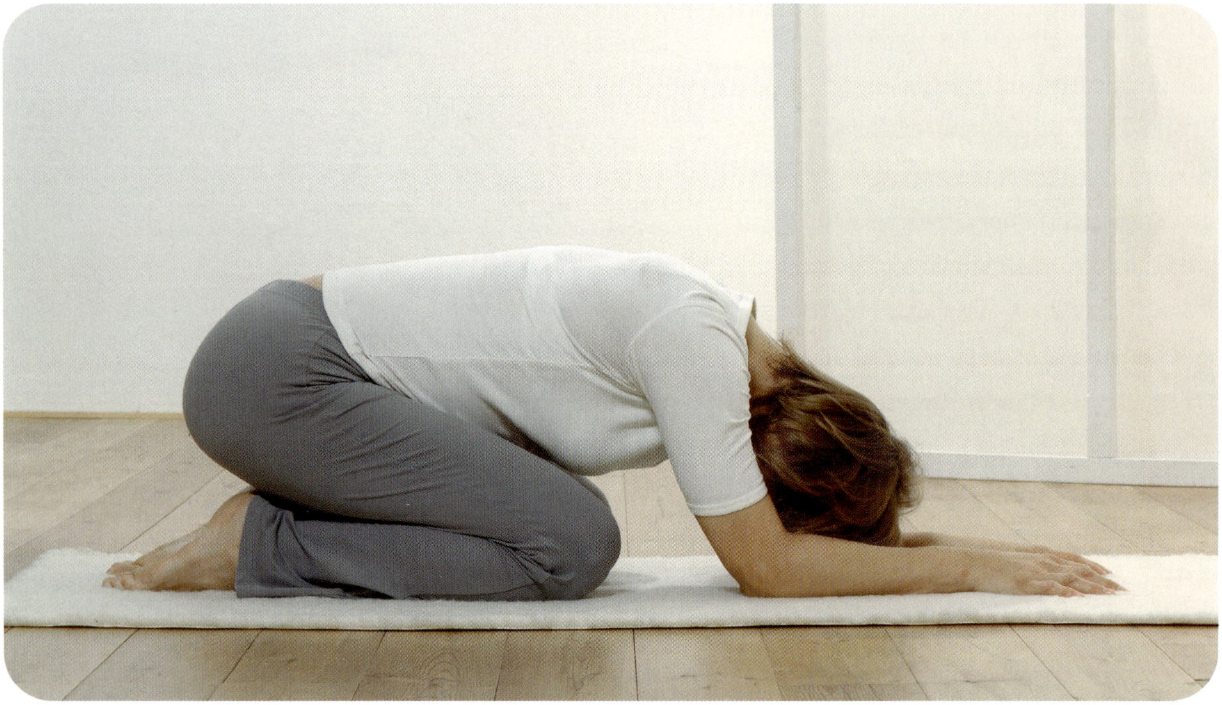

Das Kätzchen

Ein Kätzchen schmeichelt um Ihre Beine. Sie streicheln es, bis es zufrieden schnurrt.

- Begeben Sie sich in den Vierfüßlerstand auf Knie und Hände.
- Atmen Sie langsam in den Bauch und schicken Sie den Atem in Ihren Rücken.
- Runden Sie den Rücken zum Katzenbuckel. Dabei lassen Sie den Kopf locker hängen (Bild oben).

- Beim Ausatmen sinkt der Rücken wieder zusammen, bis der Bauch entspannt nach unten hängt.

- Wiederholen Sie die Übung einige Male.

Das Katzentreffen

Einige andere Katzen haben Sie entdeckt und wollen sich auch streicheln lassen.

- Begeben Sie sich wieder in den Vierfüßlerstand auf Knie und Hände.

- Senken Sie Ihr Becken und schieben Sie das Gesäß nach hinten.

- Strecken Sie Ihre Arme nach vorne wie eine Sphinx: Die Ellenbogengelenke sind angewinkelt und liegen parallel. Nun sind Sie in einer Art Vierfüßlerhocke. Ihr Bauch hängt zwischen Ihren Oberschenkeln (Bild links unten).

- Atmen Sie nun in den Bauch hinein und heben Sie dabei den Oberkörper leicht an.

- Beim Ausatmen senken Sie den Oberkörper, bis der Kopf fast den Boden berührt und Sie auf Ihren Unterarmen liegen.

- Gehen Sie langsam wieder nach oben in den Vierfüßlerstand und wiederholen Sie die Übung.

Das Mäuslein

Eine Maus huscht vorbei und sieht die Katzen. Sie schaut sich um und rennt davon.

- Setzen Sie sich bequem auf Ihre Decke. Neigen Sie ganz vorsichtig den Kopf nach unten Richtung Brustbein.

- Atmen Sie nun tief ein und heben Sie dabei den Kopf wieder an.

- Beim Ausatmen lassen Sie den Kopf wieder langsam sinken (Bild unten).

- Wiederholen Sie die Übung 5-mal.

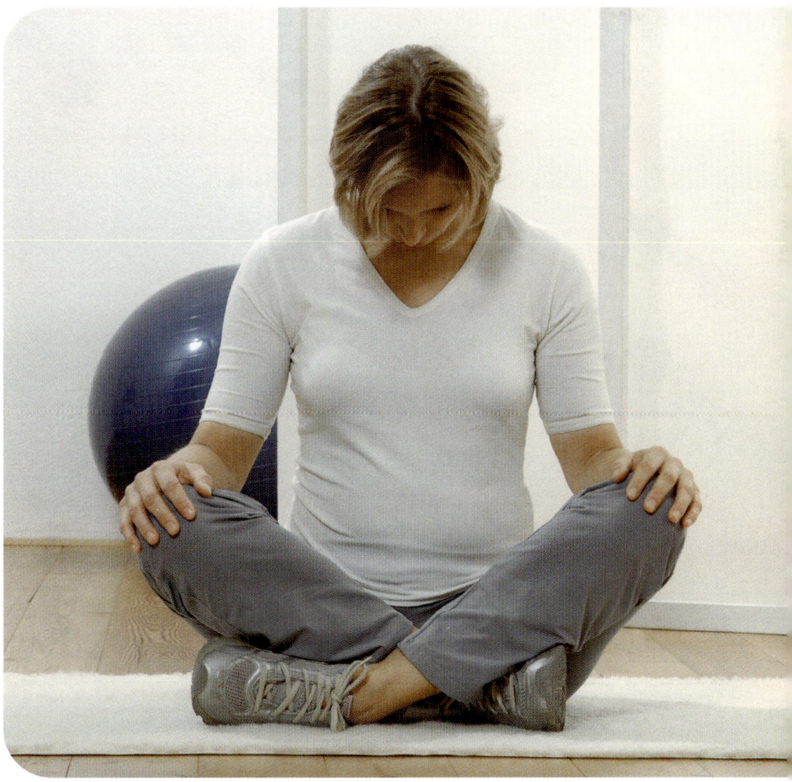

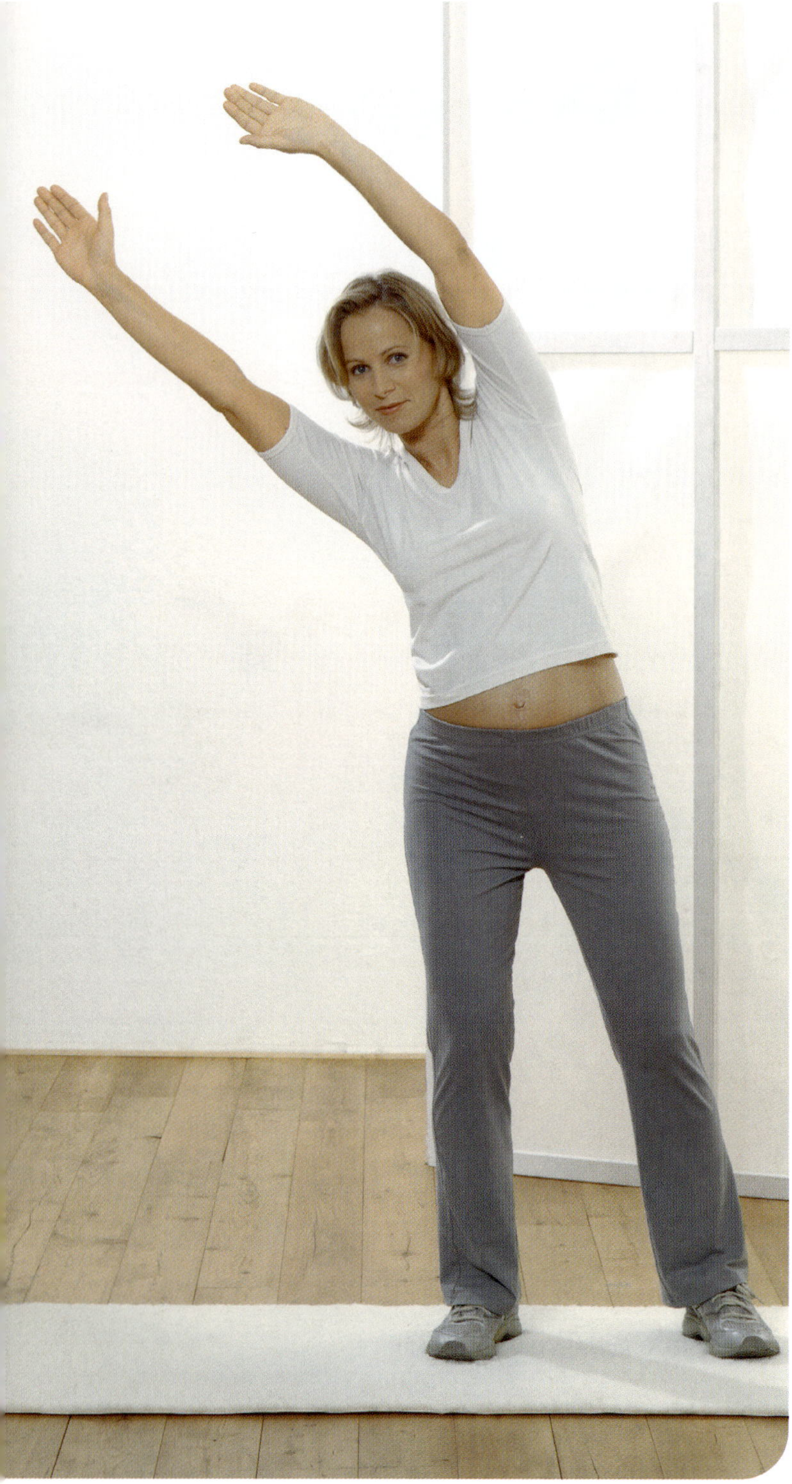

Der Pfau

Im Tierpark gibt es auch einen Pfau, der soeben an Ihnen vorbei stolziert und sein schönes Rad präsentiert.

- Stellen Sie sich mit hüftbreit geöffneten Beinen auf Ihre Decke.
- Die Arme lassen Sie locker neben dem Körper herunterhängen.
- Atmen Sie nun ein und beugen Sie dabei ganz leicht die Knie.
- Holen Sie ebenso leicht mit den Armen Schwung und strecken Sie die Arme nach oben, wobei Sie Ihr Gewicht auf das rechte Bein verlagern (Bild links).
- Atmen Sie langsam aus und wechseln Sie wieder zurück in die Ausgangsstellung.
- Beim nächsten Einatmen verlagern Sie beim Strecken der Arme Ihr Gewicht auf das linke Bein.
- Versuchen Sie, die Bewegungen der Übung mit dem ganzen Körper auszuführen, aus dem natürlichen Schwung der Atmung heraus.
- Führen Sie die Übung 5-mal nach jeder Seite aus.

Sanftes **Stretching** für mehr **Elan** und **Geschmeidigkeit**

Die folgenden Übungen dehnen Ihre Muskeln und halten sie dadurch geschmeidig. Sie beugen Muskelkrämpfen vor und geben Ihrem Körper auf sehr sanfte Weise Elastizität und Elan. Nach einem anstrengenden Tag tun diese Übungen besonders gut. Das sanfte Rekeln und Strecken baut Stress und Verspannungen ab. Auch Rückenschmerzen durch zu langes Sitzen oder Liegen verschwinden rasch wieder.

Die Stretchingübungen

Weil es im Tierpark so schön ist, zieht es Sie immer wieder dorthin. Und während der milde Frühlingswind das zarte Grün der Bäume berührt, streifen Sie durch die Natur und beobachten die frei laufenden Tiere sowie diejenigen in den Gehegen. Natürlich sind Sie weiterhin mit den hübschen, blühenden Pflanzen des Parks verbunden und lassen es sich wohl ergehen.

Der Spatz

Ein kleiner Spatz hüpft vorbei und schaut Sie neugierig an. Er stellt seine Schwanzfedern auf und fliegt davon, nachdem Sie ihm ein paar Kekskrümel hingeworfen haben.

- Setzen Sie sich bequem auf Ihre Decke.

- Führen Sie beide Arme gestreckt nach hinten. Verschränken Sie Ihre Hände und ziehen Sie nun die weiterhin gestreckten Arme langsam nach hinten und oben (Bild unten).

- Halten Sie die Spannung 20 Sekunden lang, dann lassen Sie die Arme sinken.

»Der Spatz« dehnt die Armmuskeln, kräftigt die Muskeln des Rückens und hält die Gelenke zwischen Schulterblatt, Schlüsselbein und Arm schön geschmeidig.

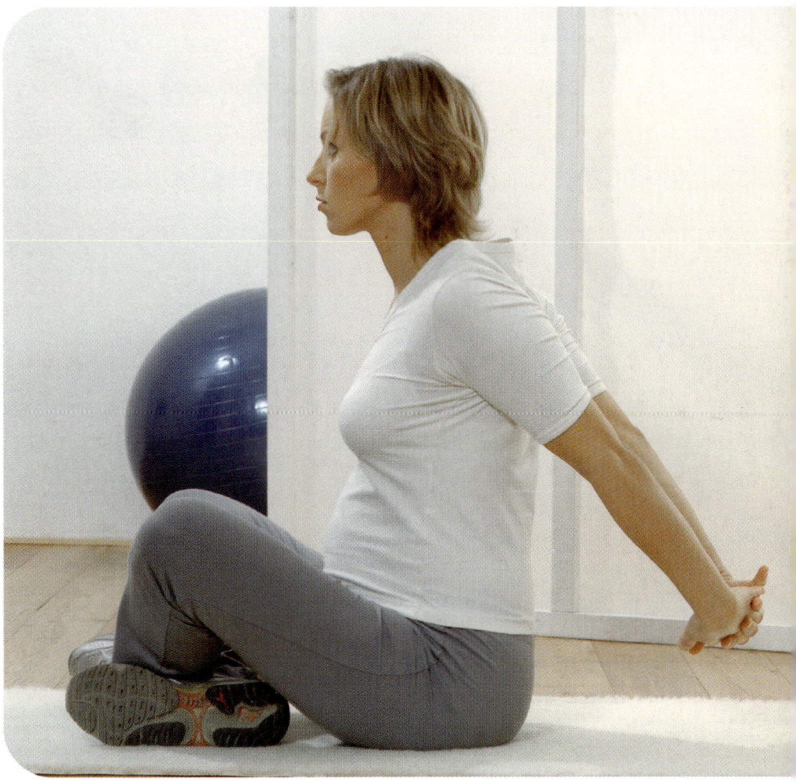

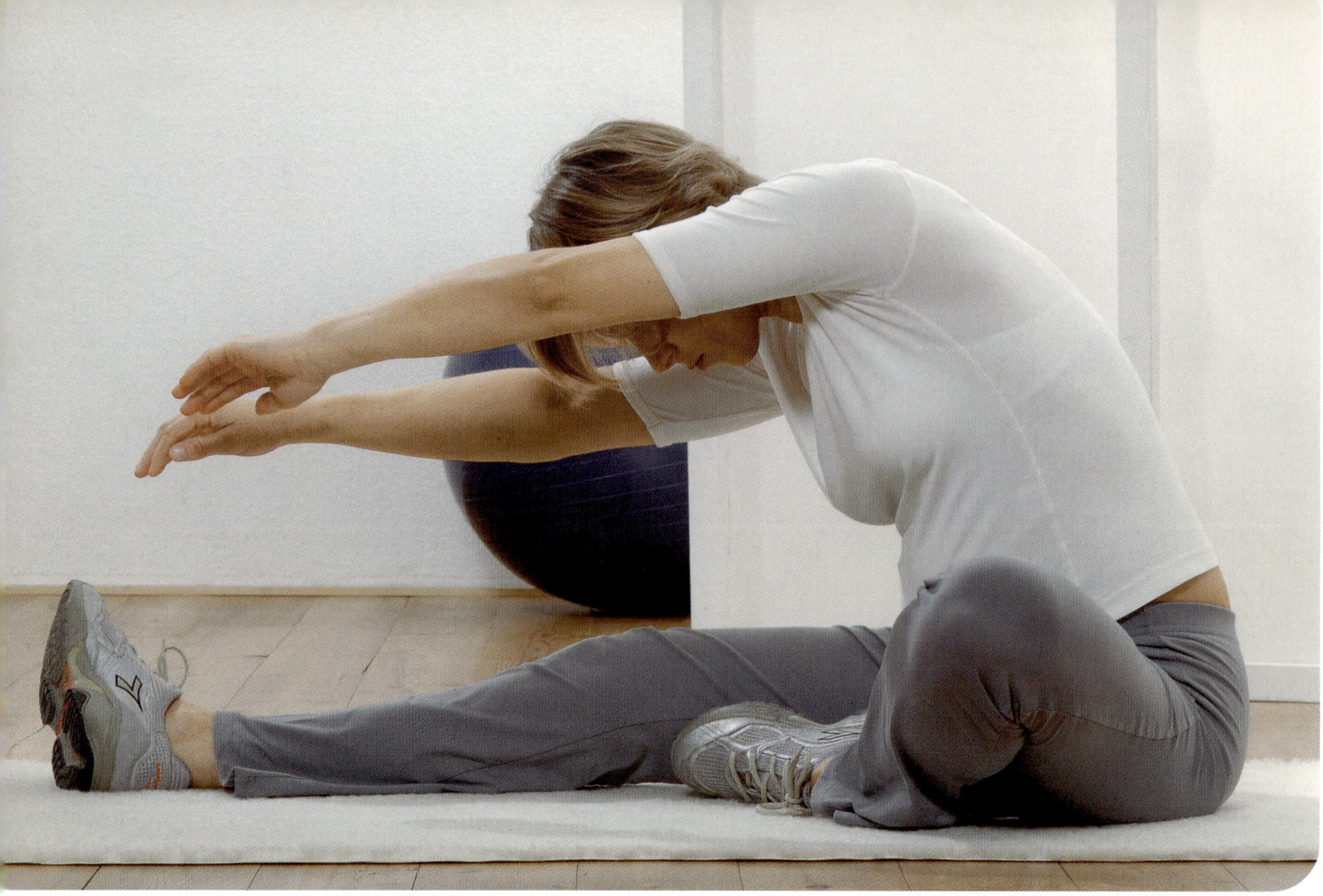

Der hungrige Elefant

Die Elefanten werden gerade gefüttert. Sie stehen vor dem Gehege und schauen dabei zu. Sie staunen über die Geschicklichkeit dieser großen Tiere.

- Setzen Sie sich auf Ihre Decke.

- Strecken Sie das rechte Bein gerade zur Seite. Das andere Bein winkeln Sie vor dem Körper an. Danach nehmen Sie die Arme gestreckt nach oben über den Kopf wie einen Elefantenrüssel.

- Atmen Sie aus und beugen Sie sich dabei mit beiden Armen zum gestreckten Bein. Federn Sie dabei nicht nach, um tiefer herab zum Bein zu kommen (Bild oben).

- Spüren Sie in die Dehnung hinein, bis der Zug nicht mehr zu spüren ist.

- Dann atmen Sie noch einmal aus und sinken noch ein klein wenig tiefer.

- Beim Einatmen rollen Sie sich ganz langsam Wirbel für Wirbel wieder auf.

- Strecken Sie nun das linke Bein zur Seite aus und winkeln Sie das rechte an. Wiederholen Sie die Übung in dieser Position.

Wirkung: Diese Übung dehnt die Rumpfmuskulatur, die Oberschenkelinnenseiten (Adduktoren) und den Beckenboden.
Wichtig: Bei Schambeinbeschwerden sollten Sie auf diese Übung verzichten.

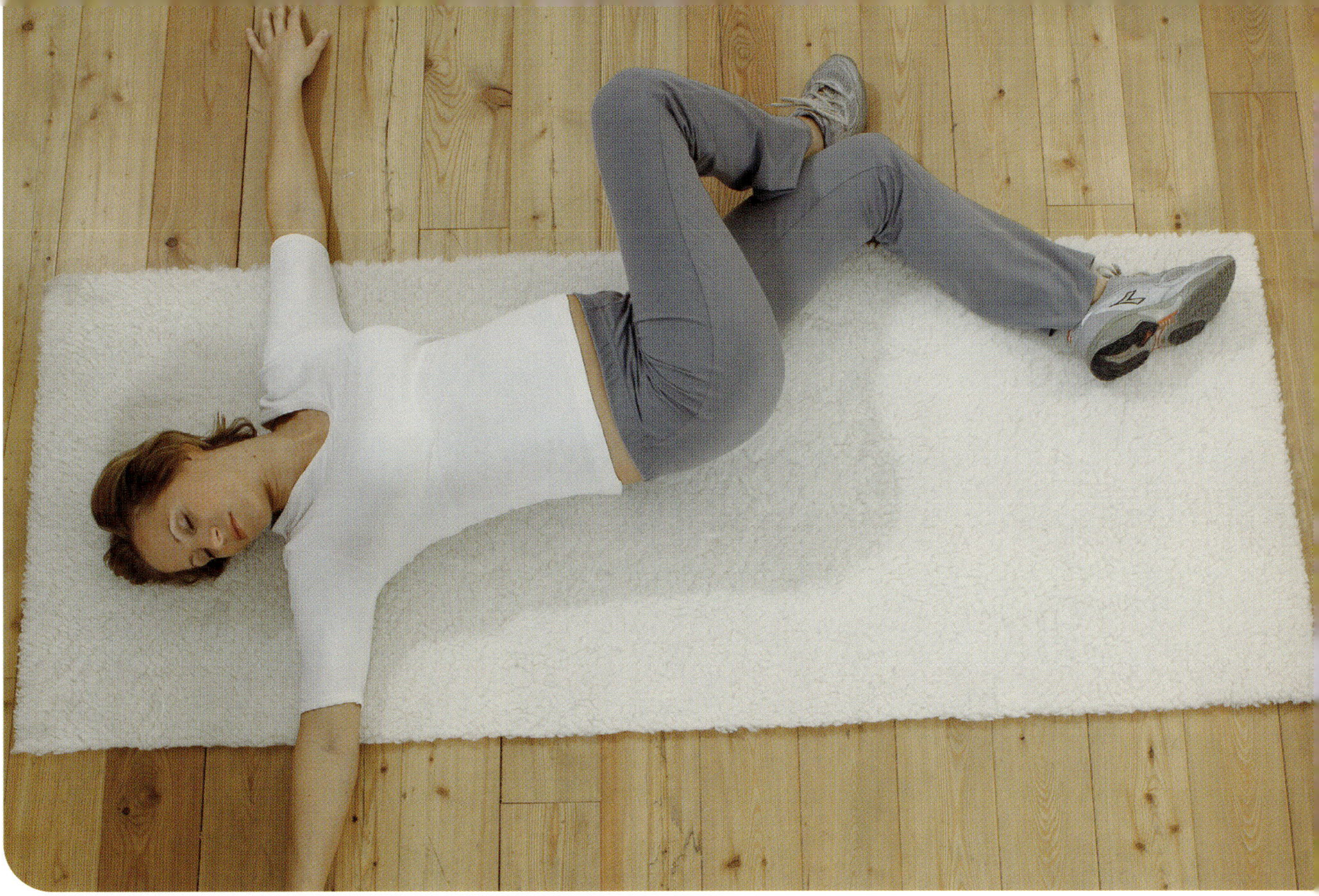

Die Fische

In einem großen Wasserbecken schwimmen ein paar Fische mit leichten Schlängelbewegungen vorbei.

- Legen Sie sich so bequem wie möglich flach auf den Rücken.

- Stellen Sie die Beine etwas an, setzen Sie den rechten Fuß auf Ihr linkes Knie und kippen Sie die Beine langsam zur linken Seite.

- Atmen Sie aus.

- Strecken Sie beide Arme gerade zu den Seiten aus und drehen Sie den Kopf nach rechts (Bild oben).

- Bleiben Sie einige Sekunden in dieser Position liegen.

- Danach lösen Sie die Spannung, drehen den Kopf zur Mitte und bringen die Beine wieder in die Mittelposition zurück.

- Beim nächsten kräftigen Ausatmen wechseln Sie die Seiten: linken Fuß auf das rechte Knie setzen, Beine zur rechten Seite kippen, den Kopf nach links drehen.

Wirkung: Diese Übung beugt Rückenschmerzen vor. Sie dient insbesondere der Haltungsschulung und entspannt durch die Drehung im Lendenwirbelbereich. Lästige Kreuzschmerzen verschwinden bei regelmäßigem Üben.

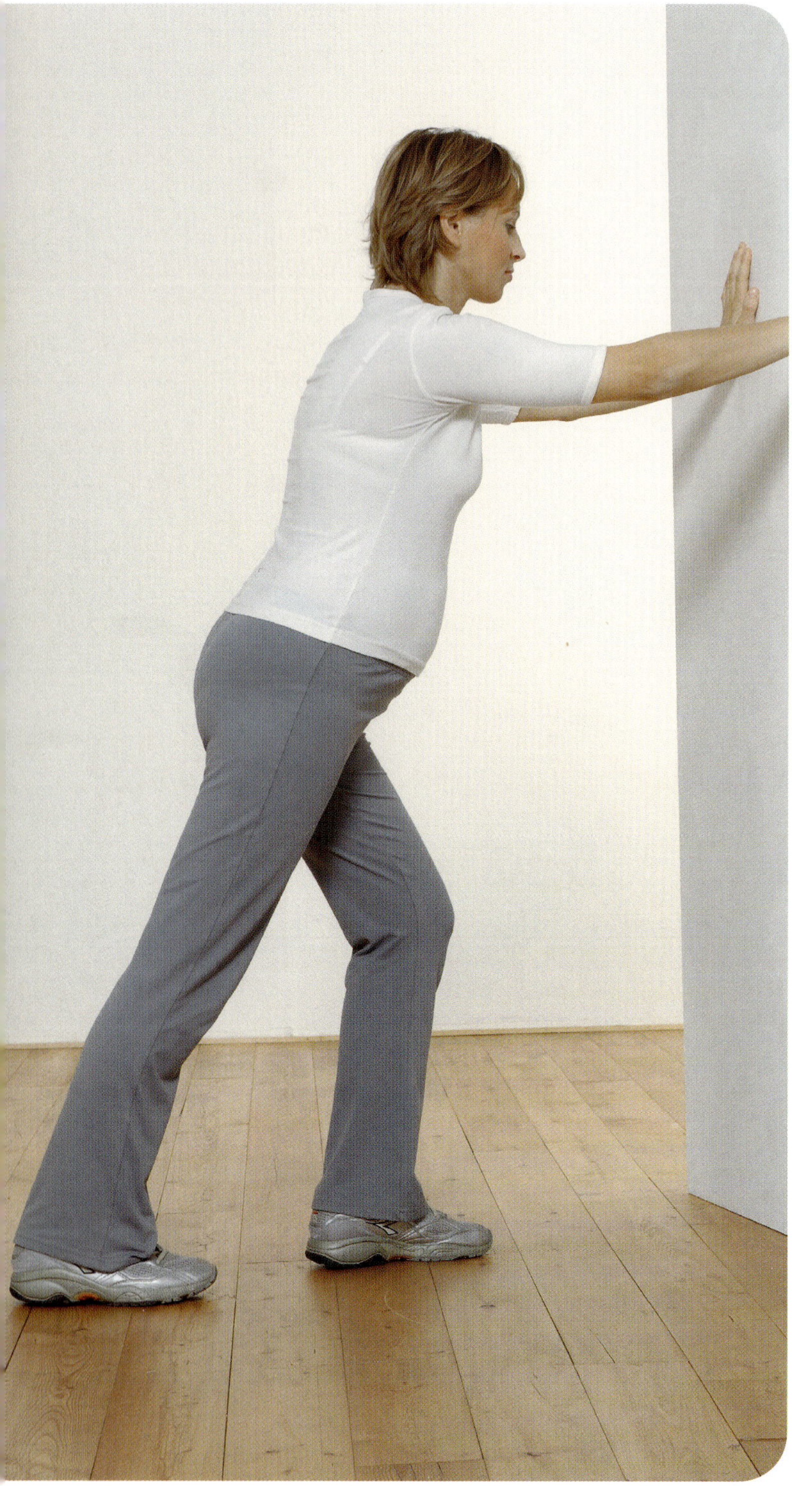

Das Eselchen

Ein kleiner Esel will nicht weitergehen. Er bleibt stehen und beäugt Sie gründlich.

- Stellen Sie sich aufrecht mit hüftbreit geöffneten Beinen vor eine Wand und stürzen Sie sich mit den Händen daran ab.
- Gehen Sie in eine Schrittstellung, das heißt, Sie stellen den rechten Fuß weit nach hinten. Dabei ist das rechte Bein gestreckt, das linke wird leicht gebeugt.
- Vergrößern Sie nun den Schritt so weit, dass Ihre beiden Fersen noch Bodenkontakt haben. Achten Sie darauf, dass Ihr hinterer Fuß nicht verdreht wird. Lieber verkleinern Sie die Schrittgröße (Bild links).
- Spüren Sie die Dehnung der Wadenmuskulatur des rechten Beines (es sollte nie schmerzhaft sein) und atmen Sie dabei tief ein und aus.
- Halten Sie die Dehnung 20 Sekunden.
- Danach lösen Sie die Spannung. Wiederholen Sie die Übung mit dem linken Fuß in Schrittstellung.

Wirkung: Diese Übung beugt Wadenkrämpfen vor und dehnt die verkürzte Wadenmuskulatur.

Der Schmetterling

Ein bunter Schmetterling setzt sich kurz in Ihr Haar. Glücklich schauen Sie ihm hinterher, als er wieder wegfliegt.

- Setzen Sie sich aufrecht auf eine Decke.

- Legen Sie die Fußsohlen aneinander, so dass Ihre Ober- und Unterschenkel auseinander fallen. Halten Sie Ihre Füße umfasst.

- Richten Sie nun den Oberkörper auf. Führen Sie die Arme gestreckt nach oben und beugen Sie den Oberkörper leicht zur rechten und zur linken Seite (Bild rechts oben).

Wirkung: Die Übung dehnt den Beckenboden, beugt einer Überlastung des Beckens vor, stabilisiert es und dehnt Oberschenkelinnenseiten und Rumpfmuskulatur. Bei Beschwerden in der Schambeinregion lassen Sie diese Übung aus.

Variation des Schmetterlings

- Beugen Sie den Oberkörper nach vorne und stützen Sie sich mit den Händen vor dem Körper ab (Bild rechts unten). Schicken Sie Ihren Atem zu Beckenboden und Scheide hin.

- Verlagern Sie dann Ihr Gewicht nach hinten und stützen Sie sich mit beiden Händen hinter Ihrem Körper ab.

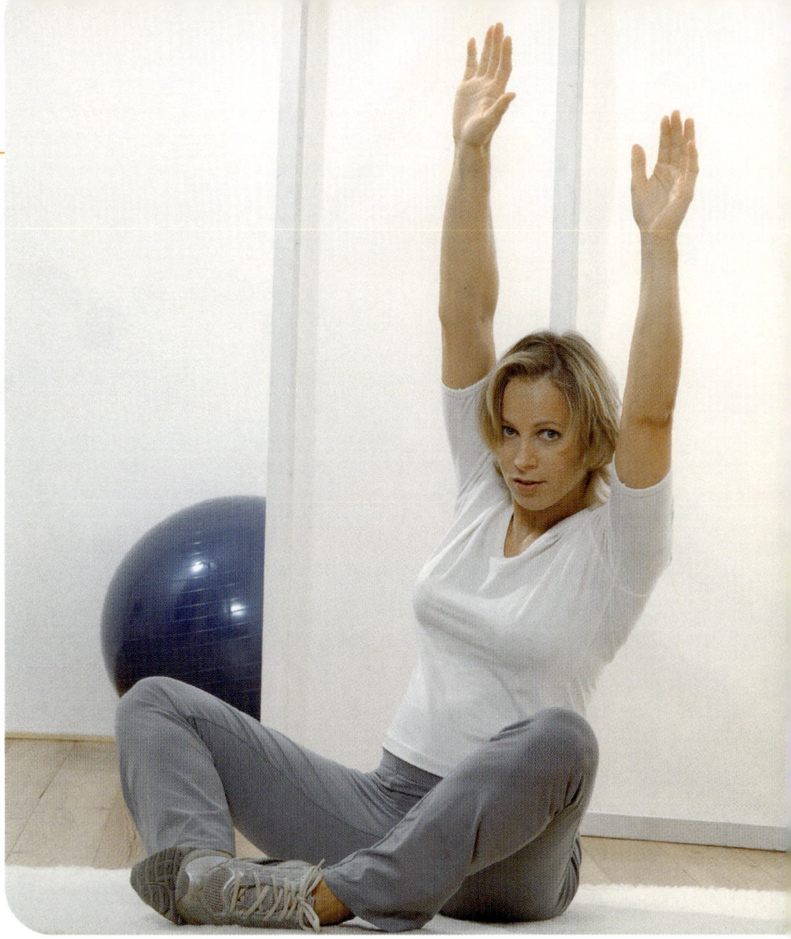

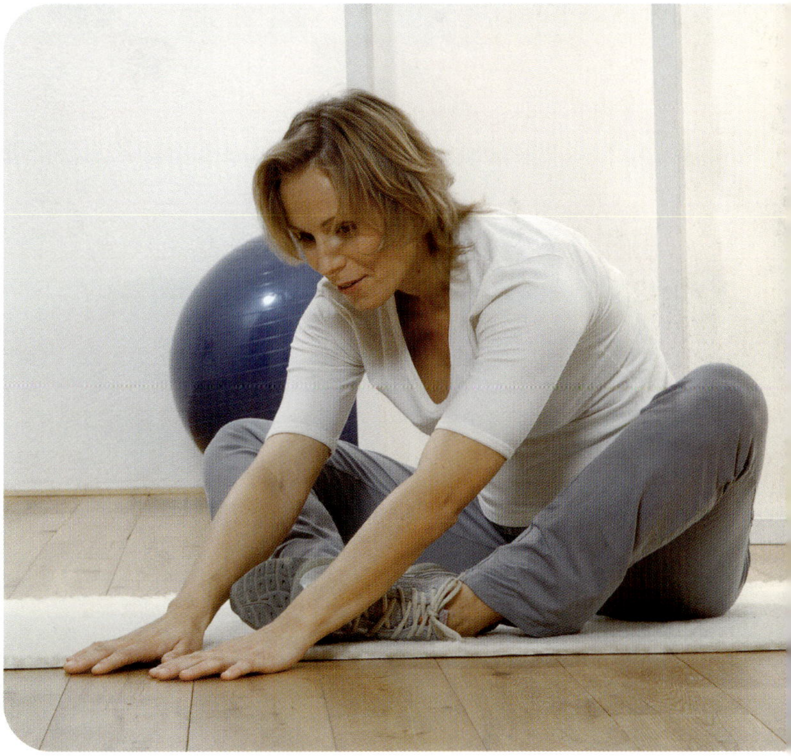

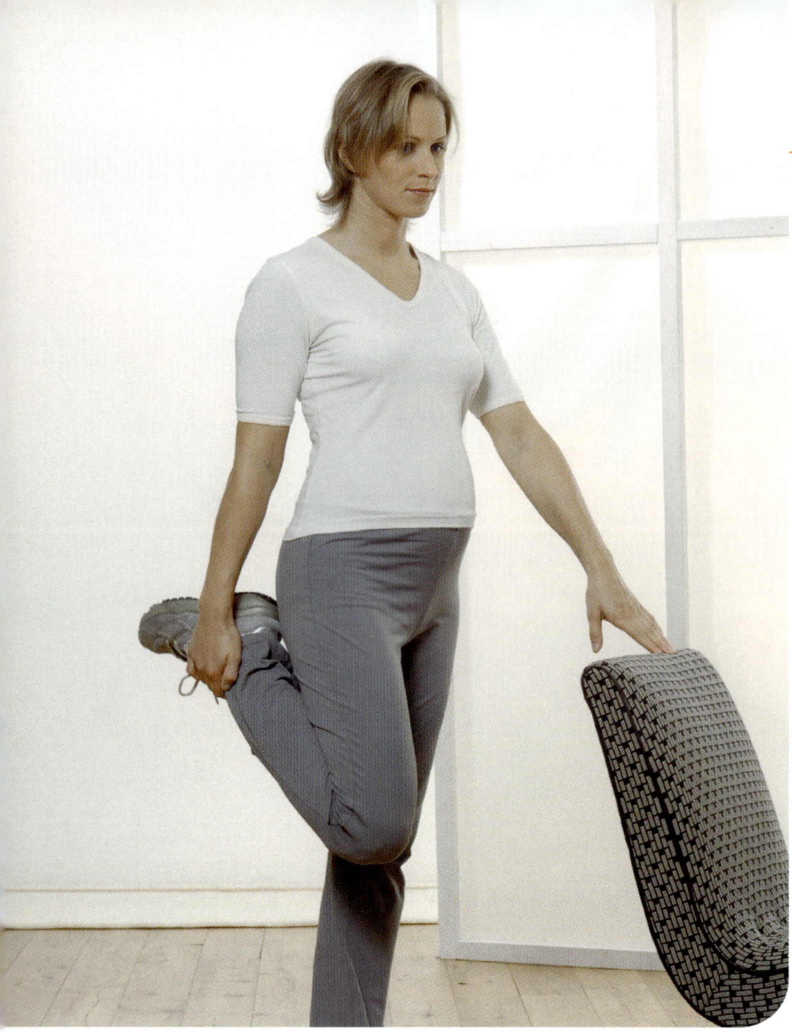

»Der müde Flamingo« dehnt die vordere Oberschenkelmuskulatur.

Der müde Flamingo

Ein Flamingo steht ganz ruhig auf einem Bein vor einem Teich.

- Stellen Sie sich aufrecht vor einen Stuhl und halten Sie sich an der Lehne fest.

- Umfassen Sie mit der rechten Hand den rechten Fußknöchel und ziehen Sie das rechte Bein zum Gesäß.

- Drücken Sie die Ferse – wenn möglich – gegen das Gesäß. Achten Sie darauf, dass Sie Ihr Becken dabei nicht kippen und der Rücken ganz gerade bleibt (Bild oben).

- Halten Sie die Dehnung 20 Sekunden.

- Setzen Sie den Fuß ab und wiederholen Sie die Übung mit dem anderen Bein.

Der liegende Schmetterling

Ein Schmetterling sitzt auf einer Blüte.

- Legen Sie sich mit dem Rücken auf Ihre Decke. Strecken Sie die Beine aus. Ziehen Sie das rechte Bein zu sich heran in Richtung Bauch, indem Sie Fuß und Knöchel umfassen, das Knie anwinkeln und den Oberschenkel nach außen fallen lassen.

- Ziehen Sie das Bein so hoch Sie können (Bild rechts oben).

- Spüren Sie die Dehnung der hinteren Beinmuskulatur. Atmen Sie ganz ruhig.

- Danach lösen Sie die Spannung wieder. Führen Sie die Übung mit dem anderen Bein aus.

- Anschließend ziehen Sie beide Beine an den Körper heran und legen die Fußsohlen aneinander. Verweilen Sie 1 Minute lang in dieser Position.

Wirkung: Diese Übung dehnt die Rückseiten der Oberschenkel sowie die gesamte Gesäßmuskulatur.

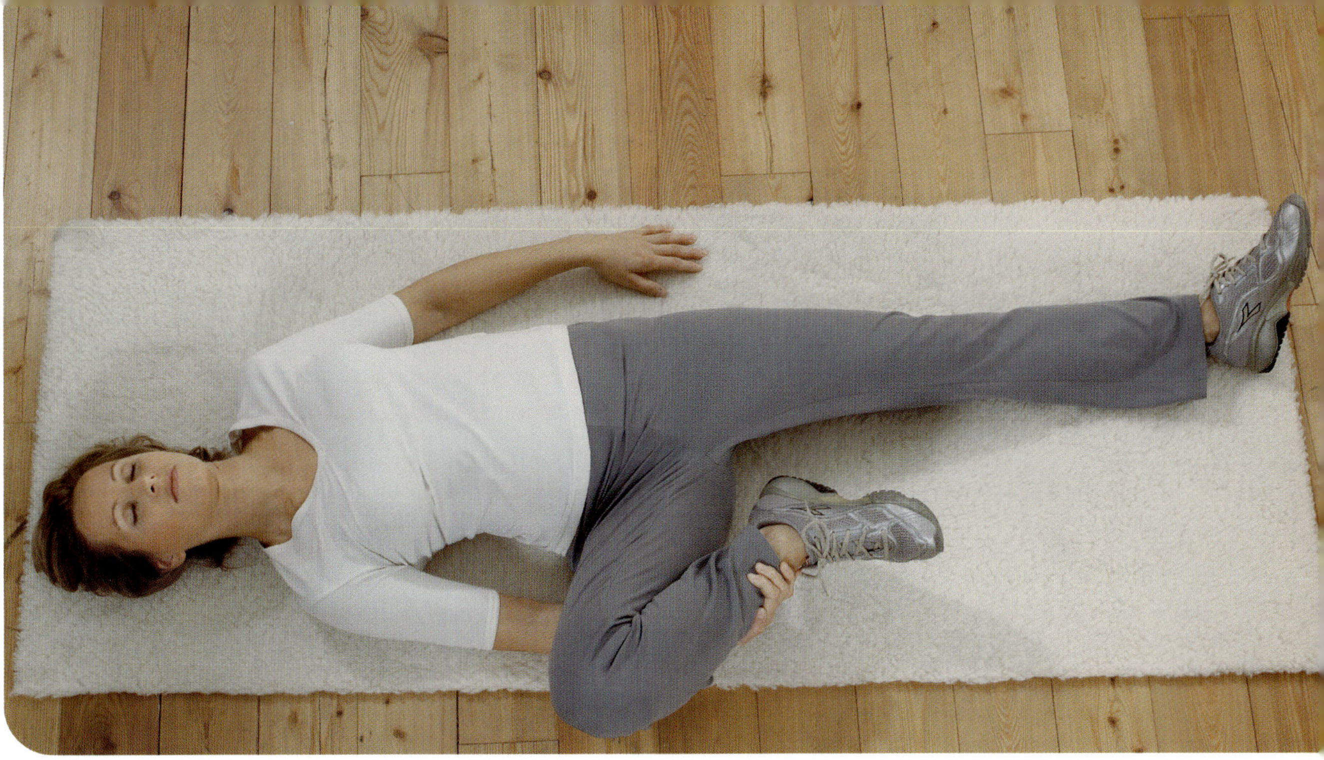

Die Luftwelle

Sie spüren die herrlich laue Luft des Frühlings um Sie herum wehen.

- Setzen Sie sich auf eine Decke und legen Sie die Fußsohlen aneinander.

- Stellen Sie sich vor, wie eine weiche Luftwelle durch Ihren Körper gleitet.

- Beugen Sie den Oberkörper mit rundem Rücken nach vorne und atmen Sie dabei aus (Bild rechts unten). Beim Einatmen gleiten Sie in die aufrechte Haltung zurück. Die Übung läuft ganz rhythmisch ab. Ihr Oberkörper beschreibt einen Halbkreis, so als ob Sie mit ihm malen wollten.

Wirkung: Die Übung dehnt sanft die Rückenmuskeln. Bei Schmerzen der Schambeingegend lassen Sie die Übung aus.

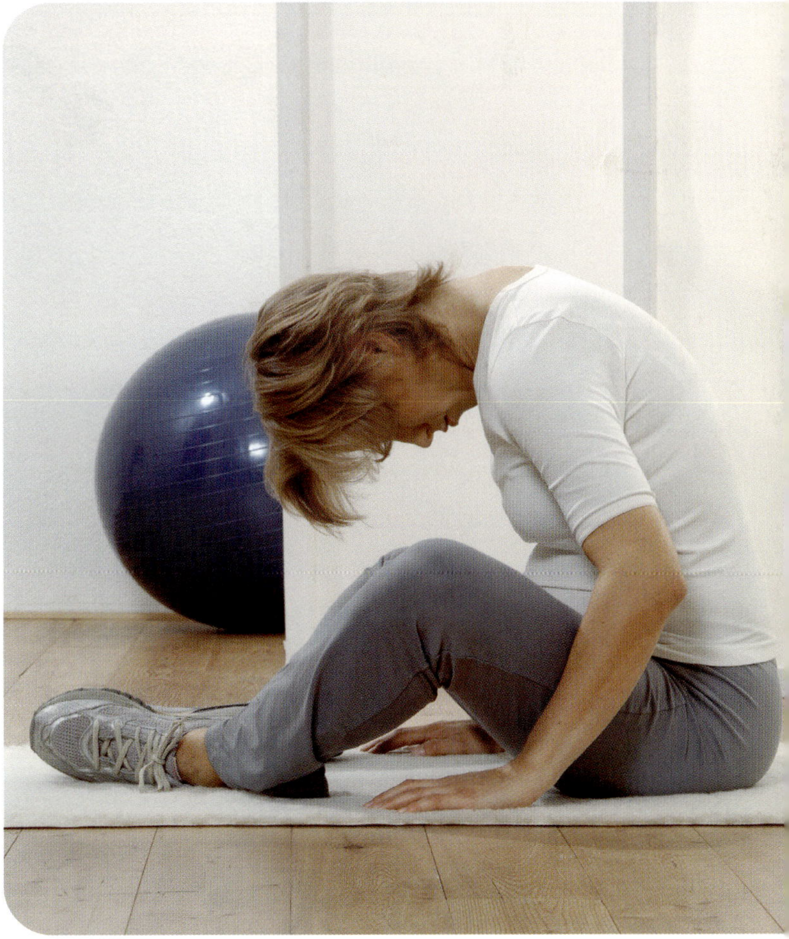

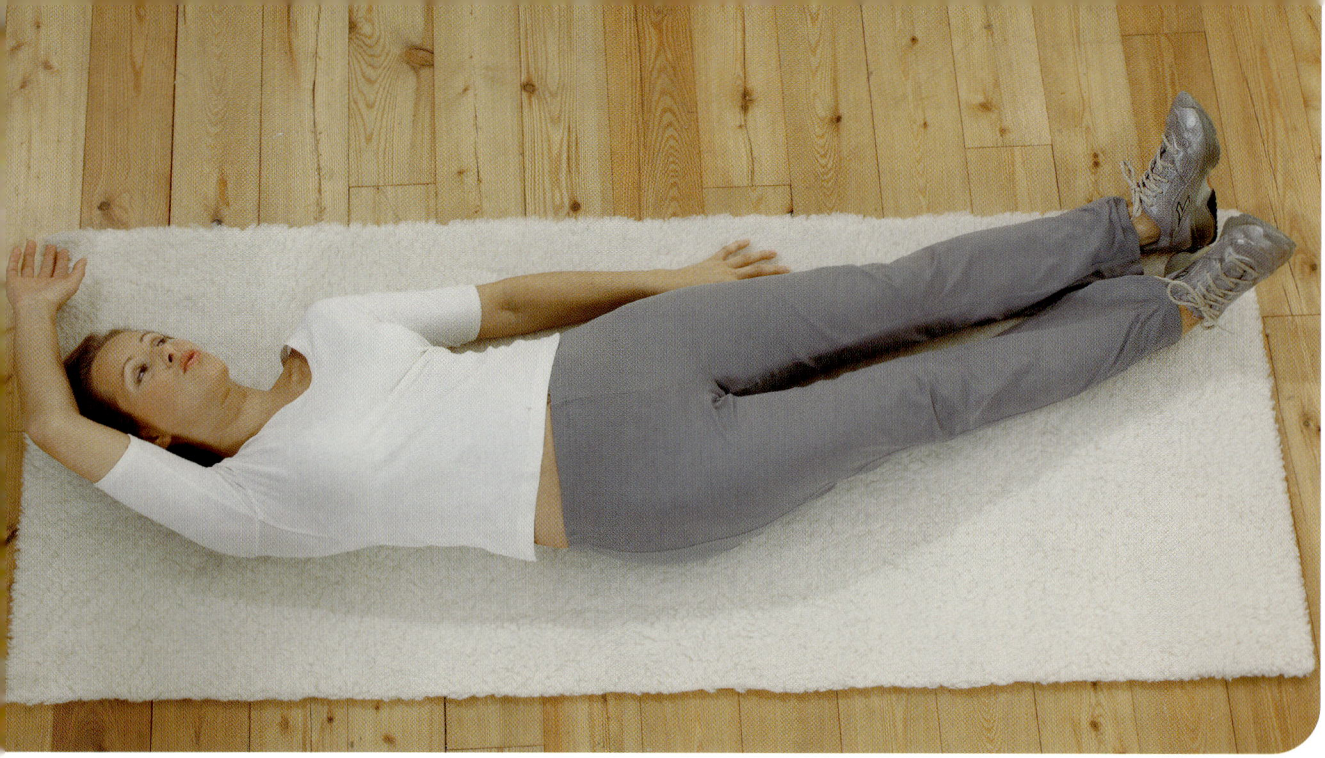

Der Mond geht auf

Es ist Abend und Sie begeben sich auf den Heimweg. Der Mond begleitet Sie.

- Legen Sie sich mit ausgestreckten Beinen auf den Rücken.

- Heben Sie Ihren rechten Arm nach oben und ziehen Sie ihn weit hinaus nach links über den Kopf hinweg. Verlagern Sie Ihre Beine dementsprechend nach links, so dass Sie mit Ihrem Körper einen »Halbmond« bilden (Bild oben).

- Spüren Sie die Dehnung der Rumpf- und Rückenmuskulatur 20 Sekunden lang.

- Lösen Sie dann die Spannung und ziehen Sie sich langsam zur linken Seite. Sobald Sie ganz auf der linken Seite liegen, rollen Sie sich zum kleinen Päckchen zusammen, indem Sie Beine und Arme Richtung Bauch ziehen und anwinkeln.

- Strecken Sie sich nun wieder ganz aus, auch die Arme. Führen Sie die gesamte Bewegung fließend aus.

- Dann drehen Sie sich um und wiederholen die Übung zur anderen Körperseite.

Wirkung: Diese Übung dehnt die Rückenmuskeln, vertieft die Atmung und aktiviert die inneren Organe.

Das Affenhaus

Stellen Sie sich vor, Sie hätten Affenarme, mit denen Sie überall hinlangen können.

- Setzen Sie sich bequem auf eine Decke. Nehmen Sie den rechten Arm über Kopf und legen Sie die Hand zwischen die

Schulterblätter auf Ihren Rücken. Der Ellenbogen zeigt nach oben.

- Drücken Sie mit der linken Hand den rechten Ellenbogen noch etwas nach unten (Bild rechts oben).

- Halten Sie die Dehnung 20 Sekunden lang. Danach lösen Sie die Haltung auf und wiederholen die Übung gegengleich.

Wirkung: Diese Übung dehnt die Oberarme und die Schulterpartien.

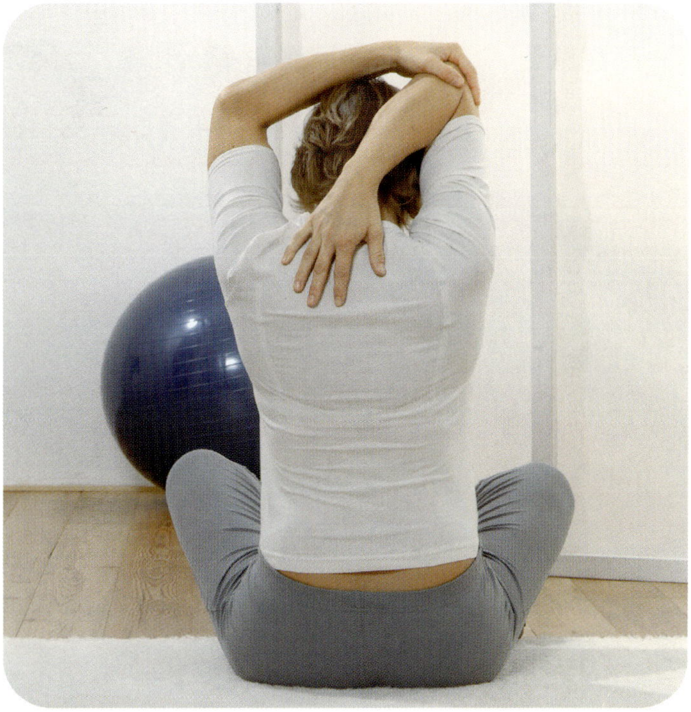

Die Taube

Gurrende Tauben strecken ihre Brust heraus und stolzieren vor Ihnen auf und ab.

- Setzen Sie sich bequem auf eine Decke.

- Legen Sie beide Handrücken auf Ihr Kreuzbein (am Übergang zwischen Wirbelsäule und Gesäß).

- Atmen Sie langsam ein. Recken Sie den Brustkorb nach vorne, bis die Dehnung in der Brust zu spüren ist (Bild rechts unten).

- Beim Ausatmen nehmen Sie die Schultern nach vorne und runden den Rücken.

Wirkung: Diese Übung dehnt die Muskulatur des Brustkorbs.

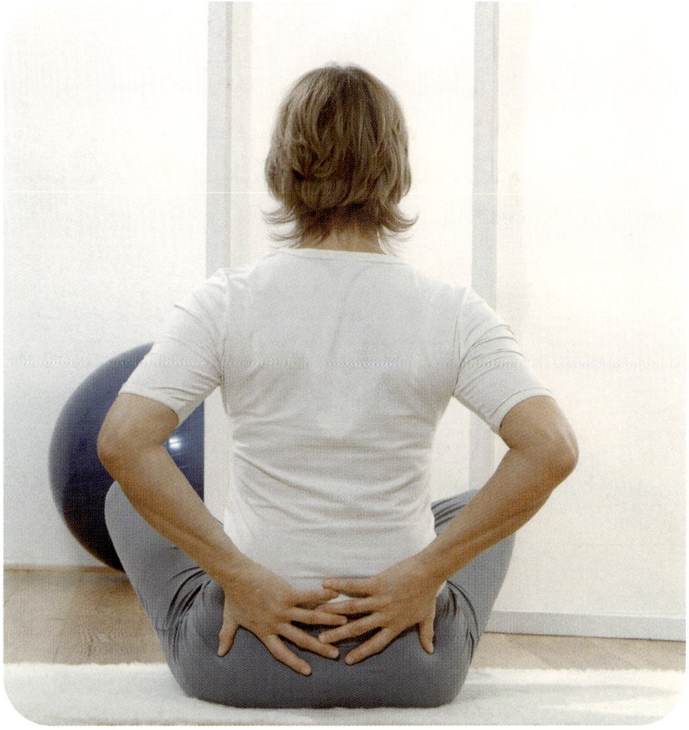

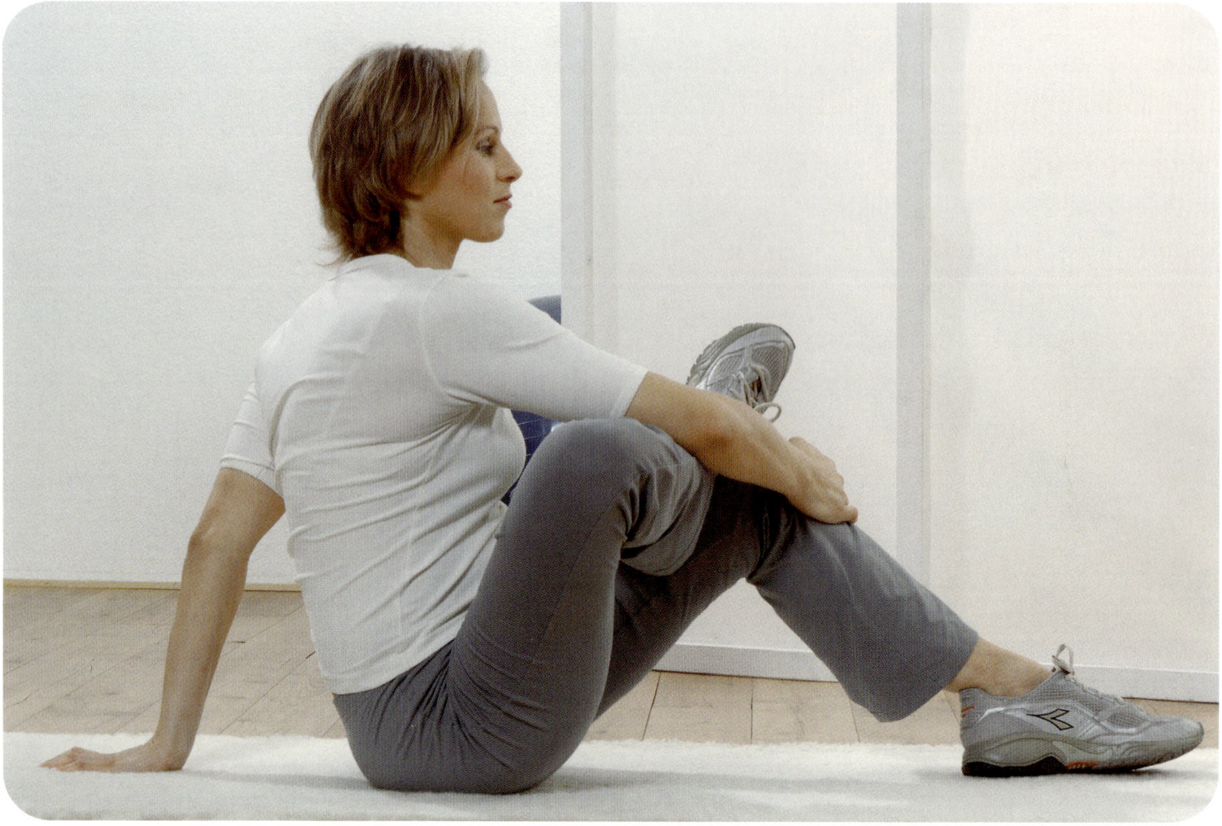

Am Teich

In Gedanken sitzen Sie auf einer Bank und blicken auf einen Teich mit seinen Tieren.

- Setzen Sie sich bequem auf eine weiche Decke. Stützen Sie sich mit beiden Händen hinter sich am Boden auf. Stellen Sie beide Beine leicht an.

- Legen Sie nun das rechte Bein über das linke. Die rechte Fußsohle liegt dabei über dem Knie. Ziehen Sie den Oberkörper so weit wie möglich an das Bein heran (Bild oben).

- Halten Sie diese Position einige Atemzüge lang.

- Lösen Sie die Spannung und führen Sie die Übung dann mit dem linken Fuß auf dem rechten Knie aus.

Wirkung: Diese Übung dehnt die Gesäßmuskulatur.

Mutter Erde

Zum Abschluss der Dehnübungen können Sie sich nun ganz der Mutter Erde anvertrauen, Ihre Wurzeln schlagen und feste

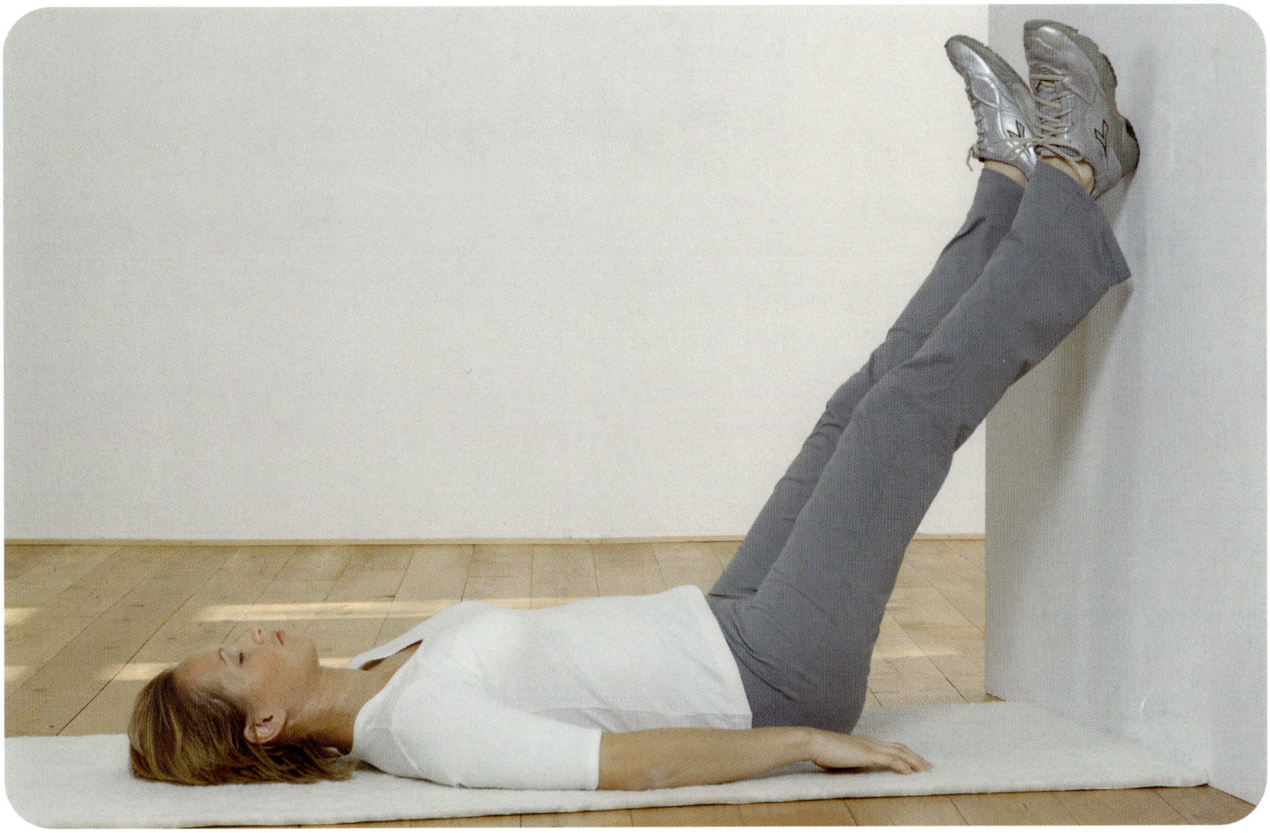

Sicherheit aus der Grundgeborgenheit der Erde schöpfen.

- Legen Sie sich nahe an einer Wand auf Ihre Decke.

- Heben Sie Ihre Beine an und lehnen Sie sie gestreckt an die Wand. Grätschen Sie die Beine ein wenig (Bild oben).

- Spüren Sie mit geschlossenen Augen in Ihr Becken und stellen Sie sich vor, Ihr Rücken schlüge im Boden Wurzeln. Sie sind geerdet. Nichts kann Sie erschüttern oder aus der Balance bringen. Stellen Sie sich vor, wie Ihr Atem durch Sie fließt: beim Einatmen die Wirbelsäule hinauf und beim Ausatmen hinunter.

- Sie haben Kontakt zum Boden und zur Wirklichkeit. So ist die Realität und Sie haben Kraft und Stärke, Ihr Leben selbstbestimmt und selbstbewusst zu meistern.

- Spüren Sie in die Dehnung der Beine hinein. Fühlen Sie, wie weit und offen Sie dabei werden. Ihr Beckenboden dehnt sich, Ihr ganzer Körper ist weich und fließend.

Die Übung »Mutter Erde« dehnt die Beinrückseiten sowie den Beckenboden.

Aktivgymnastik – das sanfte Figurtraining

Diese Gymnastik hält aktiv. Das in der Schwangerschaft sowieso schon lockere Gewebe wird gefestigt und in geringem Umfang gestrafft, so dass an diesen Hautstellen Schwangerschaftsstreifen seltener auftreten. Außerdem beugen Sie unangenehmen Fettpolstern vor. Das sanfte Figurtraining hält die Muskeln aktiv und erleichtert Ihnen das Training nach der Geburt Ihres Kindes. Außerdem bereiten auch diese Übungen auf die Geburt vor, bei der eine enorme Muskelarbeit der Gebärmutter nötig ist, um Ihr Kind zur Welt zu bringen. Versuchen Sie also, wenn Sie nach einigen Übungswiederholungen die erste Anspannung der Muskulatur spüren, nicht sofort aufzuhören, sondern stellen Sie sich vor, dieser Muskelanspannungsschmerz wäre ein Wehe. Jetzt können Sie noch einige Übungswiederholungen ausführen und gleichzeitig die Wehenatmung und Entspannung üben. Anschließend klopfen Sie die Muskulatur ab, um sie zu lockern.

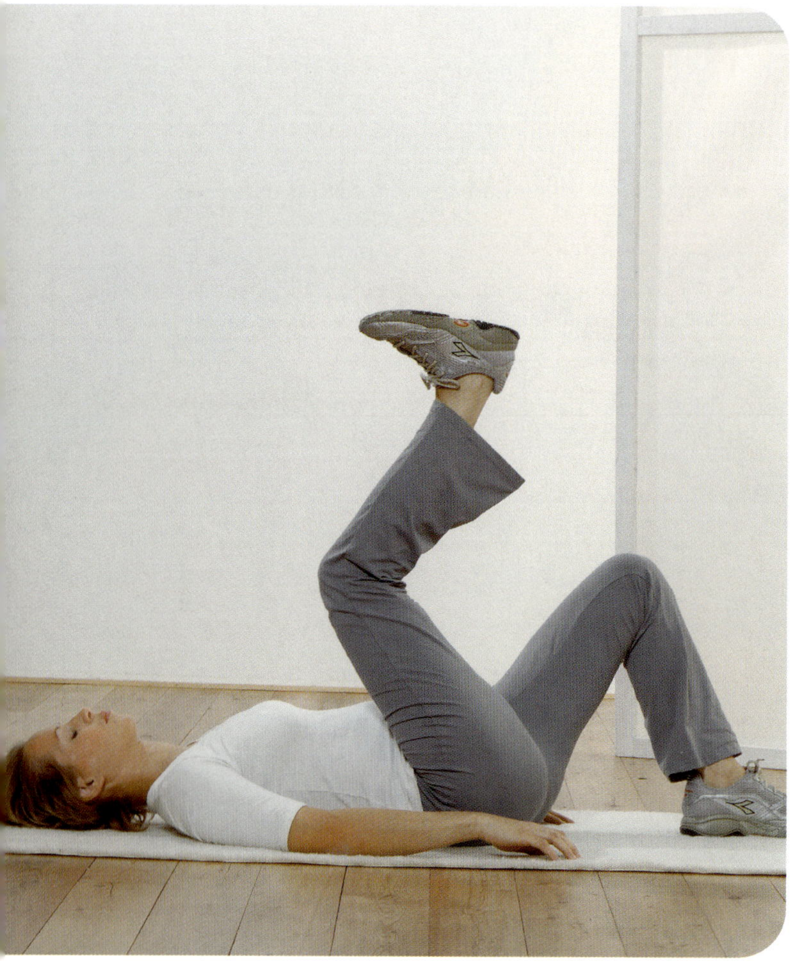

Die Übungen der Aktivgymnastik

Sobald die Sonne vom Himmel lacht, hält Sie nichts mehr in der Wohnung. Fröhlich packen Sie Ihren Picknickkorb und machen einen Ausflug ins Grüne. Inmitten blühender Frühlingsblumen riechen Sie das frische Gras, lassen sich von den hellen Sonnenstrahlen kitzeln und erleben einen erholsamen Tag auf der grünen Wiese.

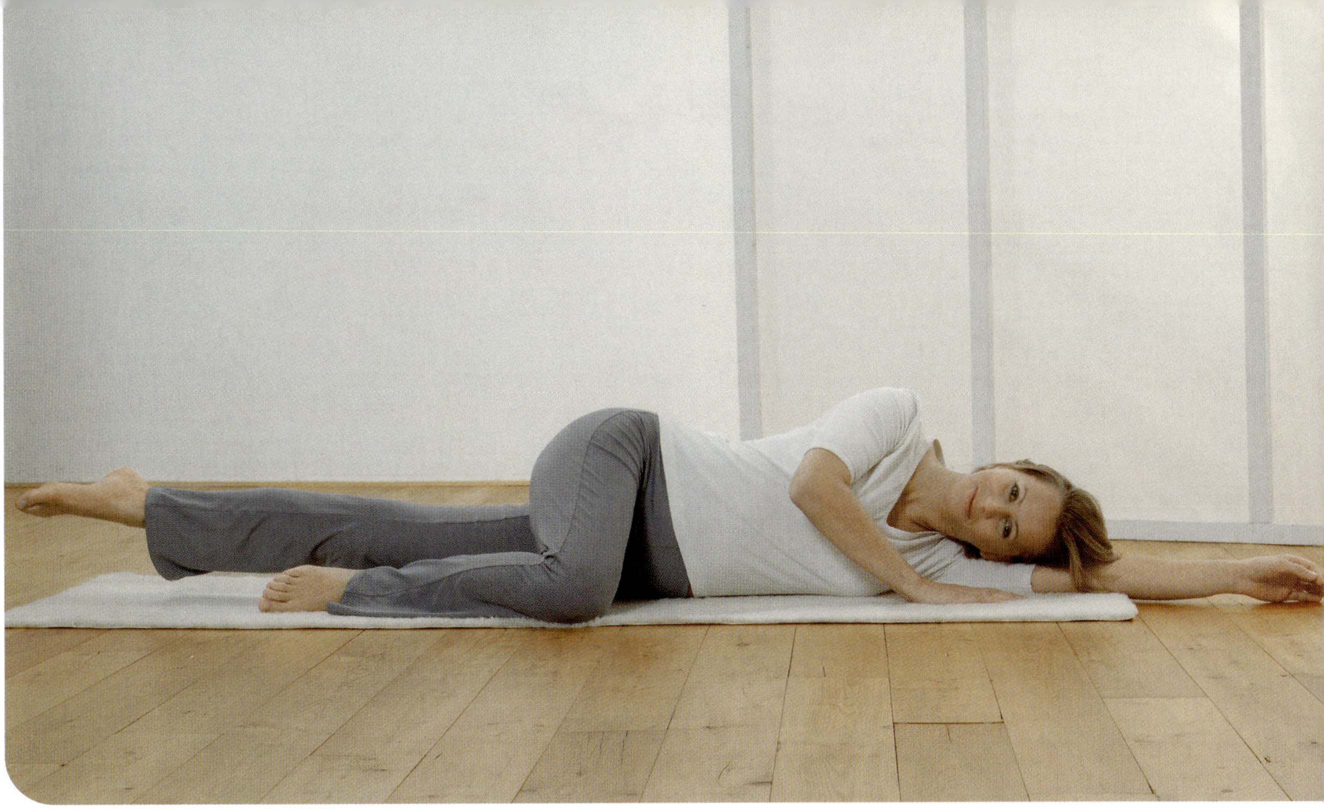

Der Grashalm

Sie liegen auf der Wiese und beobachten die Grashalme, die sich im Wind biegen.

- Legen Sie sich auf den Rücken. Heben Sie das rechte Bein gestreckt in die Höhe. Das linke Bein ist angestellt. Die Arme liegen entspannt neben dem Körper.

- Strecken Sie nun das rechte Bein und die Fußspitze noch weiter hinauf. Anschließend beugen Sie das rechte Bein und ziehen die Fußspitze Richtung Oberkörper (Bild links). Strecken Sie Bein und Fußspitze wieder, danach beugen usw.

- Wiederholen Sie diese fließende Bewegung insgesamt 15- bis 20-mal. Legen Sie dann das rechte Bein ab und führen Sie die Übung mit dem linken Bein aus.

Wirkung: Die Übung kräftigt die Beinmuskeln, entstaut die Venen und beugt Krämpfen, Krampfadern und Ödemen vor.

Der Picknickkorb

Frische Luft macht hungrig. Sie packen Ihren Picknickkorb aus.

- Legen Sie sich auf die linke Seite und bringen Sie das rechte Bein angewinkelt vor den Körper auf den Boden.

- Heben Sie vorsichtig das gestreckte linke Bein an. Achten Sie darauf, dass Ihr Becken senkrecht bleibt (Bild oben). Senken Sie nun das Bein langsam ab.

- Führen Sie das Heben und Senken insgesamt 15- bis 20-mal aus und wiederholen Sie dann die Übung zur anderen Seite.

Die Übung »Der Picknickkorb« stärkt die Adduktoren, also die Muskulatur der Oberschenkelinnenseiten.

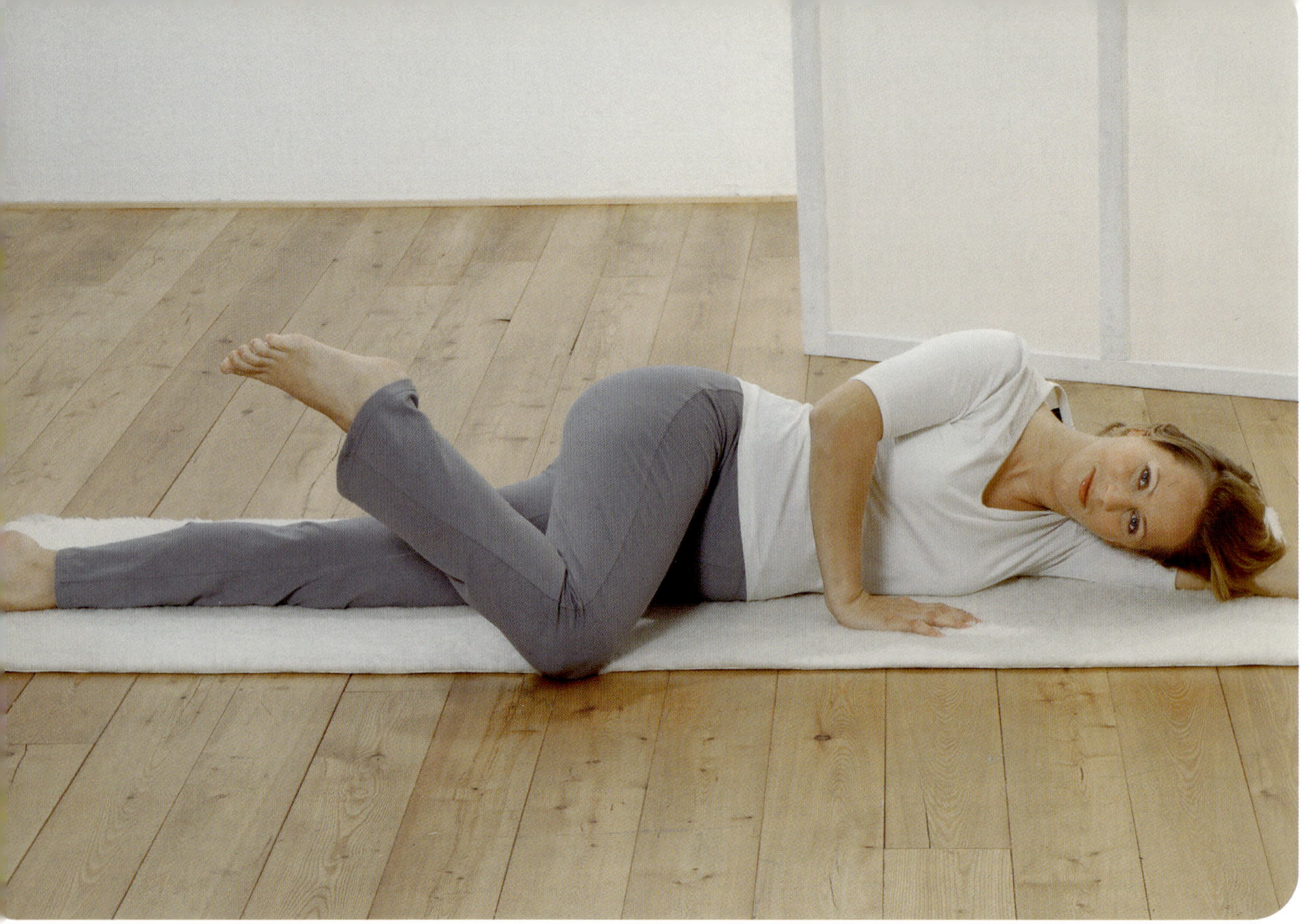

Das Käferchen

Sie beobachten die ersten kleinen Käfer, die über die Wiese krabbeln.

- Legen Sie sich wieder mit ausgestreckten Beinen auf die linke Seite. Winkeln Sie das rechte Bein an und heben Sie es ein wenig in die Höhe. Danach kippen Sie das Bein so weit nach vorne, dass Sie mit dem Knie den Boden vor Ihnen berühren (Bild oben).

- Heben Sie das Knie wieder an und kippen Sie es nach hinten, so dass Sie mit der Ferse den Boden hinter Ihnen berühren.

- Führen Sie dies 15- bis 20-mal aus.

- Drehen Sie sich nun auf die rechte Seite und wiederholen Sie die Übung mit dem anderen Bein.

Wirkung: Diese Übung aktiviert die Bein-, Gesäß- und Hüftmuskulatur.

Die Wiesenblume

Die blühenden Wiesenblumen sind zart und schön. Sie machen die Wiese bunt und erfreuen das Auge.

- Legen Sie sich mit gestreckten Beinen auf die linke Seite.

- Stützen Sie sich mit dem Arm vor dem Körper ab.

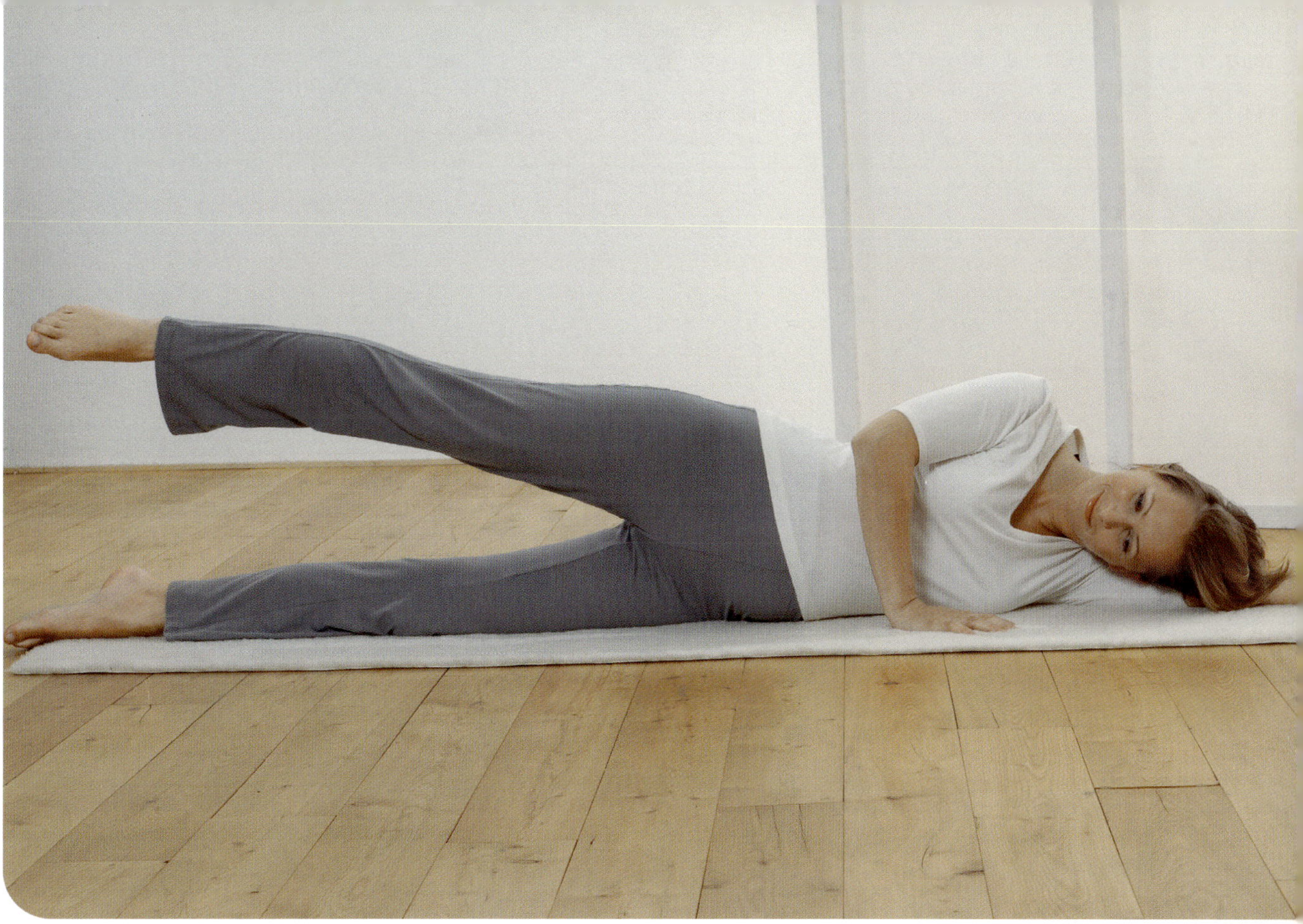

- Heben Sie das weiterhin gestreckte obere Bein an (Bild oben).

- Senken Sie das Bein langsam wieder ab, danach anheben, senken usw. im fließenden Wechsel.

- Wiederholen Sie das Heben und Senken 15- bis 20-mal.

- Danach drehen Sie sich auf die rechte Seite. Führen Sie die Übung nun mit dem anderen Bein aus.

Wirkung: Diese Übung dient der Kräftigung der Muskulatur an den Außenseiten der Beine.

Mit dem Fahrrad unterwegs

Nach dem Picknick fahren Sie mit dem Rad weiter, um sich ein neues, kuscheliges Plätzchen im Grünen zu suchen.

- Legen Sie sich auf den Rücken.

- Strecken Sie beide Beine nach oben. Die Arme legen Sie entspannt neben dem Körper ab.

- Fahren Sie ganz sanft und behutsam mit den Beinen etwa 30 Sekunden lang Rad.

Wirkung: Diese Übung entstaut die Venen, beugt Wassereinlagerungen vor und aktiviert die Beinmuskulatur.

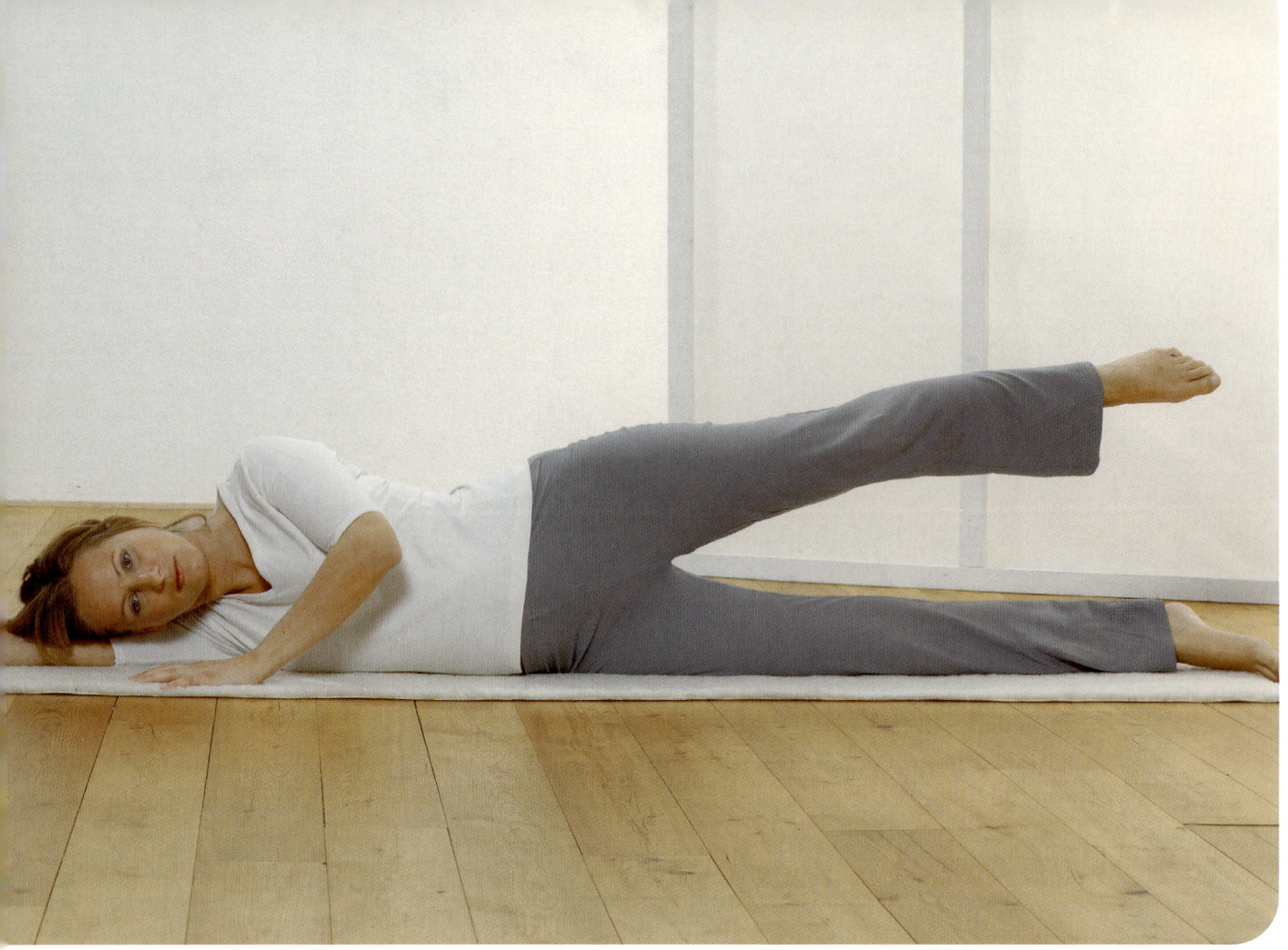

Der Maulwurf

Sie sehen einem Maulwurf zu, der einen Erdhügel aufwirft.

- Legen Sie sich auf die rechte Seite auf Ihre Decke.
- Stützen Sie sich mit einem Arm vor dem Körper ab.
- Heben Sie nun das linke Bein gestreckt ein wenig an und führen Sie es so weit wie möglich nach hinten (Bild oben).
- Nun heben Sie das Bein noch etwas mehr an und senken es dann wieder ganz langsam, so dass Sie die Anspannung der Hüftmuskulatur spüren.
- Führen Sie dies 10- bis 15-mal aus.
- Drehen Sie sich nun auf die linke Seite und wiederholen Sie das Ganze mit dem rechten Bein.

Wirkung: Diese Übung stärkt die Muskulatur der Hüften.

Das Bienchen

Ein erstes Bienchen ist unterwegs und sucht nach leckerem Nektar. Es fliegt summend von Blüte zu Blüte.

- Legen Sie sich auf den Rücken.
- Stellen Sie die Beine an. Die Arme liegen mit den Handflächen nach unten neben dem Körper.
- Heben Sie nun vorsichtig das Gesäß an (Bild unten). Senken Sie es anschließend langsam wieder ab.
- Heben und senken Sie das Gesäß jeweils 5- bis 10-mal.

Variation 1 des Bienchens

- Legen Sie beim Senken einmal die linke Gesäßhälfte und dann die rechte ab.

Variation 2 des Bienchens

- Heben Sie Ihr Gesäß an und öffnen Sie dann langsam die Beine.
- Klappen Sie die Oberschenkel auf und wieder zu.
- Wiederholen Sie diese fließende Bewegung 5- bis 10-mal.

Wirkung: Diese Übung sowie ihre beiden Variationen kräftigen die Muskeln des Gesäßes und entspannen die gesamte Beckenbodenmuskulatur, die unter dem stetig wachsenden Gewicht des Kindes zu leiden hat.

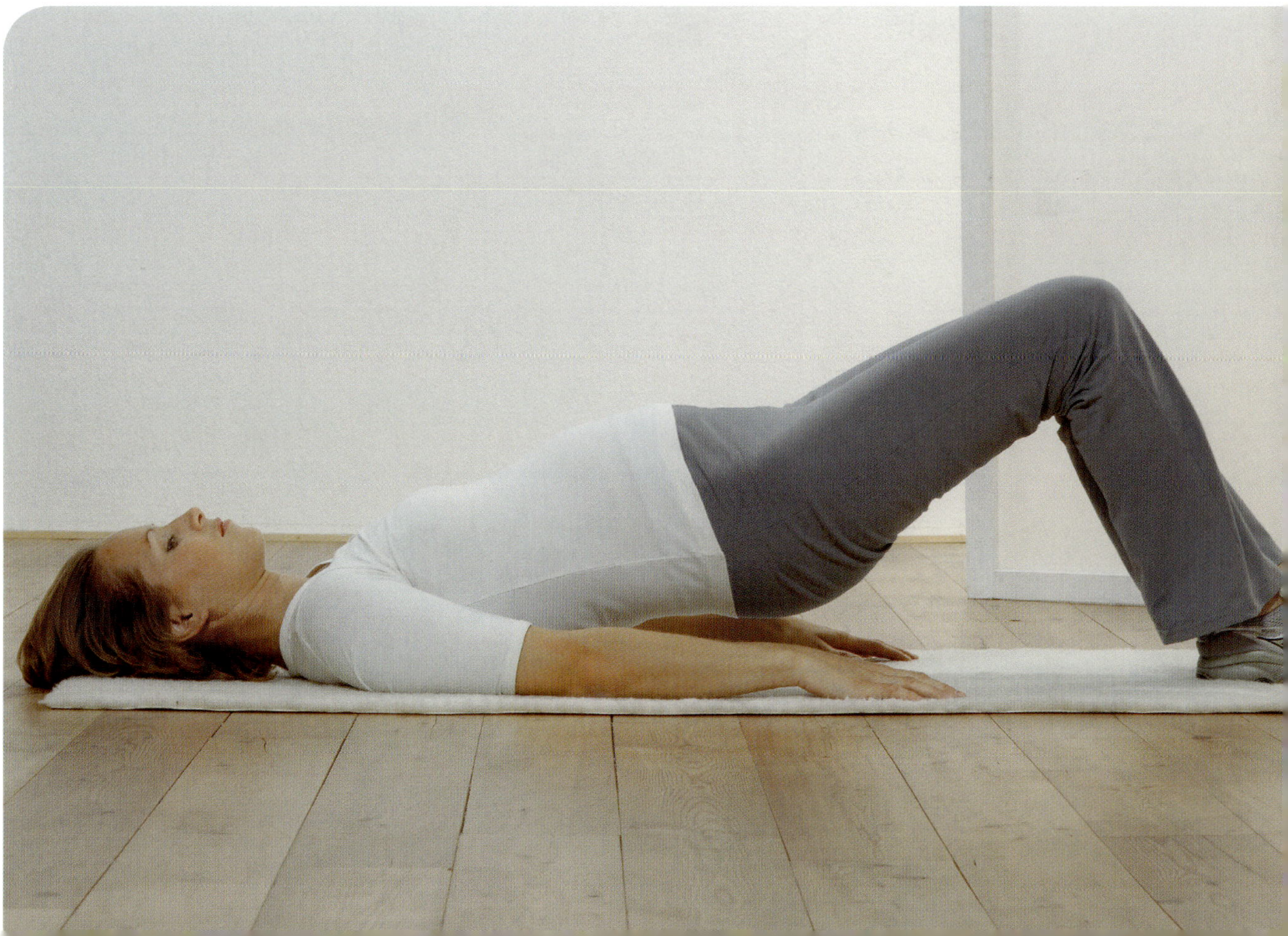

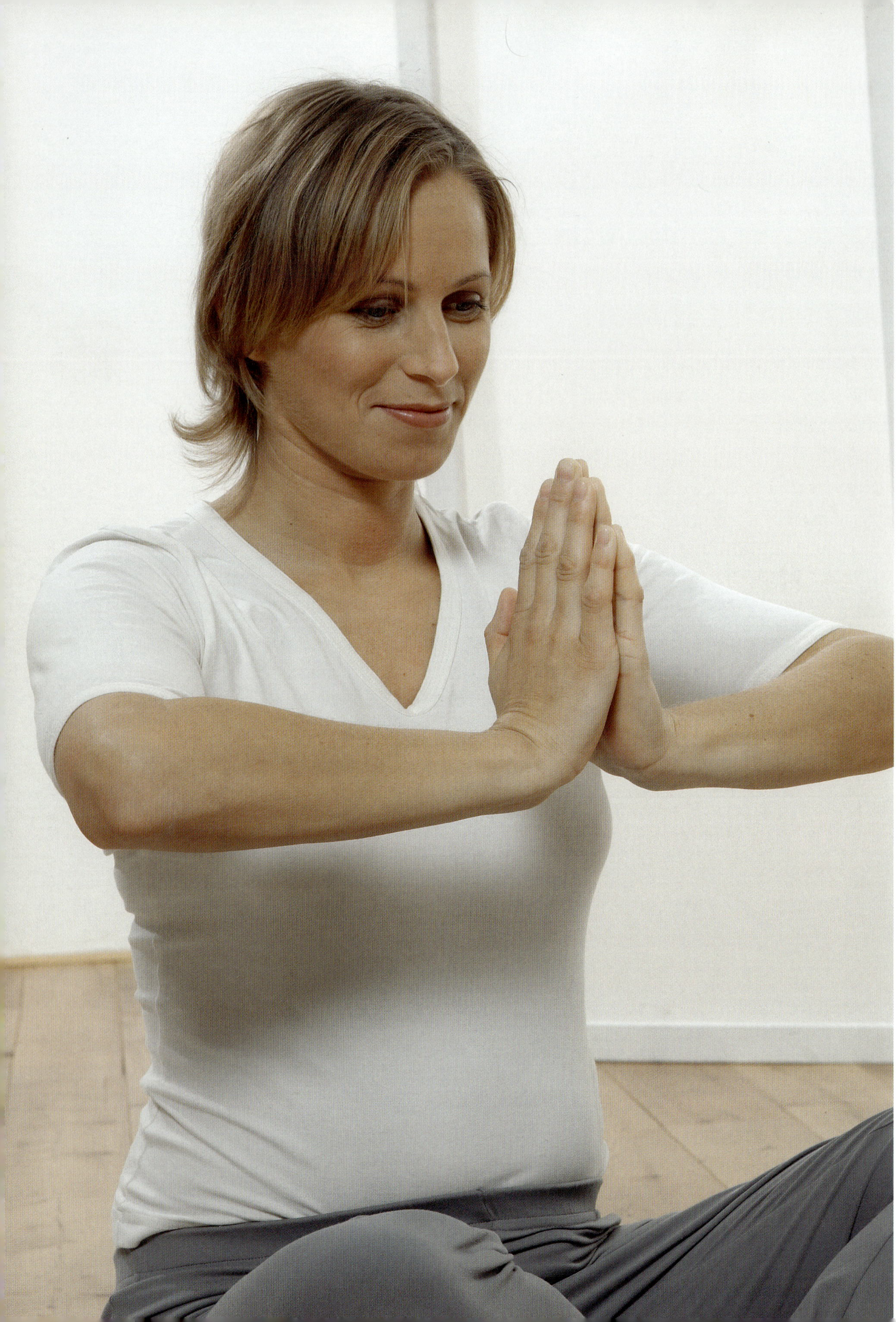

Gepresste Blumen

Einige Blüten gefallen Ihnen so sehr, dass Sie sie abpflücken und in einem kleinen Buch pressen.

- Setzen Sie sich bequem auf Ihre Decke.

- Legen Sie die Handflächen in Brusthöhe aneinander (Bild links).

- Nun atmen Sie kräftig aus. Drücken Sie dabei die Handflächen fest zusammen. Einatmend lockern Sie die Spannung.

- Wiederholen Sie das Ganze 10-mal.

Wirkung: Diese Übung kräftigt die Oberarm- und die Brustmuskulatur.

Der Obstbaum

Auf der Wiese stehen blühende Obstbäume. Unter ihnen ist es schön schattig.

- Stellen Sie sich mit hüftbreit geöffneten Beinen hin. Halten Sie sich mit einer Hand an einem Stuhl oder einem Tisch fest.

- Drehen Sie die Beine von der Hüfte aus leicht nach außen, so dass die Fußspitzen vom Körper weg zeigen.

- Beugen Sie die Knie und stellen Sie sich auf die Zehenspitzen (Bild rechts).

- Halten Sie 20 Sekunden lang die Spannung. Versuchen Sie, sobald der Muskelanspannungsschmerz einsetzt, ihn durch eine tiefe Bauchatmung zu lösen (Vorbereitung auf den Wehenschmerz).

Wirkung: Die Übung stärkt die Oberschenkelmuskulatur.

Variation des Obstbaums

- Beugen Sie die Knie und bleiben Sie auf der flachen Fußsohle stehen. Sobald der

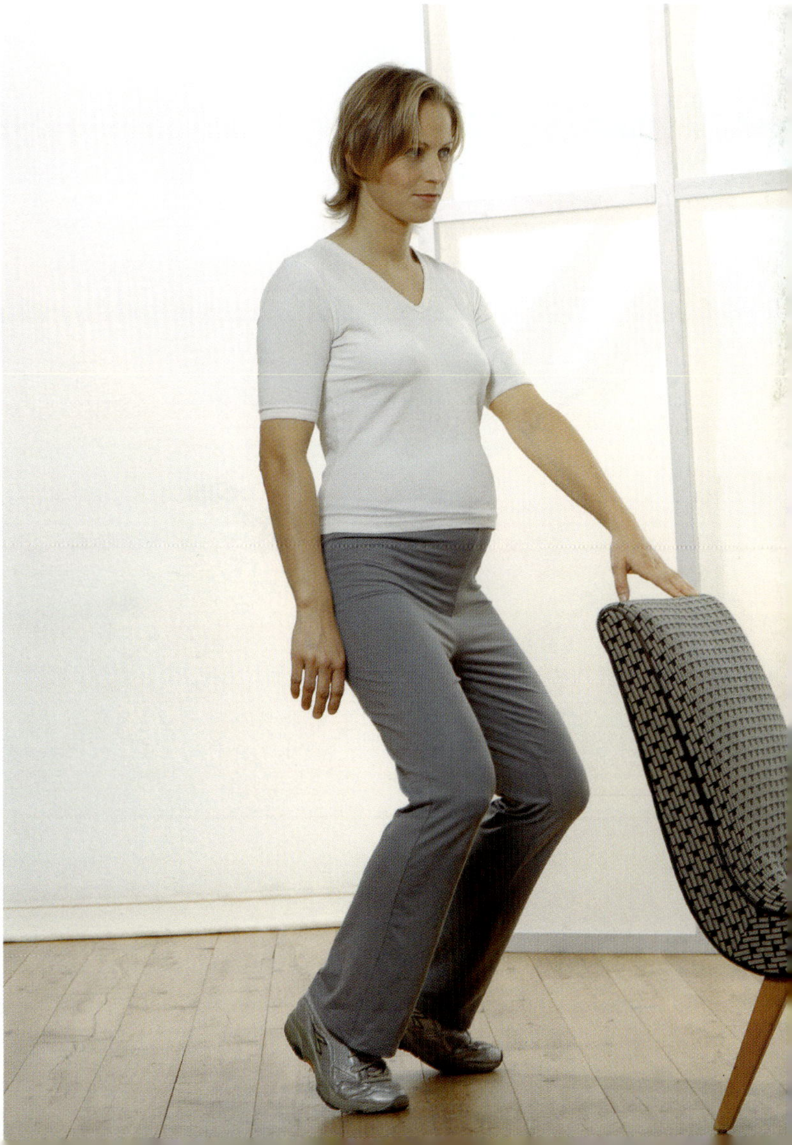

Wer einen Stepper besitzt, kann die Übung »Bergauf gehen« darauf genauso effektiv ausführen.

Muskelanspannungsschmerz zu spüren ist, begegnen Sie ihm durch eine tiefe Bauchatmung und ein sanftes Kreisen des Beckens. Atmung und Bewegung verteilen den Schmerz und dienen auf diese Weise zur Schmerzlinderung.

Bergauf gehen

Nachdem Sie nun lange genug auf der Wiese waren, wandern Sie einfach weiter.

- Stellen Sie sich vor einen Stuhl und halten Sie sich an der Lehne fest.
- Nun treten Sie auf und ab und wechseln dabei von der Fußspitze zur Ferse.
- Führen Sie dies 2 Minuten lang aus.

Wirkung: Diese Übung beugt Krämpfen und Krampfadern vor.

Gymnastik für eine **gute Haltung**

Während der Schwangerschaft verlagert sich der Schwerpunkt Ihres Körpers nach vorne. Der wachsende Bauch wird immer wieder neu ausbalanciert, die Wirbelsäule immer mehr belastet. Das Becken kippt nach vorne, so dass es vor allem in der zweiten Schwangerschaftshälfte zu einer einseitigen Hohlkreuzhaltung kommt. In der Folge können Kreuz- und Rückenschmerzen auftreten.

- Es ist daher von Anfang an wichtig, die statischen Veränderungen Ihres Körpers ganz bewusst wahrzunehmen und zu korrigieren.
- Wenn Sie länger stehen müssen: Praktizieren Sie das dynamische Stehen. Stellen Sie sich dazu mit hüftbreit geöffneten Beinen hin und wechseln Sie immer wieder von einem Bein auf das andere. Schwingen Sie dabei leicht die Hüften, um Verspannungen vorzubeugen.
- Stehen Sie mit gestreckten, aber nicht überstreckten Knien.
- Kippen Sie Ihr Becken beim Stehen so, dass Sie eine extreme Hohlkreuzhaltung vermeiden.
- Strecken Sie sanft das Rückgrat, indem Sie sich vorstellen, das Steißbein nach unten zu drücken und das Becken vorne etwas anzuheben.
- Lassen Sie die Schultern locker nach unten hängen.
- Kontrollieren Sie immer wieder Ihre Haltung vor einem Spiegel.

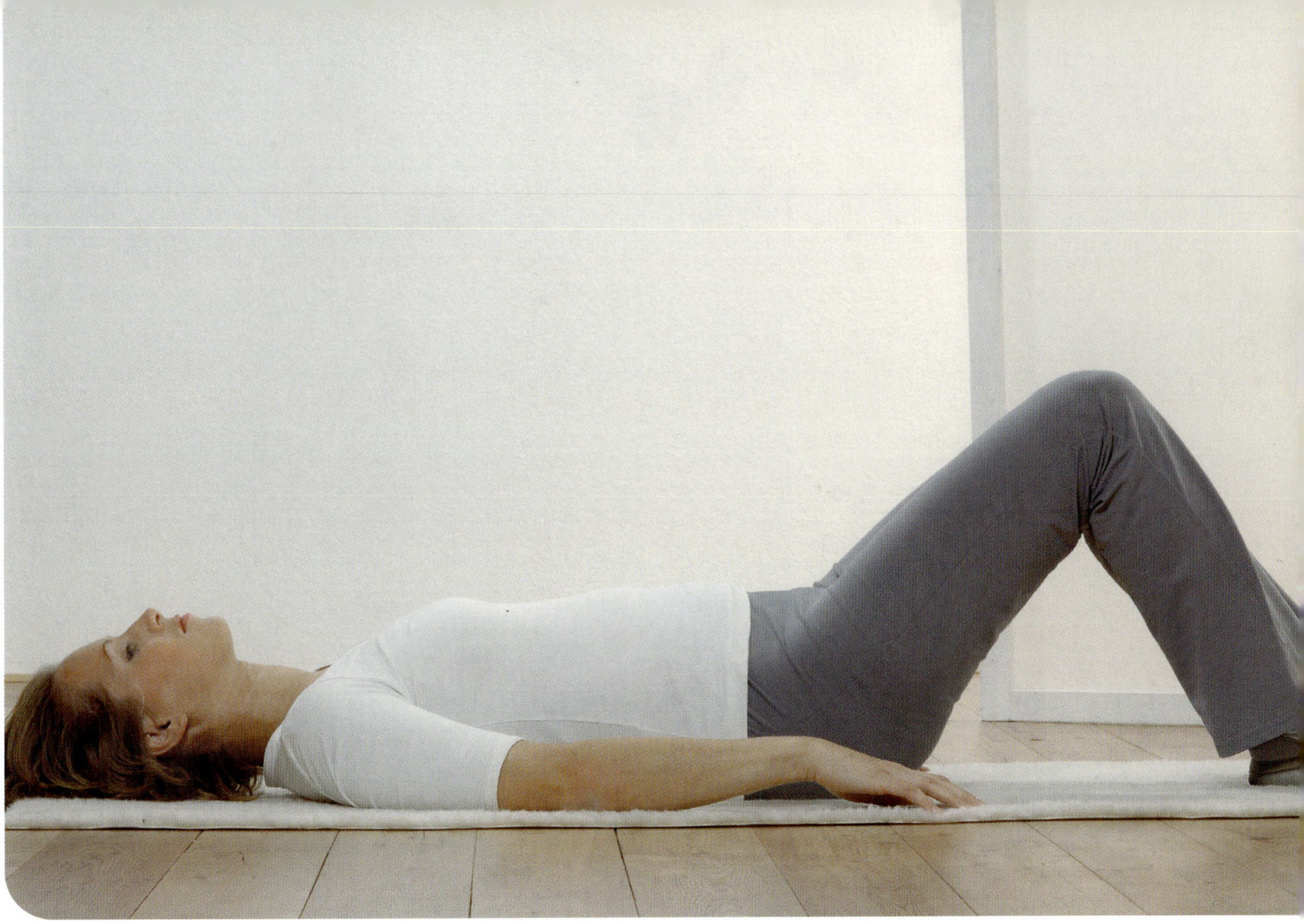

Die Übungen der Haltungsgymnastik

Die Entlastung des Kreuzbeins

Diese Übung können Sie im Liegen oder auch im Stehen an einer Wand ausführen.

Variation im Liegen

- Legen Sie sich auf den Rücken auf Ihre Decke.

- Stellen Sie die Beine auf und kippen Sie ganz sanft und langsam Ihr Becken nach vorne und ziehen es wieder zurück, bis der Rücken ganz flach am Boden liegt.

- Führen Sie diese leichte Kippbewegung mindestens 1 Minute lang aus.

- Danach kippen Sie das Becken nach rechts und nach links, Sie schaukeln also über das Kreuzbein hinweg. Ihr Rücken hat dabei stets Bodenkontakt.

- Schaukeln Sie 1 Minute lang.

- Zum Schluss kreisen Sie mit dem Becken und beschreiben damit einen Kreis am Boden: 1-mal im Uhrzeigersinn, 1-mal in die entgegengesetzte Richtung.

Variation an der Wand

- Hierbei entfällt das Beckenkreisen.

- Ansonsten führen Sie die Übung genau gleich aus.

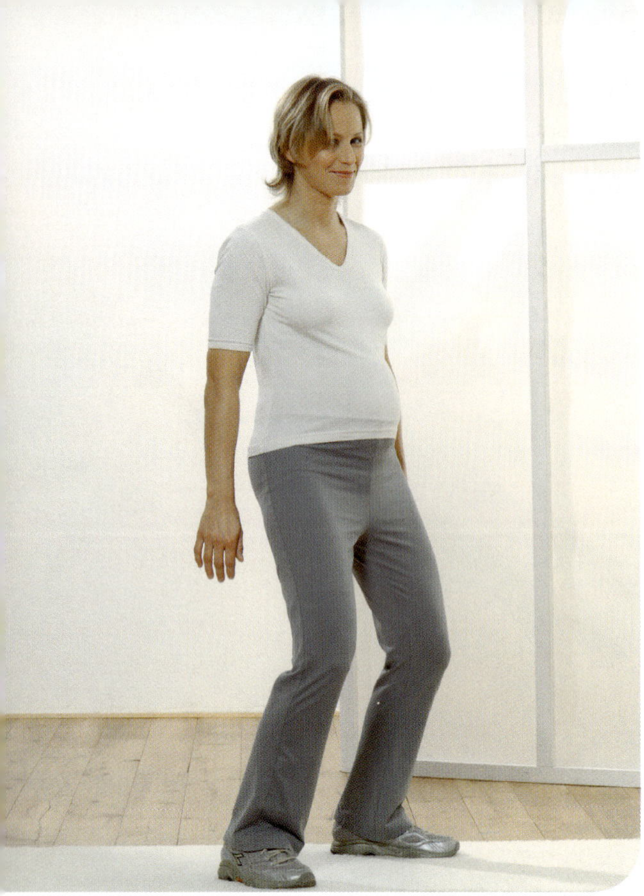

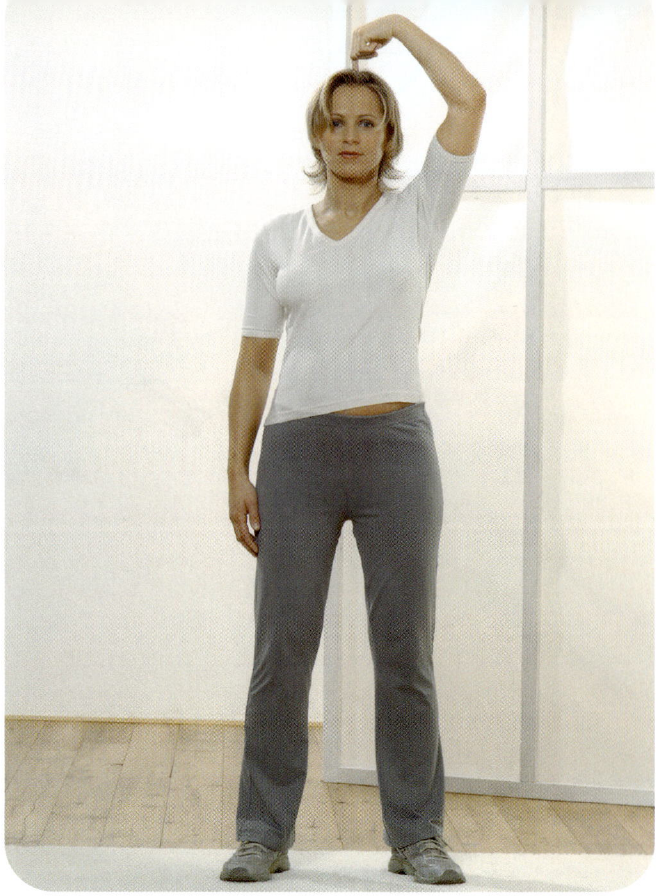

Entlastung im Stand

- Stellen Sie sich mit hüftbreit geöffneten Beinen hin.

- Wippen Sie zwischen Fersen und Zehen hin und her, bis Sie den Punkt finden, an dem Sie Ihr Gewicht gut ausbalancieren können.

- Gehen Sie leicht in die Knie und schaukeln Sie mit den Hüften, indem Sie das Schambein vor und zurück schwingen (Bild oben links).

- Danach kreisen Sie mit den Schultern, um die Rückenmuskulatur zu lockern. Atmen Sie ein und heben Sie dabei den Brustkorb etwas an. Gleichzeitig lassen Sie die Schultern und die Arme locker nach unten hängen.

- Recken Sie den Nacken und machen Sie einen langen Hals.

Marionettentheater

- Stellen Sie sich mit hüftbreit geöffneten Beinen hin.

- Stellen Sie sich vor, Sie sind eine Marionette, die an unsichtbaren Fäden hängt.

- Legen Sie einen Zeigefinger auf die Mitte Ihres Scheitels (Bild oben rechts). Schütteln Sie den gesamten Körper ganz leicht aus und richten Sie sich dann auf, als ob Sie nach oben gezogen würden.

Gymnastik für das **Becken** und den **Beckenboden**

Das weibliche Becken und der Beckenboden stellen »die Pforte der Lebendigkeit« dar. Diese Gymnastikübungen sollen die beiden Bereiche gezielt auf die Herausforderungen der Schwangerschaft und der Geburt vorbereiten.

Das Becken

Stellen Sie sich das Becken wie eine große Wiege vor, in der das Baby ganz geborgen liegt. In den letzten Wochen vor der Geburt schiebt sich der Babykopf in den Beckeneingang, so dass sich sein Schädel unterhalb des Beckenrands befindet. Hormone bewirken, dass sich die Beckenknochen, die Sehnen und Bänder während der Schwangerschaft lockern, um dem Baby den Weg nach draußen zu erleichtern.

Das Becken – beweglich, aber stabil

Ein bewegliches Becken ist wichtig, denn es lindert Schmerzen, die durch die Lockerung der Knochenverbindungen entstanden sind, und erleichtert dem Baby bei einer aufrechten Geburtsposition die Reise durch das Becken. Das Weichwerden der Bänder unterstützt die Dehnung der Beckengelenke, so dass sich der Durchmesser des Beckenkanals vergrößert und Ihrem Baby mehr Raum schafft.

Da das Becken Hauptträger Ihres Körpergewichts ist und sich Ihr Gewicht in der Schwangerschaft erhöht, kommt es oftmals zu lästigen Verspannungen im unteren Rückenbereich. Die Bänder des Beckens und die dazugehörigen Muskeln arbeiten zusammen, um sämtliche Teile des Beckenbereichs miteinander zu verbinden. Ein Ungleichgewicht der Teile fördert die Instabilität des Beckens und kann Schmerzen verursachen. Langes Stehen, Sitzen und Liegen belastet unnötig und verstärkt schon bestehende Schmerzen.

Der Aufbau des Beckens:
a) Darmbeinschaufel
b) Hüftbeinknochen
c) Iliosakralfuge
d) Kreuzbein
e) Steißbein
f) Schambein
g) Sitzbeinknochen

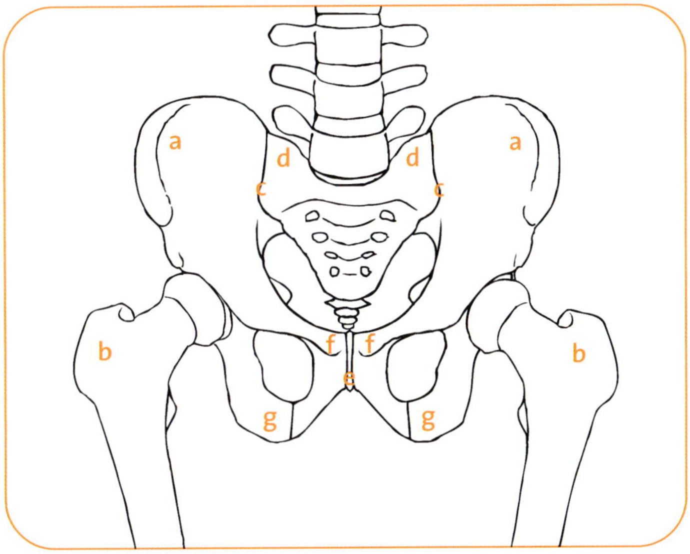

Sanfte, feine Bewegungen des Beckens halten die Muskeln, Bänder und Gelenke des Beckens geschmeidig und sorgen so für die nötige Stabilität, um der hormonellen Lockerung der Beckenknochenverbindungen relativ schmerzfrei standzuhalten.

Der Beckenboden

Indem Sie Ihren Beckenboden stärken, intensivieren Sie Ihr Körpergefühl und sind besser auf die Entbindung vorbereitet.

Den Abschluss des Bauchraums am Beckenausgang zwischen Schambein und Steißbein bildet eine dreischichtige Muskelplatte rund um After und Scheide: der Beckenboden. Er gehört zu Ihren wichtigsten Körperteilen, vor allem während der Schwangerschaft und der Geburt. Er erstreckt sich direkt zwischen den Beinen wie eine Hängematte oder ein Trampolin gespannt. Der Beckenboden bildet um After und Scheide herum quasi kreisförmige Schließmuskeln, die nach Bedarf geöffnet und geschlossen werden können.

Den Beckenboden trainieren

Die Beckenbodenmuskeln, obwohl sie nicht zu sehen sind, unterliegen dennoch der bewussten Kontrolle. Sie können sie deshalb wie jede andere Muskelpartie auch regelmäßig trainieren.

Ist der Muskeltonus ausgeglichen, kann der Beckenboden seine Stütz- und Tragefunktion der inneren Organe optimal wahrnehmen. Ein schlaffer Beckenboden dagegen verursacht Senkungsbeschwerden, so als ob die inneren Organe aus Ihrem Körper »herausfallen« würden. Dem Druck des Gewichts kann ein untrainierter, schlaffer Beckenboden nur schlecht standhalten, so dass er auf Druckverstärkungen wie Niesen und Husten nicht mehr reagieren kann. Die Schließmuskeln öffnen sich, Sie verlieren Urin.

Während der Schwangerschaft dehnt sich die Beckenbodenmuskulatur extrem, der Druck verstärkt sich, die Belastung nimmt zu und die Muskeln werden zusätzlich hormonell weich gemacht, um dem Baby den Weg nach draußen zu erleichtern. Deshalb ist es nötig, dieser wichtigsten Stütze der Gebärmutter durch ein regelmäßiges Training Kraft zu geben.

Regelmäßiges An- und Entspannen der Beckenbodenmuskeln, die dann wie eine Membran oder ein Trampolin schwingen, kräftigt und stärkt sie, bewirkt einen guten, ausgeglichenen Muskeltonus zwischen An- und Entspannung und fördert die Durchblutung.

Das geschieht während der Geburt

Während der Geburt dehnt und weitet sich Ihr Beckenboden maximal, so dass es sein kann, dass das Gewebe reißt oder ein Dammschnitt ausgeführt werden muss. Eine aufrechte Haltung während der Geburt oder ähnliche Haltungen im Knien und Hocken unterstützen die Dehnfähigkeit der Beckenbodenmuskeln, denn wenn Sie aufrecht bleiben, dehnen sich die Beckenbodenmuskeln wie von selbst, weil sie zu den Streckmuskeln des Rumpfes gehören. Ihre Gegenspieler, die Beugemuskeln, die sich vorne befinden, kontrahieren und verkürzen sich dabei, so dass sich die Beckenbodenmuskeln optimal entspannen und dehnen können. Das bedeutet, dass Ihr Damm weniger belastet wird und Sie sich entspannter dem Geburtsvorgang »öffnen«. Sie können das ganz einfach auch selbst feststellen: Wenn Sie in die Hocke gehen, tritt automatisch ein Dehnungsgefühl im Beckenboden ein. Aus diesem Grund sind Hockübungen zur Vorbereitung auf die Geburt zu empfehlen.

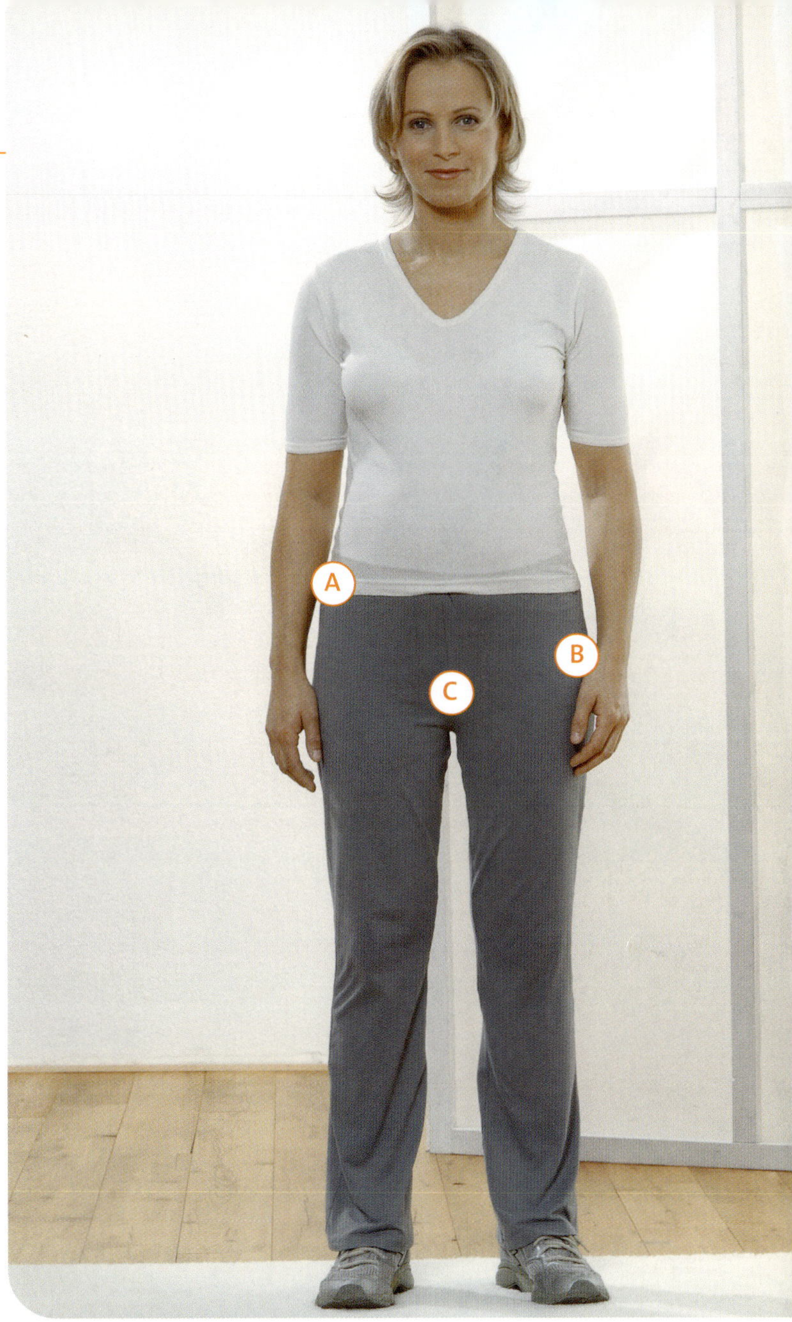

Die Übungen für das Becken

Gezielte Übungen helfen, die Beckenhaltungsschäden und die damit verbundene Beckenerstarrung unseres Lebensstils auszugleichen und die Elastizität des gesamten Beckenbereichs wieder herzustellen.

Das Becken ertasten

- Stellen Sie sich aufrecht hin. Legen Sie Ihre Hände auf die Hüftknochen (Darmbeine), die etwa in Taillenhöhe zu spüren sind (A im Bild).

- Danach wandern Sie zu den Hüftgelenken, die sich dort befinden, wo die Bewegung der Beine stattfindet, wenn Sie sie anwinkeln und anheben – also nicht außen auf den Darmbeinen wie oft angenommen wird (B im Bild).

- Wandern Sie weiter bis zum Schambein nach vorne oberhalb der Scheide (C im Bild).

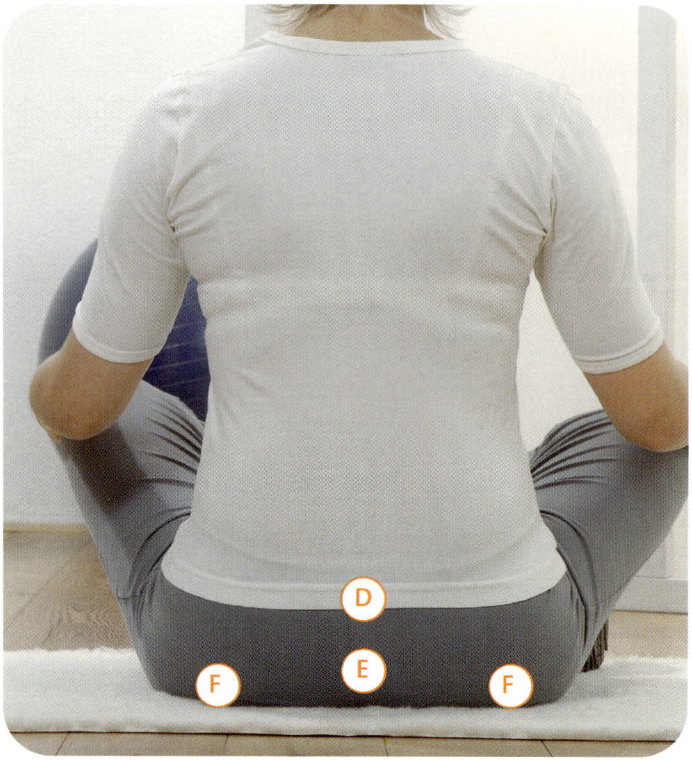

- Die Kreuzbeinplatte (das so genannte Kreuz) ertasten Sie am Rücken zwischen den Darmbeinen (D im Bild links oben).

- Tasten Sie von dort aus weiter nach unten, dann kommen Sie zum Steißbein, das sich während der Geburt elastisch nach außen biegt, um dem Baby Platz zu machen (E im Bild links oben).

- Setzen Sie sich hin und schieben Sie beide Hände unter das Becken. Hier ertasten Sie die Sitzbeine, die wie zwei harte Höcker zu fühlen sind (F im Bild links oben). Wenn Sie auf den Sitzbeinen sitzen, richtet sich Ihre Wirbelsäule auf, so dass Sie eine aufrechte Haltung einnehmen.

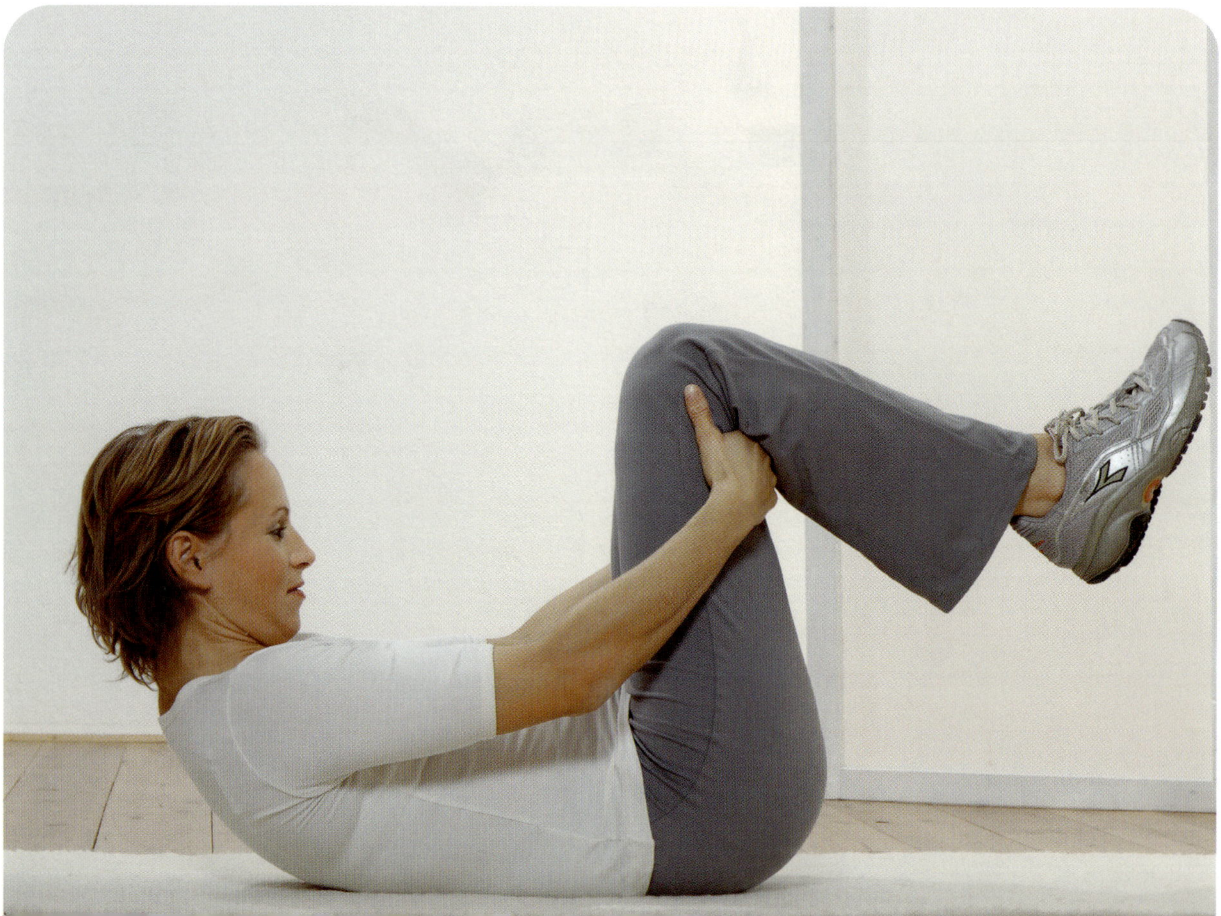

Der Kinderwagen

- Legen Sie sich auf den Rücken.

- Winkeln Sie beide Beine vor Ihrem Körper an, die Füße sind dabei in der Luft.

- Umfassen Sie Ihre Kniekehlen mit den Händen und drücken Sie Ihr Kreuzbein gegen den Boden (Bild links unten).

- Schaukeln Sie sanft über das Kreuzbein hinweg nach rechts und nach links. Führen Sie nur minimale Bewegungen aus.

Die Babywiege

- Legen Sie sich mit dem Rücken auf eine Decke und stellen Sie die Beine auf.

- Wiegen Sie Ihr Becken von rechts nach links über Ihr Kreuz hinweg, ohne es vom Boden zu lösen. Führen Sie die Bewegung ganz, ganz langsam aus.

- Danach kippen Sie Ihr Becken genauso behutsam und langsam vor und zurück (Bild unten).

- Als dritte Bewegung ziehen Sie die rechte Hüfte Richtung rechte Schulter und dann die linke Hüfte Richtung linke Schulter – immer am Boden entlang.

Das Ziffernblatt

- Legen Sie sich mit dem Rücken auf Ihre Decke.

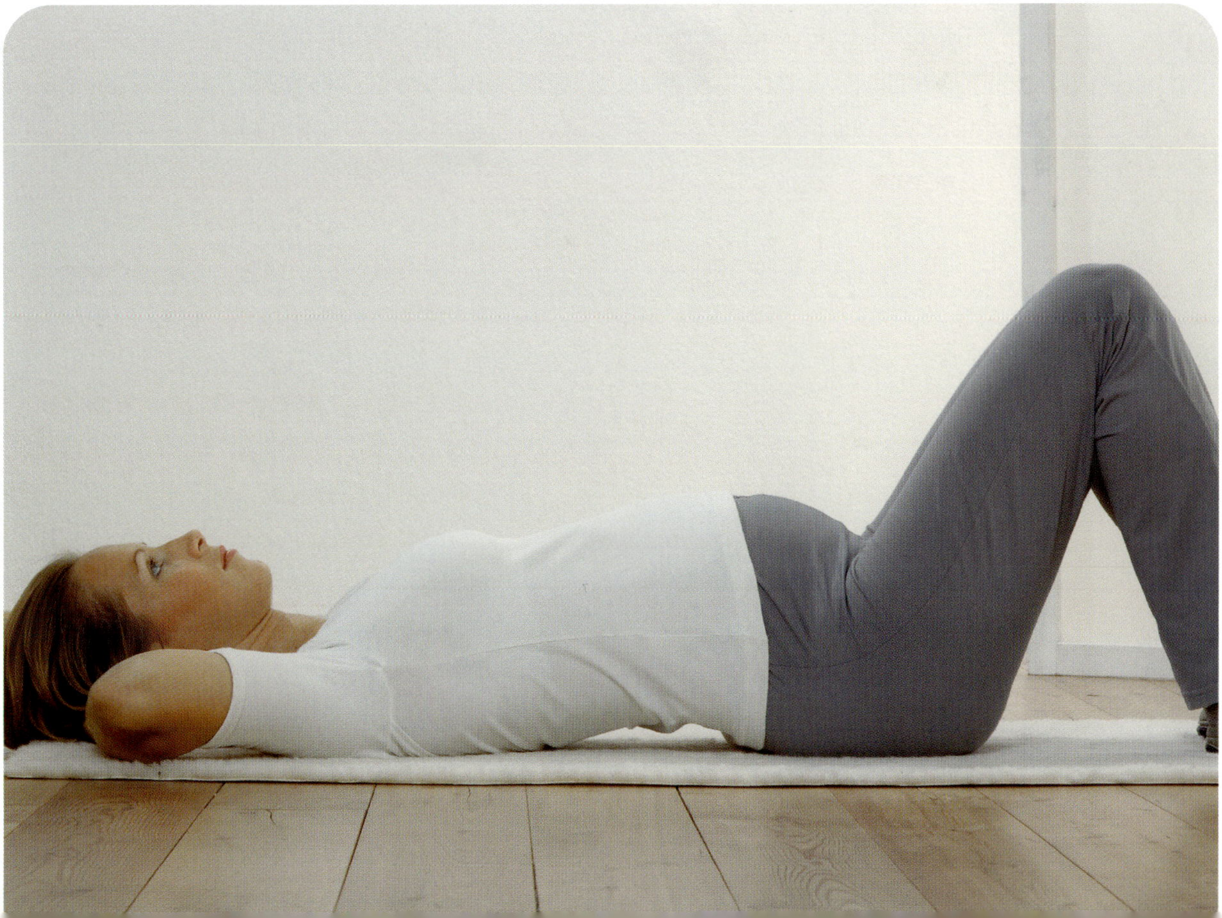

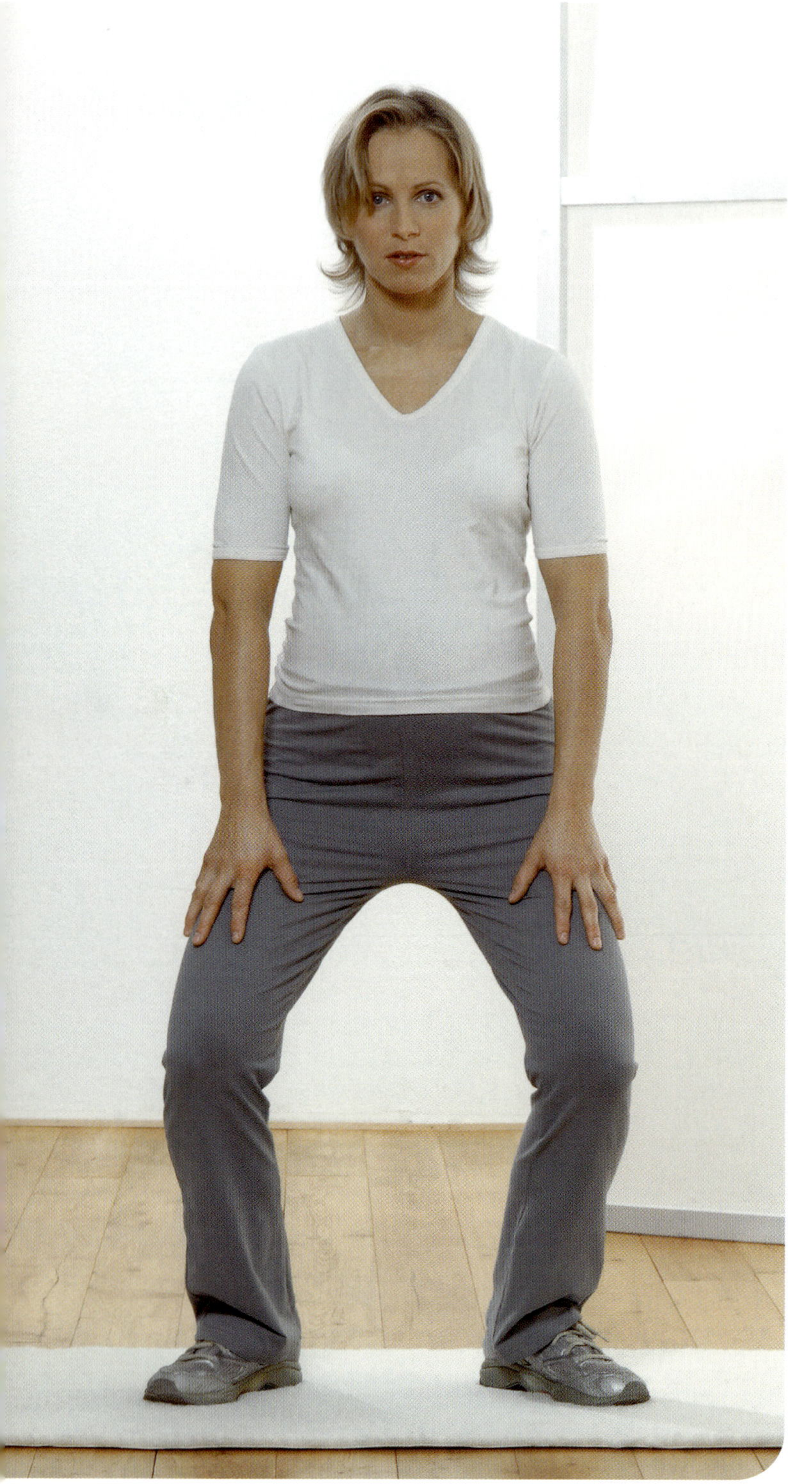

- Stellen Sie sich vor, auf Ihrem Kreuz wäre ein Ziffernblatt angebracht. Kippen Sie jetzt Ihr Becken zur 12, so dass Sie Ihr Kreuz fest in den Boden drücken.

- Wandern Sie weiter zur 3 und pressen Sie die linke Hüfte auf den Boden. Bei der 6 löst sich Ihr Kreuz leicht vom Boden und Ihr Steißbein drückt in den Untergrund. Auf der 9 pressen Sie Ihre rechte Hüfte auf den Boden.

- Führen Sie dies 1 Minute lang aus.

- Kreisen Sie anschließend langsam und fließend rund um das Zifferblatt: 1-mal im Uhrzeigersinn, 1-mal dagegen.

Die stehende Hocke

- Stellen Sie sich aufrecht mit schulterbreit geöffneten Beinen hin.

- Beugen Sie die Knie, die Füße zeigen nach außen (die Hüftgelenke sind nach außen gedreht).

- Stützen Sie sich mit den Händen auf Ihren Oberschenkeln ab, ohne die aufrechte Haltung zu verändern (Bild links), und spüren Sie in Ihr Becken hinein.

- Stellen Sie sich nun vor, wie sich Ihre Wirbelsäule nach oben verlängert, wie Ihr

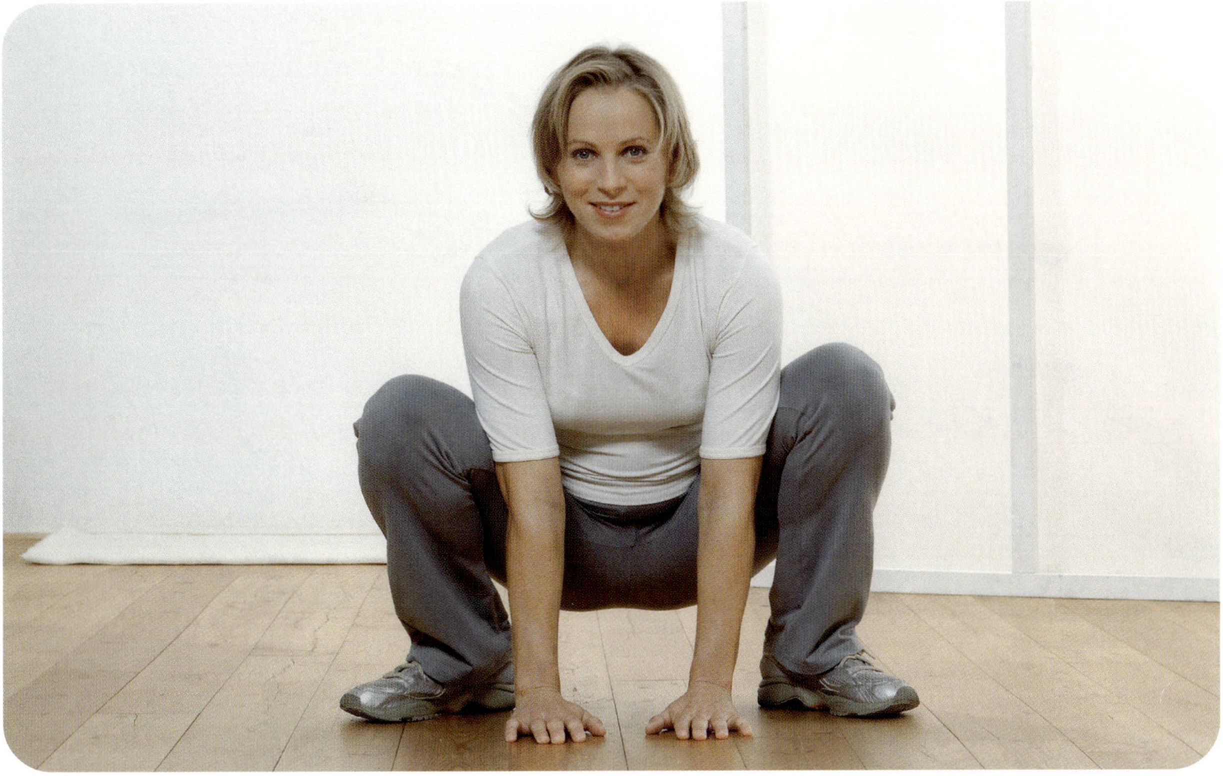

Becken weit und stabil ist und Ihr Kreuzbein nach unten hin immer länger wird.

- Beginnen Sie, Ihr Becken sanft zu schaukeln, nach rechts und nach links zu drehen, zu wiegen und danach vor und zurück zu kippen.

Hockposition einnehmen

Hockübungen sind ideal, den Beckenboden vorbereitend zu dehnen.

- Stellen Sie sich vor einen stabilen Stuhl und halten Sie sich an der Lehne fest, falls Ihnen die Hockposition schwer fällt.

- Rollen Sie ein dickes Handtuch unter die Fersen, falls Sie verkürzte Wadenmuskeln haben, die in der Hocke schmerzen.

- Drehen Sie die Füße weit nach außen und nehmen Sie die Froschhaltung ein: Beine auseinander, in die Hocke gehen und beide Hände vorne parallel auf den Boden legen (Bild oben).

Bitte beachten: Diese Übung führen Sie erst in den letzten 10 Wochen vor der Entbindung aus. Bei akuten Schmerzen im Bereich des Schambeins und bei Muttermundschwäche diese Übung meiden.

In das Becken atmen

- Stellen Sie sich aufrecht hin.

- Legen Sie die rechte Hand auf Ihr Schambein und schicken Sie Ihre tiefe Atmung, helles, weitendes Licht und herzliche Liebe dorthin (Bild unten).

- Spüren Sie die Weite und die Stabilität Ihres Beckens. Sie lockern und entkrampfen während der ruhigen Atmung Ihre Bänder, Muskeln und Gelenke.

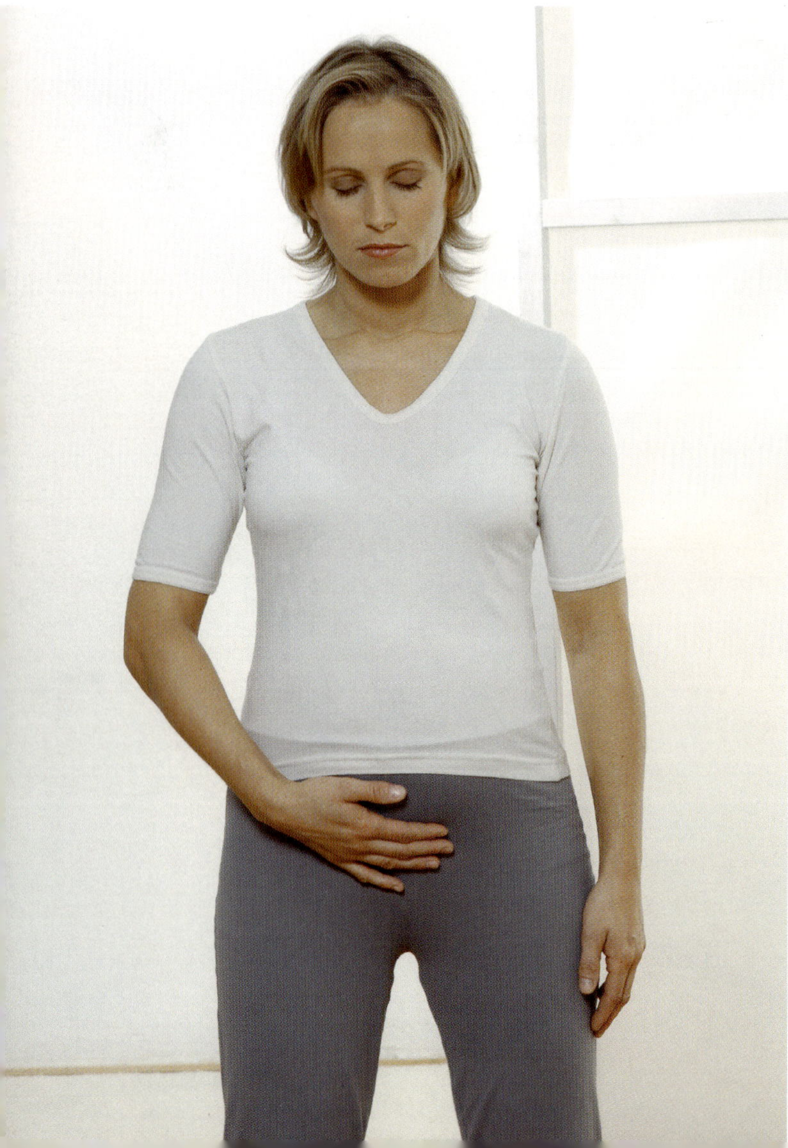

- Dann wandern Sie mit der Hand weiter zum Kreuz, zu den Darmbeinen, den Sitzbeinen und dem Steißbein. Jedes Mal schicken Sie Ihren Atem zu Ihrer Hand und dem jeweiligen Beckenteil.

Die Übungen für den Beckenboden

Die hier vorgestellten Übungen schulen die Körperwahrnehmung für die Beckenbodenmuskeln, die vielen Frauen bis dahin völlig unbekannt waren, und halten sie elastisch. All diese Übungen sollten Sie ganz bewusst ausführen.

Den Beckenboden kennen lernen

- Lernen Sie Ihren Beckenboden kennen – am besten nackt.

- Da man den Beckenboden nicht sehen kann, sollten Sie mutig Ihre Hände zur Hilfe nehmen.

- Tasten Sie die Haut um After und Scheide herum bis zu den Schenkeln ab.

- Anschließend tasten Sie dann vom Schambein bis zum Steißbein hin. Alle Muskeln, die sie fühlen , bilden den Beckenboden.

- Die Schließmuskeln um Scheide und After können Sie genauso berühren. Sie sind miteinander verbunden. Die beiden Ringmuskeln sind wie eine liegende Acht aufgebaut.

- Wenn Sie möchten, schieben Sie einen sauberen Finger in die Scheide und versuchen Sie, ihn durch Anspannung der Scheidenmuskulatur festzuklemmen. So werden Sie feststellen, wo genau der Schließmuskel sitzt.

Kneifübungen zur bewussten An- und Entspannung

- Spannen Sie die Scheidenmuskulatur an.

- Wenn Ihnen dies nicht gelingt, so üben Sie auf der Toilette, den Harnstrahl zu unterbrechen (nicht zu oft ausführen, weil sonst die Blase nicht vollständig entleert wird). Genauso wird die Scheidenmuskulatur aktiviert.

- Stellen Sie sich vor, Ihre Scheide wäre ein bezaubernder Mund, der viele Küsse verschickt. Jede kleine Anspannung ist ein kleiner Kuss. Sie können sich aber auch vorstellen, mit der Scheide zu zwinkern.

- Vergessen Sie dabei nicht, Ihren Atem ganz normal fließen zu lassen.

- Üben Sie »Küssen« oder »Zwinkern« immer wieder, so oft es Ihnen einfällt.

Beckenboden und Atmung

- Setzen Sie sich auf eine Decke vor einer Wand und lehnen Sie sich dagegen.

- Stellen Sie die Beine auf und legen Sie eine Hand auf den Beckenboden zwischen den Beinen (Bild unten).

- Atmen Sie nun zum Beckenboden hin und spüren Sie, wie die Atmung den Beckenboden dehnt, lockert und entspannt. Spüren Sie dem Atemfluss hinterher.

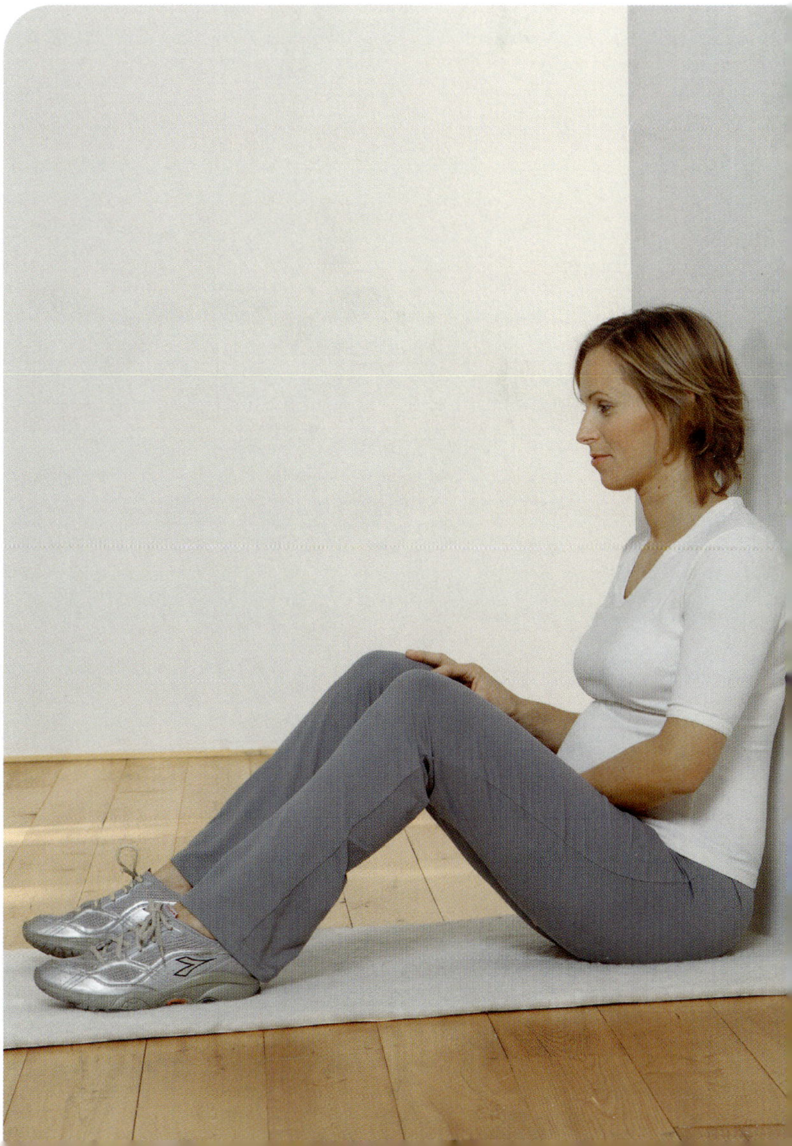

Variationen für »Beckenboden und Atmung«

- Führen Sie die Übung im Stehen mit schulterbreit geöffneten Beinen und gebeugten Knien aus. Dabei können Sie sich ebenfalls an eine Wand lehnen.

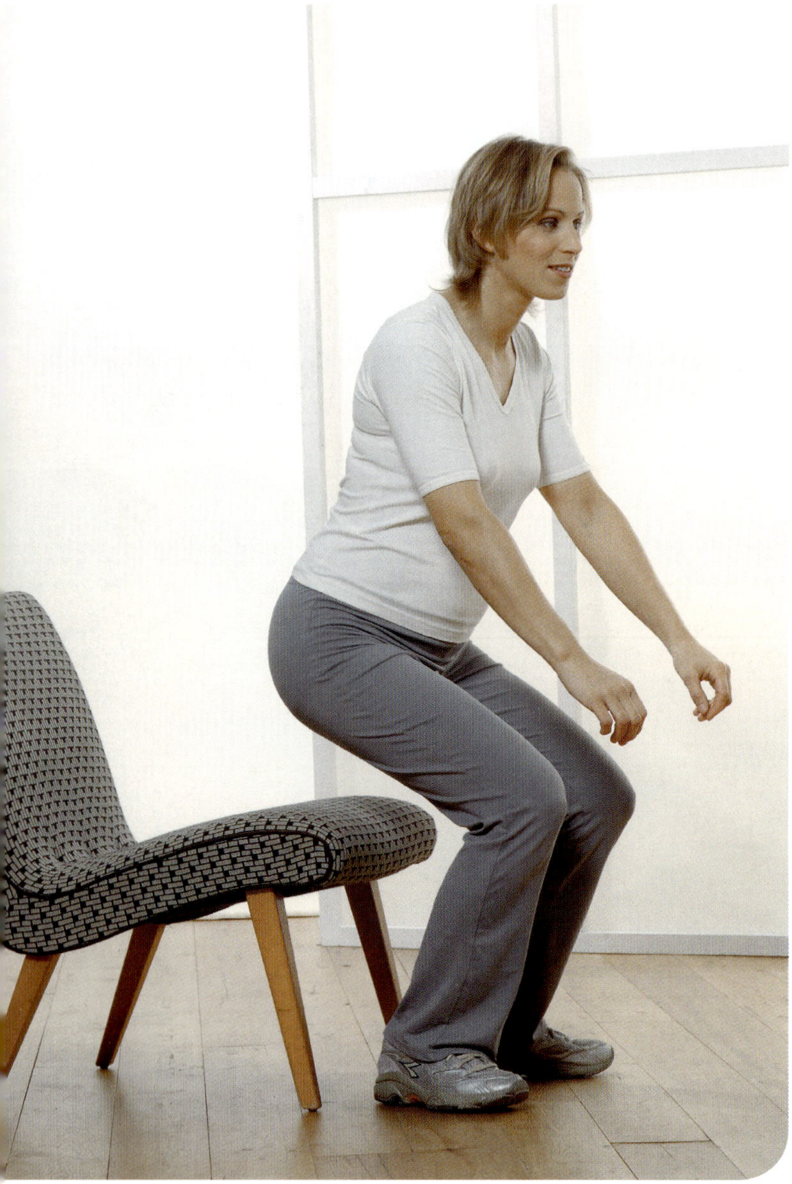

- Gehen Sie in die Hocke und schicken Sie Ihren Atem zum Beckenboden.

Leichtes Wippen

- Stellen Sie sich aufrecht hin und wippen Sie ganz leicht auf und ab, indem Sie die Knie beugen und strecken.

- Stellen Sie sich vor, wie Ihr Beckenboden wie ein Trampolin elastisch auf- und abschwingt.

Hinsetzen und Aufstehen

- Stellen Sie sich vor einen Stuhl.

- Setzen Sie sich langsam hin. Beim Absetzen dehnt sich Ihr Beckenboden. Stellen Sie sich dabei vor, wie ein Fallschirm mit Ihrem Gesäß zum Stuhl zu schweben (Bild links).

- Stehen Sie anschließend langsam wieder auf. Dabei spannen sich automatisch die Beckenbodenmuskeln an. Unterstützen Sie dies mit dem bewussten Anspannen der Scheidenschließmuskulatur.

- Wiederholen Sie die Übung 10-mal im fließenden Wechsel.

Beckenbodenpositionen

- Stellen Sie sich aufrecht hin und gehen Sie dann langsam in die Hocke.

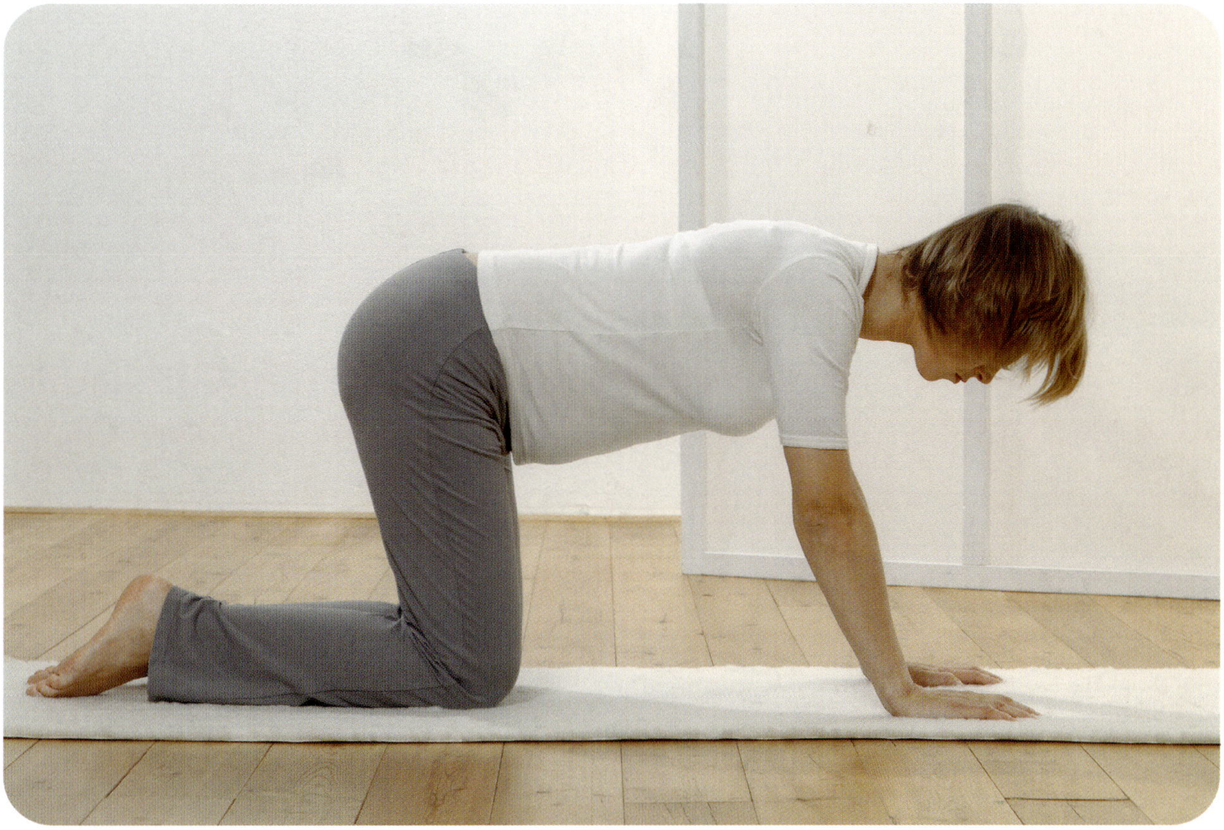

- Versuchen Sie, ganz bewusst die Scheidenmuskulatur anzuspannen. Dabei müssen Sie gegen den Widerstand der Beckenbodendehnung angehen, Sie haben aber so ein erheblich besseres Gefühl für die Stärke Ihrer Beckenbodenmuskulatur. Je stärker sie ist, desto leichter wird Ihnen diese Übung fallen.

- Einfacher, aber genauso effektiv können Sie im Vierfüßlerstand auf Händen und Knien üben. Gehen Sie in diese Position und führen Sie die Übung wie in der Hocke aus (Bild oben).

- In Rückenlage ist die Übung ebenfalls leicht auszuführen. Stellen Sie die Beine an. Kippen Sie Ihr Becken so, dass Ihr Kreuz fest den Boden berührt und spannen Sie nun den Beckenboden an.

- Kippen Sie anschließend das Becken nach vorne und lösen Sie die Spannung wieder.

Bitte beachten: Die drei beschriebenen Beckenbodenpositionen sollten Sie erst in den letzten 10 Wochen vor der Entbindung ausführen.

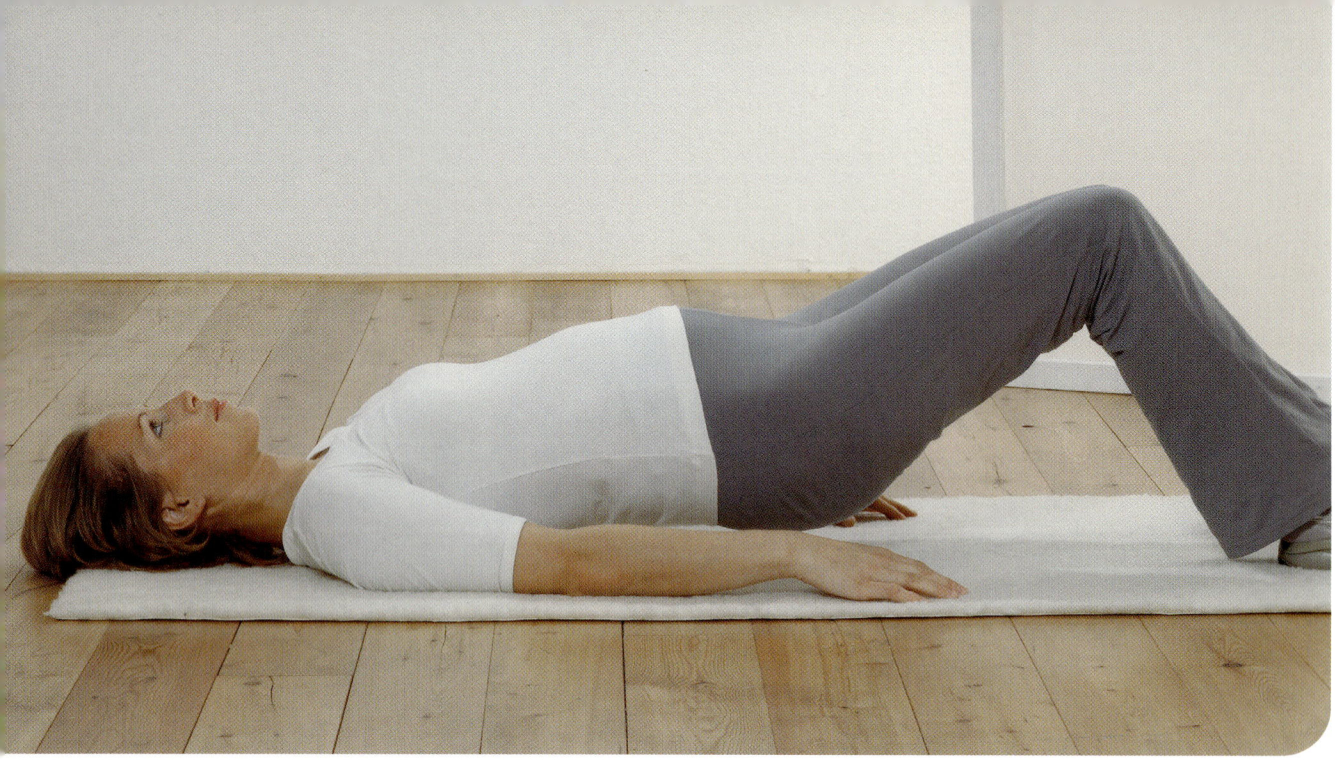

Auf und Ab

- Legen Sie sich mit dem Rücken auf eine Decke und stellen Sie die Beine auf. Heben Sie behutsam Becken und Gesäß an. Atmen Sie dabei ein und spüren Sie, wie sich der Beckenboden anspannt.

- Legen Sie das Gesäß wieder ab und senken Sie auch Ihr Becken nach unten, bis Sie wieder auf dem Kreuzbein liegen. Atmen Sie dabei aus und spüren Sie, wie Sie nach unten schweben und wie weich und gedehnt der Beckenboden ist.

Fahrstuhl fahren

- Legen Sie sich mit dem Rücken auf eine Decke und stellen Sie die Beine auf.

- Stellen Sie sich vor, wie Sie die Scheidenmuskulatur in Etappen anspannen und genauso wieder lösen.

- Stellen Sie sich dann vor, wie Sie die Scheide so weit wie möglich, ohne den Bauch anzuspannen, nach innen ziehen.

Die Kombination

Verbinden Sie die Kneifübungen (siehe Seite 63) mit einem Ton. Sagen Sie mehrmals »Tsch-tsch-tsch«. Bei jedem »Tsch« kneifen Sie die Scheidenmuskulatur zusammen. Da das Kneifen einer Muskelanspannung entspricht und das gesprochene Wort einer Ausatmung, bleiben Sie im Atemfluss. Sie rhythmisieren die An- und Entspannung nach dem »Beckenbodentrampolineffekt« und kombinieren die bei der Ausatmung entstehende Aufwärtsbewegung des Zwerchfells mit der Aufwärtsbewegung (Anspannung) des Beckenbodens. Im Gegensatz dazu entspannt ein langes geseufztes »Ohhhhhhh« den Beckenboden und dehnt die Muskulatur.

Gymnastik mit dem großen Sitzball

Der große Sitzball ist wahrscheinlich das lustigste und oftmals auch am meisten entspannende Gymnastikgerät und Sitzmöbel in einem. Er erfüllt mehrere Funktionen und ist vor allem in der Schwangerschaft und während der Geburt von großer Bedeutung. Seine Anschaffung lohnt sich aber auf jeden Fall, da er Ihnen auch nach der Geburt und noch lange Jahre hilfreich zur Seite stehen wird.

Umgang mit dem Sitzball

- Besorgen Sie sich einen sehr großen Ball mit mindestens 65 Zentimeter Durchmesser. Am besten geeignet sind die großen Physiobälle mit 75 Zentimeter Durchmesser und mehr.
- Sitzbälle in verschiedenen Größen erhalten Sie in Sanitätsfachhäusern und in gut sortierten Sportgeschäften.
- Sie können den Ball mit einem Kompressor an der Tankstelle oder aber mit einer Fahrradpumpe mit entsprechendem Ventil aufpumpen.
- Pumpen Sie den Ball nur so weit auf, dass er nicht ganz prall ist und Sie beim Daraufsitzen fest mit beiden Füßen Bodenkontakt haben.
- Ein großer Ball macht ein bequemes Sitzen möglich, ohne dass Sie sich dabei unsicher fühlen. Dennoch ist er noch elastisch genug, dass Sie auf ihm schwingen können.
- Zu prall aufgepumpte Bälle sind während der Schwangerschaft zu hart und unbequem. Außerdem würden Sie zu sehr auf ihnen herumrutschen und Angst haben herunterzufallen. Der Ball sollte also nachgiebig sein.
- Achten Sie darauf, dass Sie feste Gymnastik- oder Turnschuhe anhaben, wenn Sie mit dem Sitzball üben. Man hat zwar auch barfuß einen recht guten Halt, aber Ihren Füßen und Ihrem Wärmeausgleich zuliebe sollten Sie Socken und Schuhe tragen – es sei denn, es ist Sommer und sehr heiß.
- Den Sitzball sollten Sie nur mit etwas warmem Wasser und einem milden Spülmittel reinigen.

Tipp: Ob Sie fröhlich hüpfen oder nur ganz leicht auf dem Sitzball schwingen, bleibt ganz Ihnen überlassen. Manche Schwangere vertragen das heftige Hüpfen nicht – ihr Magen reagiert empfindlich.

Wenn Sie Ihren Gymnastikball auch als Sitzgelegenheit für den Schreibtisch einsetzen, sollten Sie immer wieder – spätestens nach einer Stunde – auf einen normalen Bürostuhl wechseln. Sonst ist diese Form des Sitzens zu anstrengend für die Muskulatur.

Vorteile des Sitzballs für Schwangerschaft und Geburt

- *Entspannung des gesamten Körpers*
- *Linderung von Rückenschmerzen und anderen muskulären Verspannungen*
- *Förderung der Beckenbodenelastizität*
- *sanftes Kreislauftraining*
- *Schmerzverarbeitung während der Eröffnungsphase der Geburt durch Ausschüttung von Endorphinen (Glückshormonen) und aktive Entspannung im Alpha- und Theta-Bereich (mentale Schmerzverarbeitung,* *siehe Seite 110 ff.**)*
- *Atemvertiefung in Verbindung mit Bewegung*
- *ganzheitlicher Lustfaktor für das körperliche, geistige und seelische Wohlgefühl*
- *Förderung der Ausgeglichenheit durch Stressabbau und Verarbeitungsmöglichkeit negativer Emotionen*
- *Beruhigung, Konzentration, Meditation und Entspannung im Alpha-Theta-Bereich*
- *Kontaktaufnahme mit dem Baby durch Schwingungen, die durch das Bewegen auf dem Ball entstehen*
- *Steigerung des Körperempfindens und Aktivierung der Körperwahrnehmung*
- *Sinnliches, ganzheitliches Wahrnehmen der Umwelt und des eigenen Ichs zur Stärkung des Selbstvertrauens*
- *Verbesserung der Fitness und des allgemeinen Wohlempfindens durch Freude, Spaß und gute Laune, so dass Beschwerden nicht mehr so gravierend und als nicht mehr so belastend wahrgenommen werden*

Der große Sitzball eignet sich auch gut für eine spielerische Babygymnastik, die Sie dann später mit Ihrem Kind darauf ausführen können.

Die Übungen mit dem Sitzball

Schwingen und schaukeln

- Setzen Sie sich auf Ihren Ball und schwingen und hüpfen Sie nach Herzenslust darauf herum.

- Atmen Sie dabei immer wieder kräftig aus und stellen Sie sich vor, wie Ballast von Ihnen abfällt, so dass Sie sich von allen Sorgen und allem Ärger befreien.

- Atmen Sie tief ein und tanken Sie frische Energie, Licht und Liebe.

- Zum Stressabbau können Sie eine flotte Musik auflegen und abwechselnd mit den Armen vor sich in die Luft boxen.

- Reduzieren Sie anschließend das Hüpftempo und die Hüpfintensität, bis Sie ins Schaukeln kommen und nur noch ganz sanft schwingen.

Schwingen, schaukeln und atmen

- Setzen Sie sich auf Ihren Ball. Schwingen Sie wieder und atmen Sie dabei tief in den Bauch hinein. Zunächst einmal ist es nicht so ganz einfach, die tiefe Atmung mit der Bewegung zu koordinieren. Sie werden mehrere Hüpfer ausführen, bis Sie eingeatmet haben.

- Atmen Sie dann aktiv und mit einem lauten Ton durch den geöffneten Mund aus. Lassen Sie sämtlichen Ballast los.

- Probieren Sie das Gleiche im sanften Schaukeln und wiegen Sie sich atmend auf und ab.

- Führen Sie die Übung aus, solange es Ihnen angenehm ist.

Sanfte Beckenbewegungen in Sitzposition

- Setzen Sie sich auf den Ball und kreisen Sie sanft mit Ihrem Becken.

- Kippen Sie das Becken danach behutsam nach rechts und links, vor und zurück.

- Dabei können Sie sich mit den Händen in der Taille abstützen (Bild links).

- Führen Sie die Beckenbewegungen 1 bis 2 Minuten lang aus.

- Kombinieren Sie die Übung dann mit Ihrer Atmung: Atmen Sie einige Beckenbewegungen lang tief in den Bauch hinein und genauso lange und genüsslich mit geöffnetem Mund wieder aus.

Mentales Training mit dem Ball

- Setzen Sie sich auf Ihren Ball.

- Schaukeln Sie langsam und nur ganz wenig auf und ab und folgen Sie dabei Ihrem Atemrhythmus und der Monotonie der Schwingung.

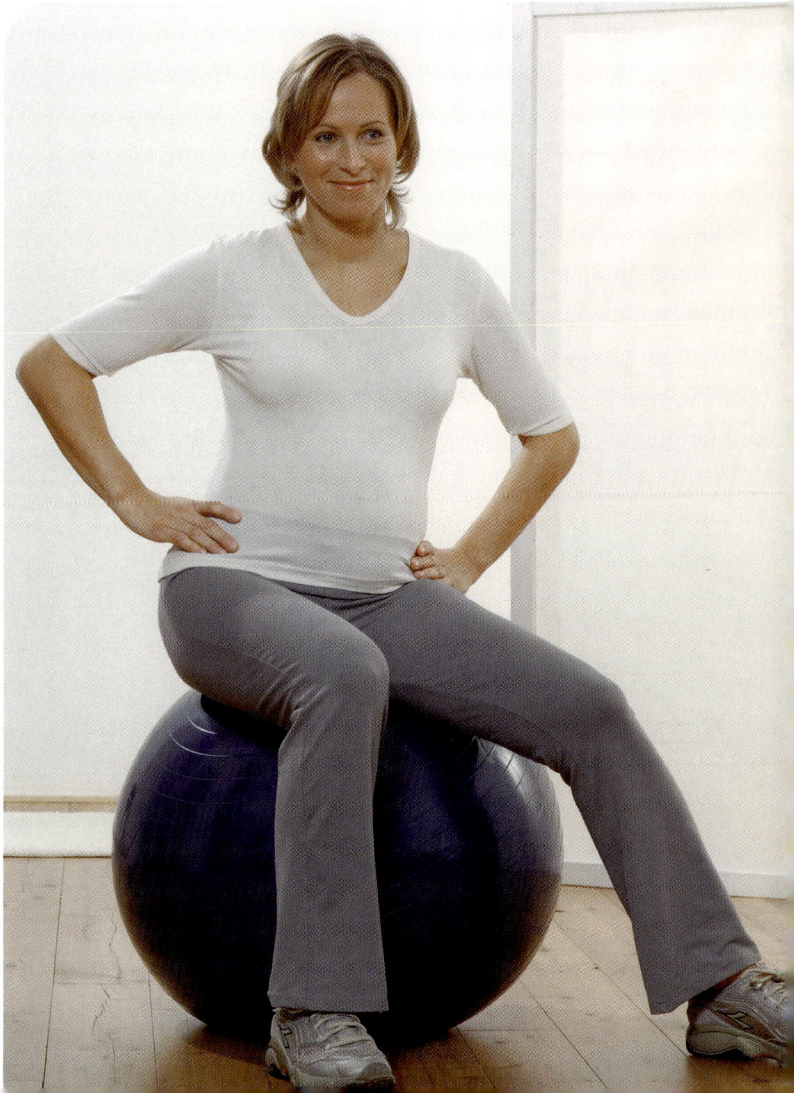

- Wenn möglich, schließen Sie Ihre Augen. Ihre Konzentration wird nach innen gerichtet, bis Sie nur noch sich selbst und Ihre Atmung wahrnehmen. Bei jedem Schaukelschwung entspannen Sie sich mehr und mehr.

- Tauchen Sie sich jetzt gedanklich in heilendes Licht und Liebe. Hüllen Sie sich ein mit goldenen Strahlen, mit Zuversicht und Selbstvertrauen. Alles ist gut. Alles ist in Ordnung, so wie es ist. Träumen Sie von Ihrem Baby, von Ihrer Traumgeburt und von dem, was Sie sich wünschen.

Den Rücken entspannen

- Legen Sie sich mit dem Rücken auf eine Decke.

- Platzieren Sie nun Ihre Beine auf dem Ball (Bild unten).

- Spüren Sie, wie Ihr Rücken immer breiter und weiter wird und wie Ihr Kreuzbein tief in den Untergrund sinkt.

- Schließen Sie die Augen und genießen Sie die Entspannung und Entlastung der Beine.

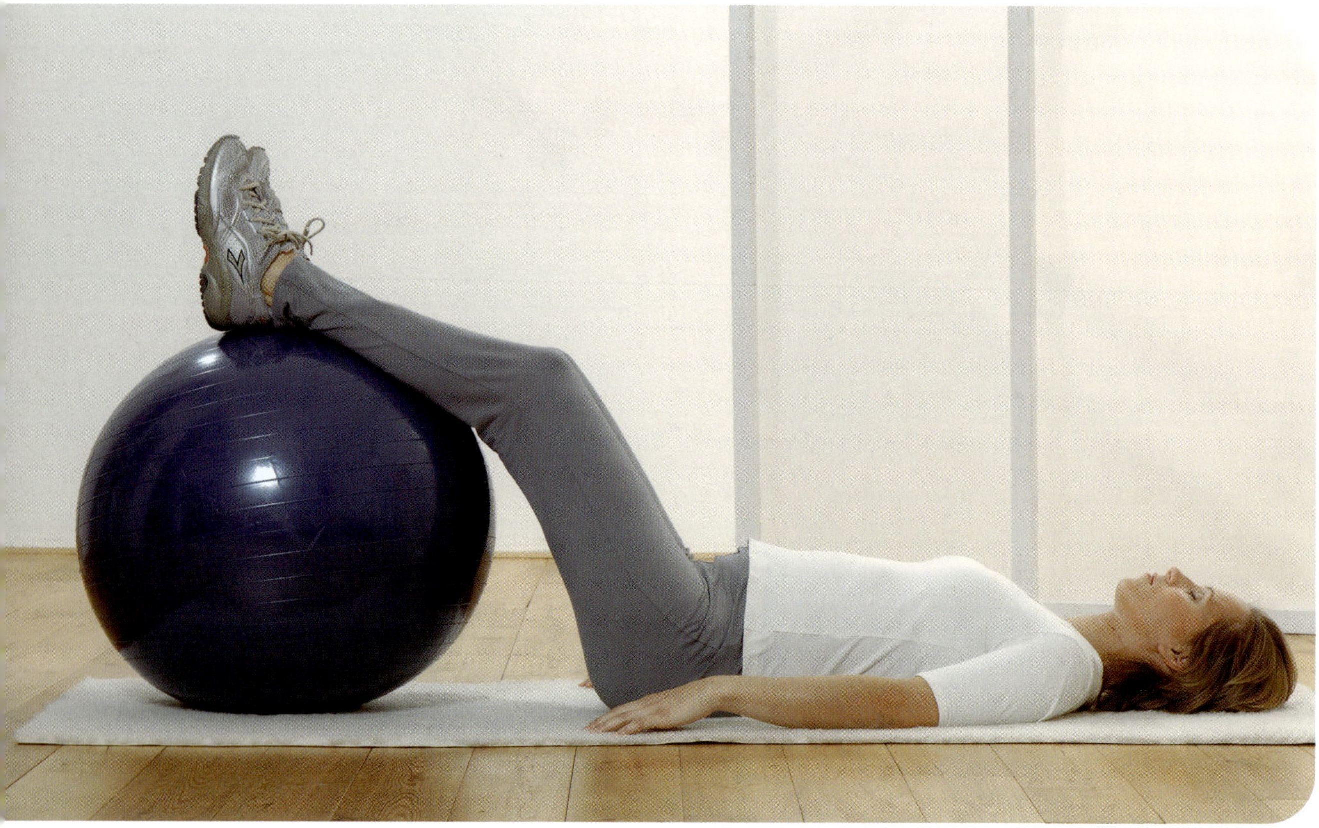

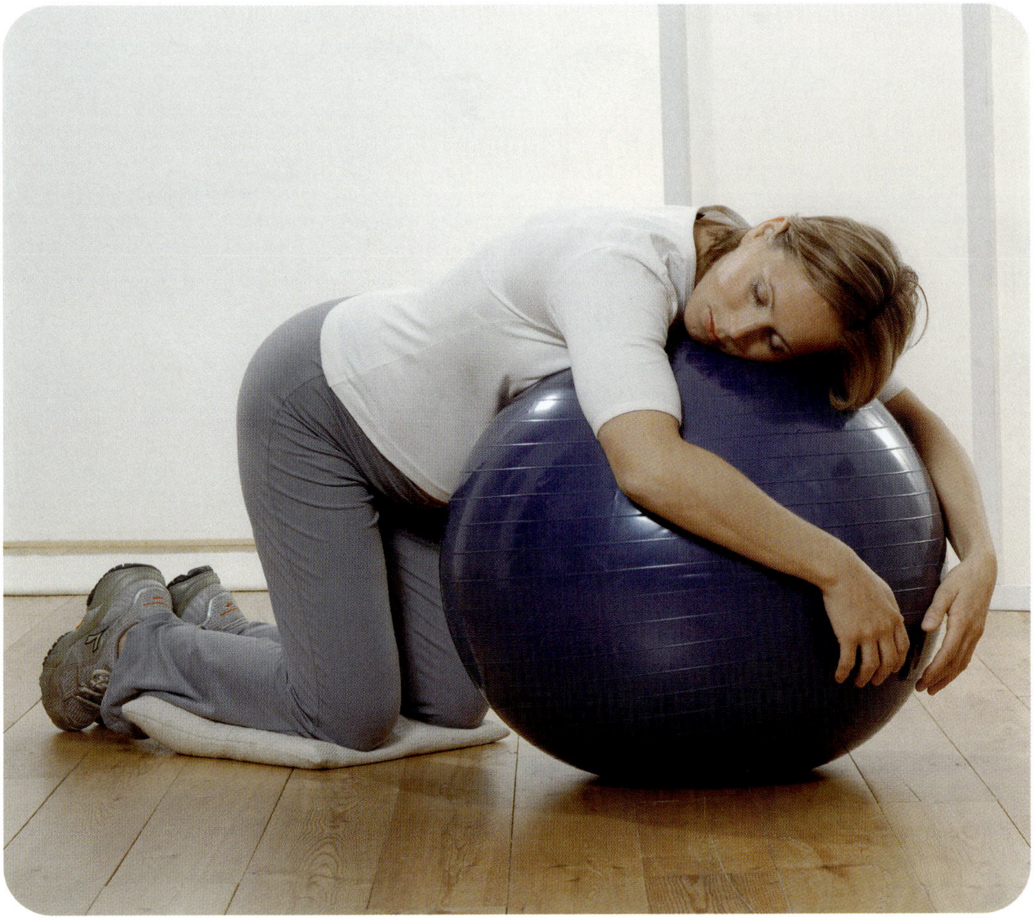

Sich einfach über den großen Gymnastikball zu hängen und darauf zu schaukeln, entspannt nicht nur die Muskeln, sondern auch Ihr Nervenkostüm.

- Bleiben Sie einige Minuten lang in dieser Position liegen.

- Nach Bedarf können Sie Füße und Zehen kräftig bewegen, um den Kreislauf in Schwung zu bringen. Zudem entstauen Sie so Ihre Venen und beugen damit Krampfadern und Wassereinlagerungen vor.

Sich anlehnen

- Knien Sie sich auf eine dicke, weiche Decke vor den Ball (gegebenenfalls legen Sie sich noch zusätzlich ein Kissen oder ein zusammengefaltetes Handtuch unter die Knie).

- Zur Entspannung lehnen Sie sich einfach mit den Armen über den Ball. Ihre Arme hängen dabei ganz locker über dem Ball (Bild oben).

- Jetzt schaukeln Sie leicht mit Ihrem Oberkörper. Wenn Sie möchten, können Sie auch mit ihm kreisen.

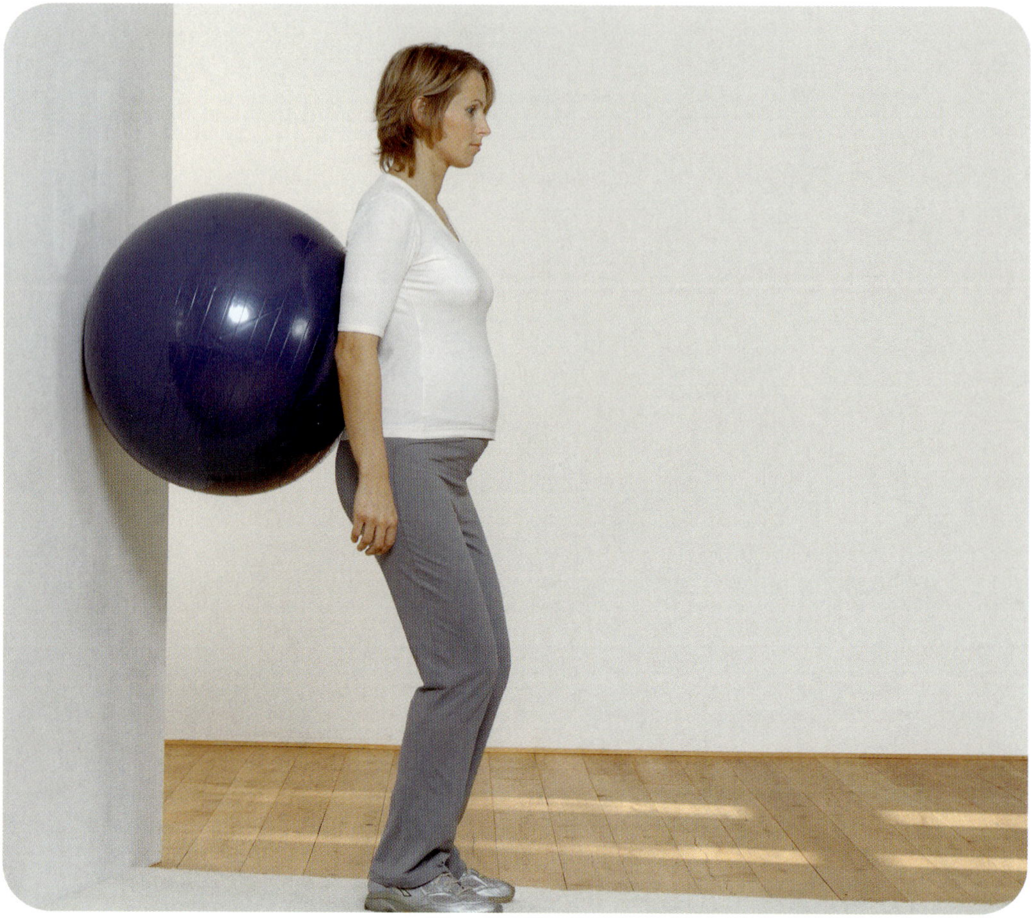

Der große Gymnastikball ist ein Sport- und Spielgerät, das Sie während Ihrer gesamten Schwangerschaft einsetzen können.

Körpererfahrung mit dem Ball

- Lehnen Sie sich mit dem Rücken gegen den Ball an eine Wand.

- Rollen Sie mit dem Ball auf und ab (Bild oben).

- Spüren Sie dabei, wie der Ball über Ihren Rücken gleitet und welche Gefühle und Empfindungen dies in Ihnen auslöst. An welchen Stellen hat Ihr Rücken Kontakt mit dem Ball?

- Drücken Sie Ihren Rücken in den Ball und lassen Sie ihn mit verschiedenen, kleinsten Bewegungen darüber gleiten.

Ball-Baby-Meditation

- Setzen Sie sich auf den Ball. Schwingen Sie ganz sanft auf und ab und legen Sie beide Hände auf Ihren Bauch.

- Schicken Sie Ihre Gedanken zu Ihrem Baby, spüren Sie die gemeinsame Schwingung und hüllen Sie sich in Licht und Liebe.

Gymnastik **zu zweit** – das Üben mit **Partner**

Die Partnerübungen stellen einen wichtigen Teil der Schwangerschaft dar. Gemeinsam erleben Mann und Frau die Wohltat von Bewegung und Berührung, von tiefem Bewegtsein und Berührtsein. Die folgenden Übungen tragen dazu bei, Loslassen, Vertrauen, Entspannen und das Sich-Öffnen zu lernen und zu erfahren.

Übungsvorbereitungen

- Üben Sie bitte nur, wenn Sie es beide wollen und bereit dazu sind.
- Es ist wichtig, dass Sie sich beide aufeinander einstimmen, eine gemeinsame Wellenlänge herstellen und zusammen »schwingen« können.

Die Partnerübungen

Partnerhocke

- Stellen Sie sich einander gegenüber hin.
- Gehen Sie beide in die Hockstellung und halten Sie sich dabei locker an den Händen (Bild unten).

Verzichten Sie lieber auf die Gymnastik oder lassen Sie vorher kurz etwas Dampf ab, bevor Sie Ihren Frust auf den Partner übertragen.

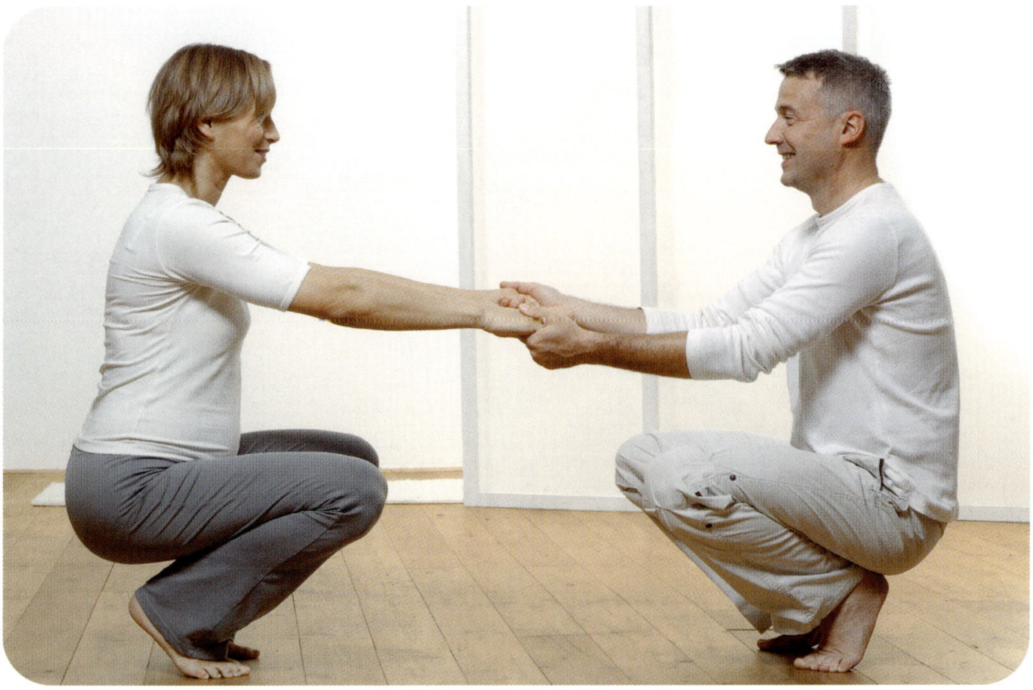

Variation der Partnerhocke

- Ihr Partner bleibt stehen, während Sie ihm Ihre Hände reichen und in die Hockposition gehen.

- Sie können sich richtiggehend an Ihren Partner hängen.

Im Wind drehen

- Setzen Sie sich Rücken an Rücken auf den Boden.

- Nun schwingen Sie gemeinsam sanft nach rechts und nach links. Wiegen Sie Ihre Oberkörper dabei so, dass Sie den Kör-

Sich gemeinsam »im Wind drehen« fördert den Kontakt zwischen Ihnen und Ihrem Partner, den Zusammhalt und das gegenseitige Vertrauen.

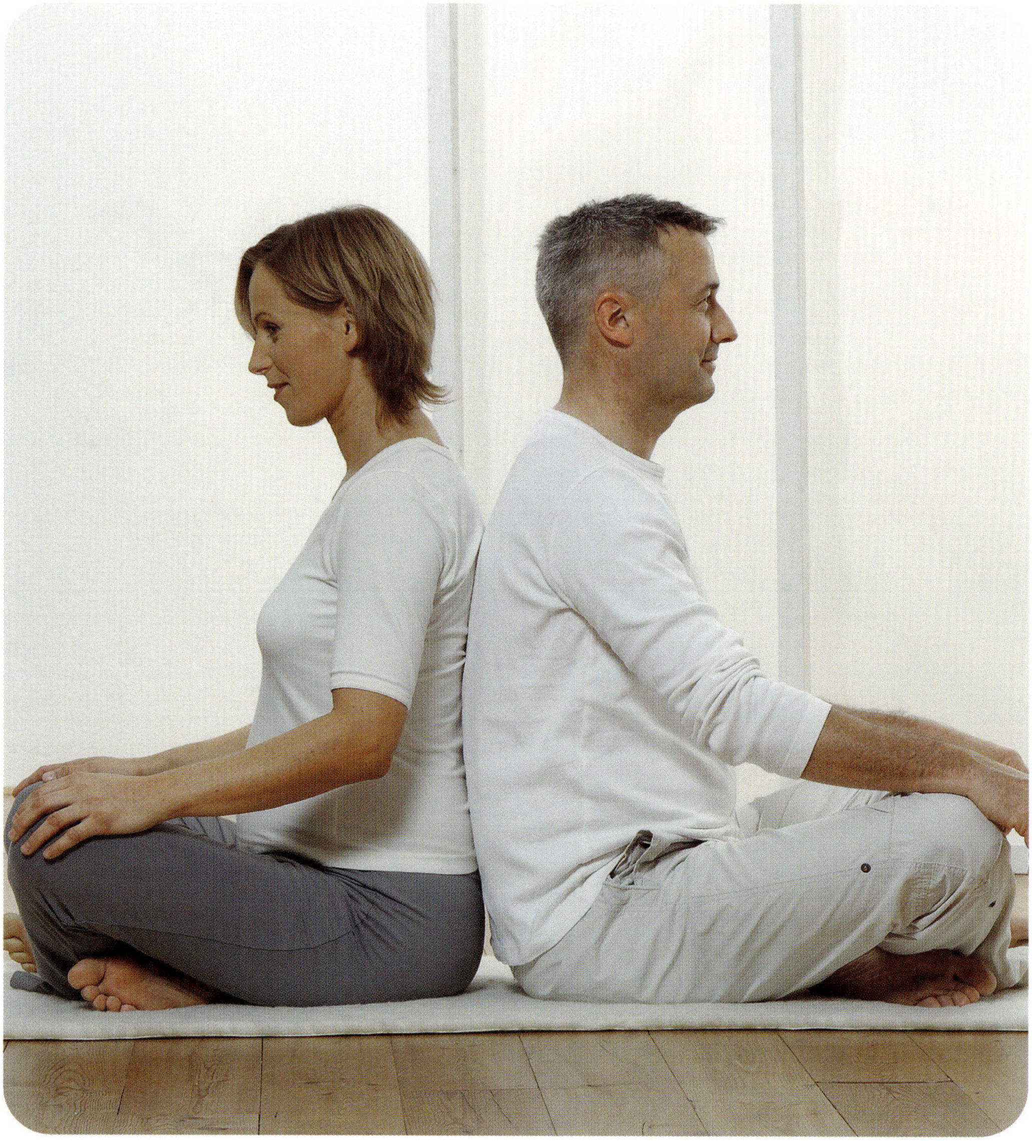

perkontakt zum Partner nicht aufgeben (Bild links unten).

Gemeinsames Babyschaukeln

- Ihr Partner setzt sich auf den Boden und lehnt sich dabei gegen eine Wand. Sie setzen sich zwischen seine Beine.
- Lehnen Sie sich an Ihren Partner, er legt seine Hände auf Ihren Bauch.
- Schwingen Sie nun gemeinsam ganz behutsam nach rechts und nach links und wiegen Sie dabei zusammen Ihr Baby (Bild unten).

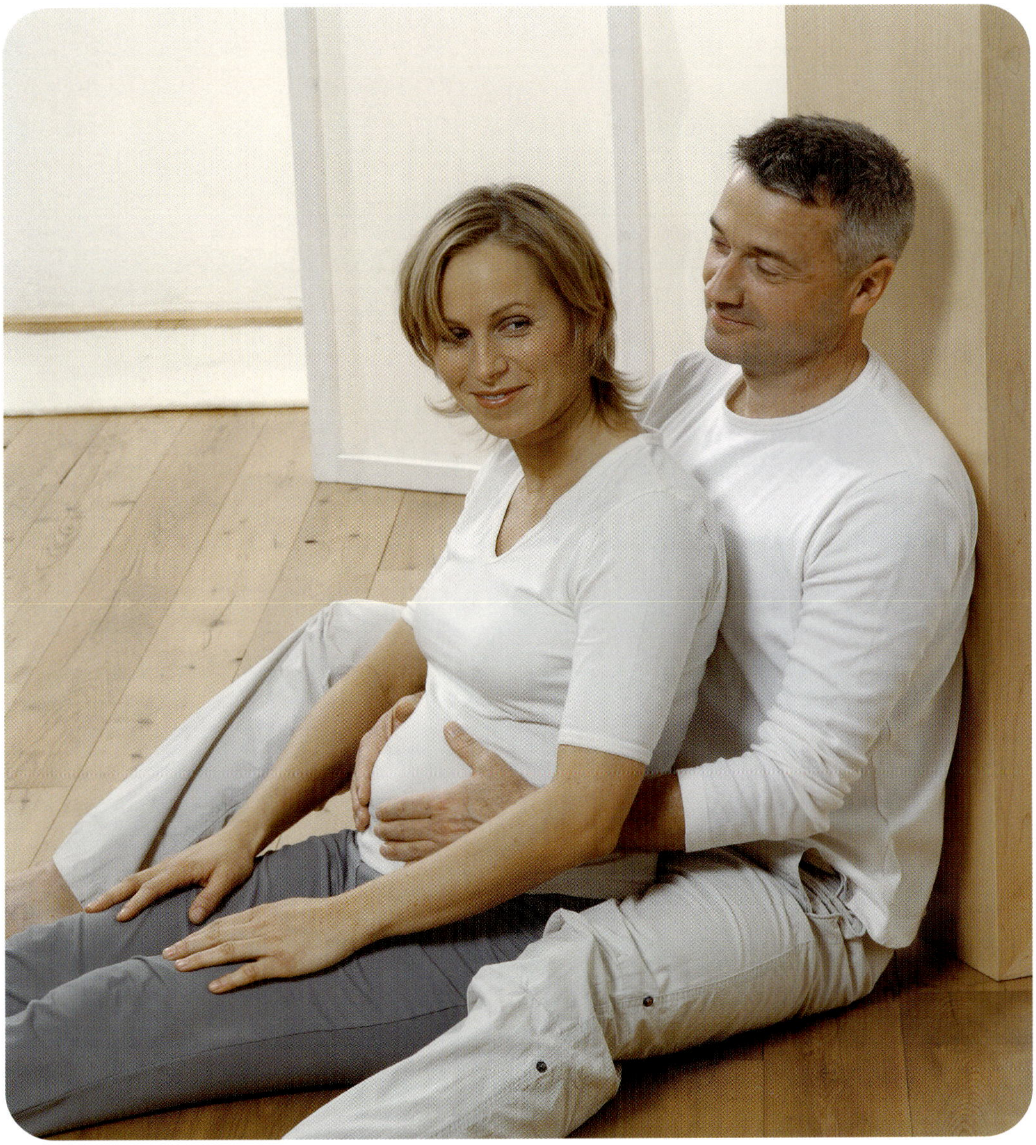

Wenn Sie »gemeinsam Ihr Baby schaukeln«, üben Sie quasi schon das, was Sie in ein paar Monaten erwarten wird.

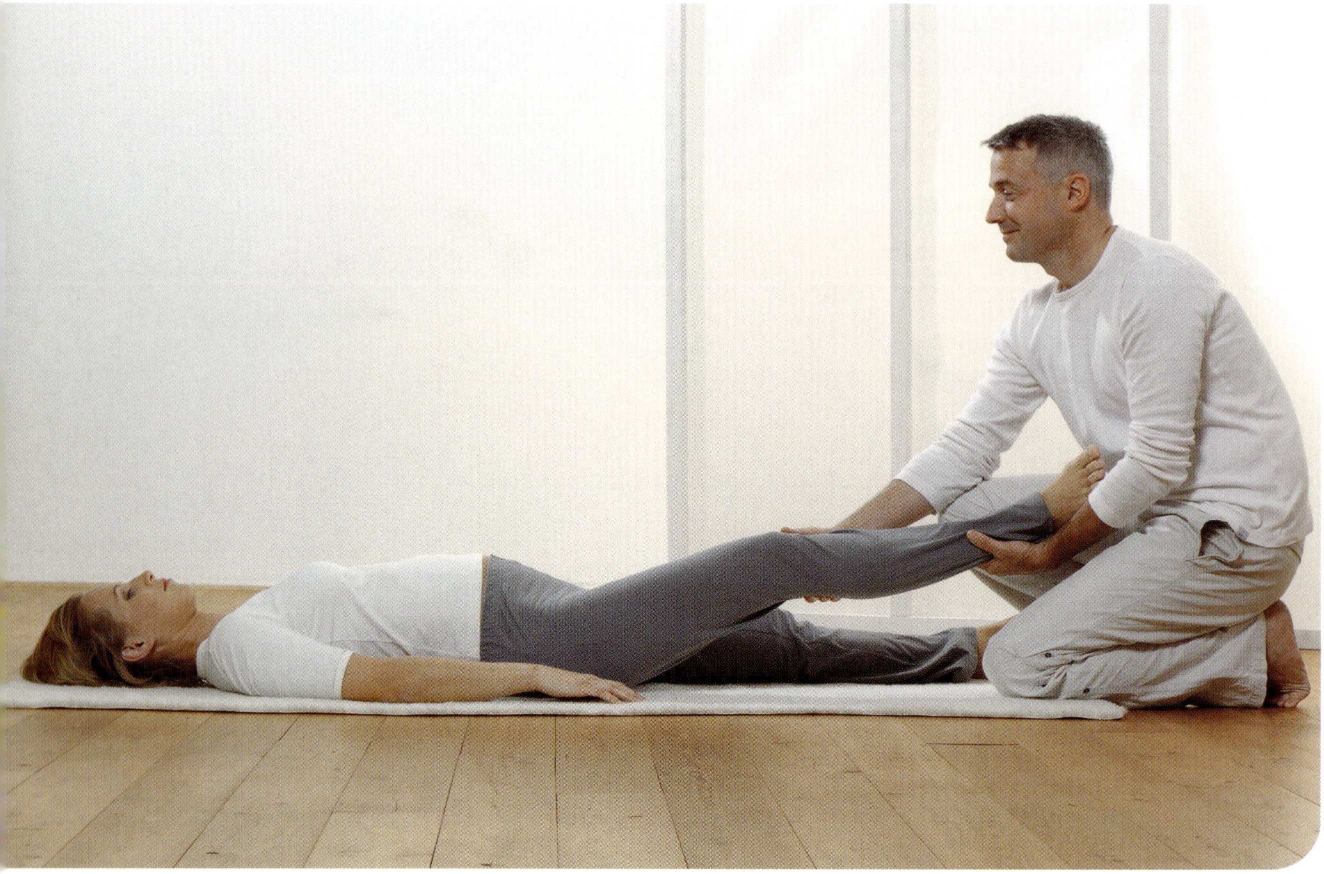

Bein halten und drehen

- Legen Sie sich mit gestreckten Beinen auf den Rücken.

- Ihr Partner setzt sich an Ihr Fußende, hebt Ihr gestrecktes rechtes Bein auf und legt es ein paar Zentimeter weiter rechts wieder ab. Sie bleiben dabei locker und »helfen« nicht mit, sondern Sie lassen alles entspannt geschehen.

- Anschließend hebt Ihr Partner Ihr linkes Bein an und legt es ein paar Zentimeter weiter links ab. Sie lassen ebenfalls wieder ganz locker.

- Danach nimmt Ihr Partner Ihr rechtes Bein und umfasst mit einer Hand die Fußsohle und mit der anderen die Kniekehle.

- Nun dreht er Ihr Bein ganz vorsichtig im Hüftgelenk nach rechts und links (Bild oben).

- Er wiederholt dies mehrere Male.

- Anschließend legt er das Bein ab und verfährt dann mit Ihrem linken Bein in der gleichen Weise.

Dranhängen

- Ihr Partner stellt sich aufrecht und mit hüftbreit geöffneten Beinen hin.

- Stellen Sie sich vor ihn. Legen Sie Ihre Arme auf seine Schultern und hängen Sie sich an Ihren Partner.

- Schieben Sie dabei Ihr Gesäß nach hinten und lassen Sie den Kopf locker herunterhängen (Bild rechts oben).

Tipp: Diese Übung hilft Ihnen auch, während der Eröffnungsphase der Geburt eine Wehe zu verarbeiten.

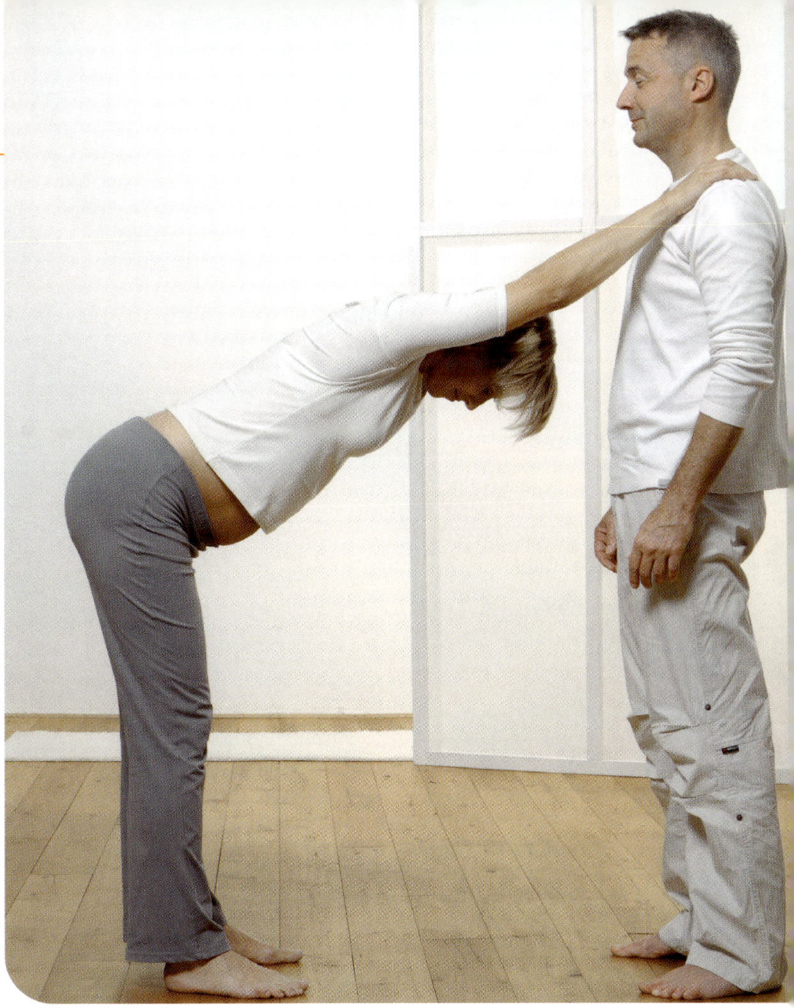

Hängen auf dem Sitzball

- Setzen Sie sich auf einen Sitzball.

- Ihr Partner kniet sich vor Sie hin.

- Umarmen Sie ihn und »übergeben« Sie ihm Ihr ganzes Gewicht.

- Legen Sie entspannt Ihren Kopf auf eine seiner Schultern (Bild rechts unten).

Tipp: Auch diese Übung kann gut während der Entbindung angewandt werden.

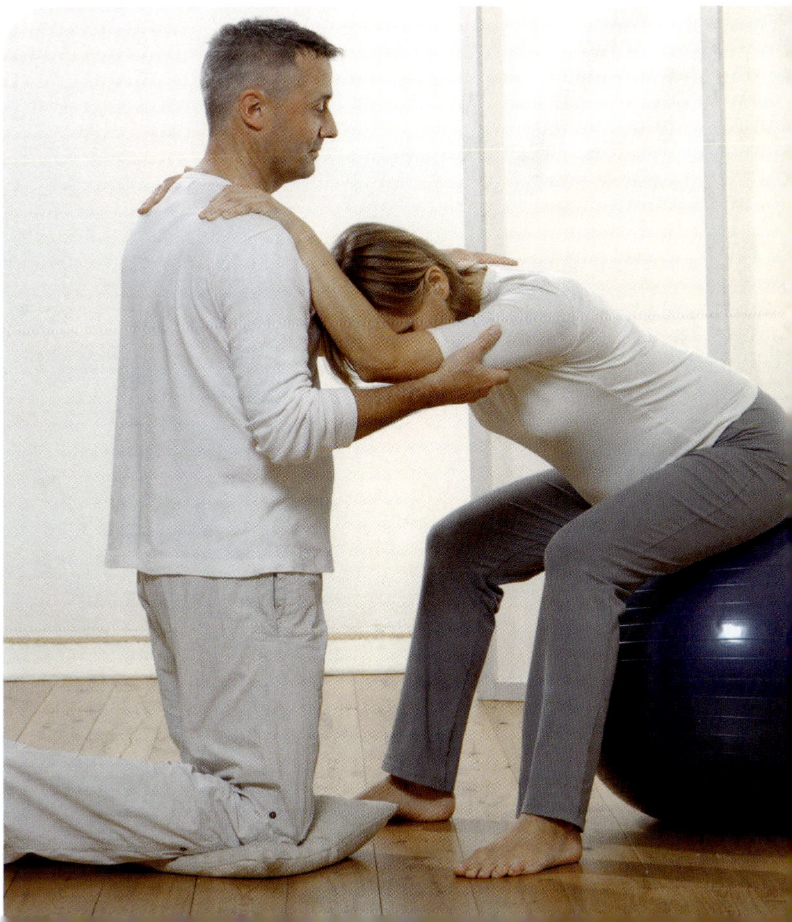

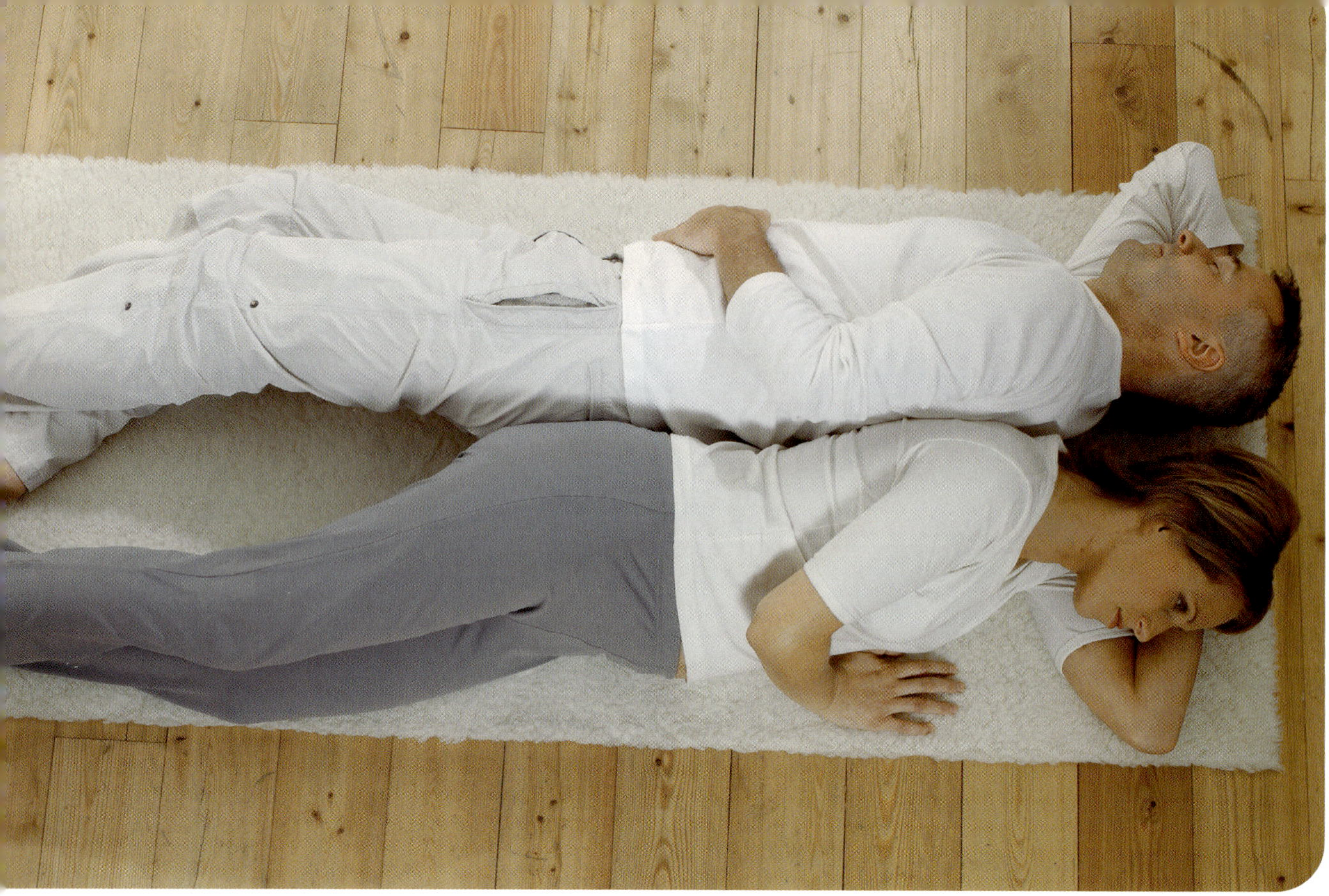

Die Kreuzbeinseitenlage

Die Übung hilft bei Kreuzbeinschmerzen.

- Legen Sie sich auf eine Körperseite. Ihr Partner legt sich mit seinem Rücken an Ihren Rücken. Ihre Kreuzbeine berühren sich dabei (Bild oben).

- Bewegen Sie nun beide rhythmisch Ihre Becken vor und zurück.

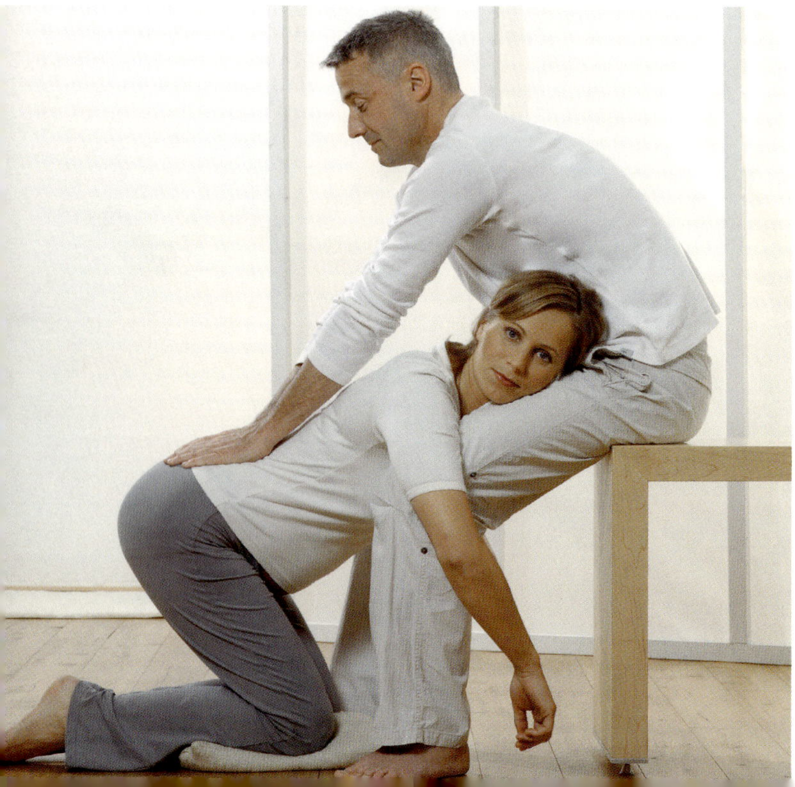

Hängen mit dem Stuhl

- Ihr Partner setzt sich auf einem Stuhl. Knien Sie sich auf den Boden vor ihn hin und legen Sie den Oberkörper auf seine Knie.

- Ihr Partner legt eine Hand auf Ihr Kreuzbein. Kippen Sie jetzt Ihr Becken auf und ab: Während der Einatmung nach vorne, so dass ein leichtes Hohlkreuz entsteht (Bild links), beim Ausatmen nehmen Sie die ursprüngliche Position wieder ein.

Die Methoden der aktiven Entspannung

Sich ruhig hinlegen ist die passive Möglichkeit der Entspannung. Es gibt jedoch diverse aktive Entspannungsmethoden, die sehr viel effektiver sind.

Meditative Bewegungen zur aktiven Entspannung

Diese Bewegungsabläufe helfen, Alltagsstress abzubauen, Verspannungen loszuwerden und dabei völlig abzuschalten. Alle Bewegungen sind miteinander verbunden, als ob sie aus »einem Stück« wären. Sie werden kreisend ausgeführt und erinnern an das sanfte Schaukeln im Mutterleib. Somit sind Sie und Ihr Kind ganz innig miteinander verbunden.

Die Übungen helfen, sich völlig loszulassen und in einen entspannten, meditativen Bewusstseinszustand zu wechseln, den so genannten Alpha- und Theta-Bereich, in dem Sie ganz intuitiv Bewegung erfahren, sich von der Realität ausklinken können und so ganz bei sich selbst sind. Ihre Umwelt ist dabei völlig aus Ihrem Wahrnehmungsbereich verschwunden.

Während der Geburt können Schmerz, Zeit und Raum durch diese Bewegungen »abgeschaltet« werden.

Weil Sie also diese Bewegungen zunächst bewusst und dann mehr und mehr unbewusst und meditativ ausführen, kommt es hierbei auch gar nicht auf die richtige Übungsausführung an. Viel wichtiger ist das harmonische Fließen Ihres Körpers, das Hinabtauchen in einen entspannten Bewusstseinszustand und das rhythmische Empfinden dabei.

Körper, Geist und Seele harmonisieren

Da Sie beim Ausführen der Bewegungen aktiv sind, also nicht nur geistig meditieren, sondern Bewegung und Meditation miteinander verbinden, wirken diese Übungen harmonisierend auf Körper, Geist und Seele und stellen eine aktive Entspannung dar. Bei diesen Übungen können Sie ganz locker, leicht, weich und offen werden und direkt Licht, Liebe und allumfassende Verbundenheit mit allem Lebendigen erleben.

Die Schaukelübung

Richten Sie sich ungestört einen kuscheligen Übungsplatz ein, am besten mit sanfter, leiser und monotoner Meditationsmusik, gedimmtem Licht oder Kerzenschein.

Der Alpha- und Theta-Bereich ist die Bezeichnung für einen bestimmten Aktivitätsgrad des Gehirns, bei dem Ihr Bewusstsein völlig entspannt ist. (Näheres dazu erfahren Sie auf Seite 109 f.)

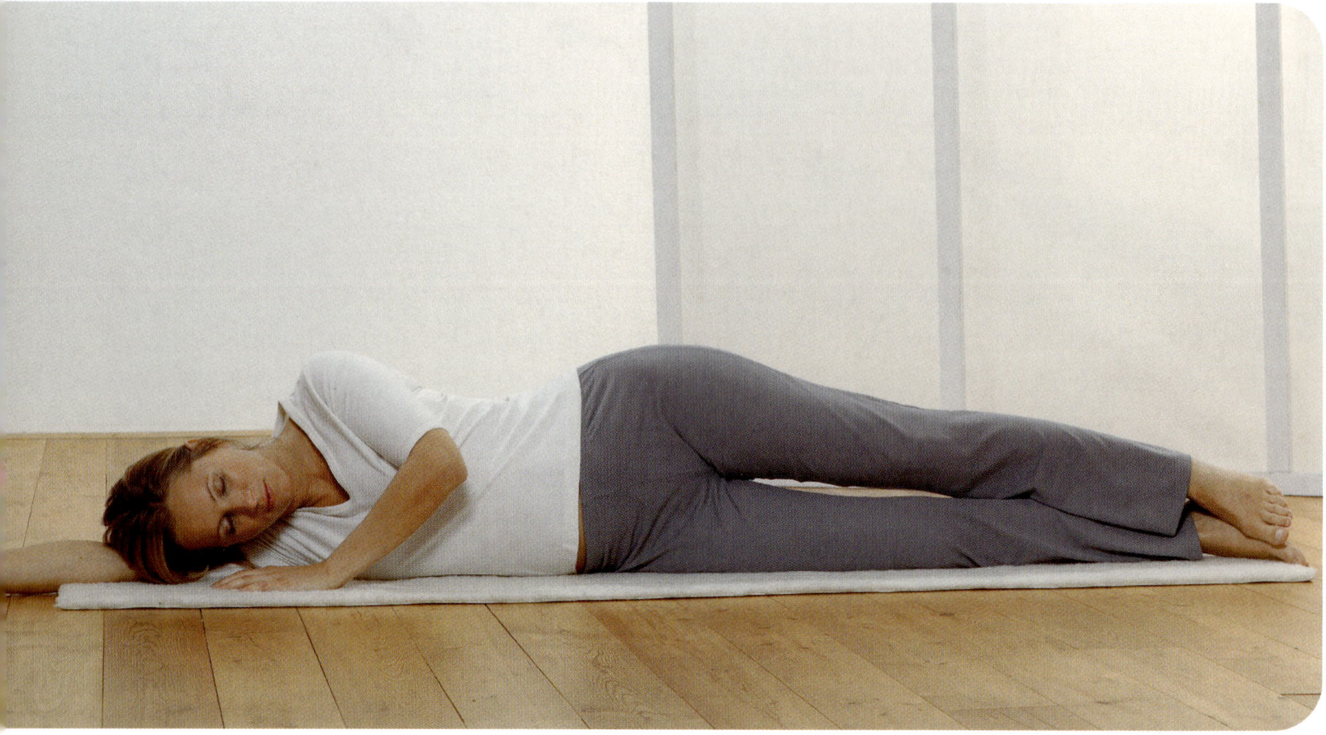

- Legen Sie sich seitlich auf ein Lammfell oder eine Decke, schließen Sie die Augen und folgen Sie einige Atemzüge lang Ihrem Atemrhythmus (Bild oben). Lauschen Sie der Ein- und Ausatmung, dem harmonischen, tiefen Fließen Ihres Atems, bis alle äußeren Eindrücke verschwunden sind und Sie ganz bei sich sind. Nichts ist mehr wichtig, nur noch Sie und Ihr Atem.

- Lauschen Sie weiter, bis Sie das Gefühl haben, kurz vor dem Einschlafen zu sein. Lassen Sie sich dabei auch von der leisen Musik verzaubern, falls welche zu hören ist. Nun schwingt Ihr Gehirn im Alpha-Theta-Bereich.

- Beginnen Sie jetzt, Ihren gesamten Körper sanft hin- und her zu wiegen, ganz monoton.

- Probieren Sie aus, welche Schaukelform für Sie die richtige ist. Entweder vor und zurück, von rechts nach links, auf und ab (dies geht allerdings nicht im Liegen, sondern nur, wenn Sie die Übung auf einem Sitzball ausführen) oder indem Sie den Oberkörper drehen. Schaukeln Sie sich wie Ihr Baby in Ihrem Bauch ohne Kraftanstrengung und monoton rhythmisch. Rollen Sie sich nach Lust und Wohlempfinden sanft hin und her, so dass Ihr ganzer Körper in Bewegung gerät.

- Wenn Sie die Übung beenden wollen, strecken und rekeln Sie sich, heben Sie beide Arme nach oben, öffnen und schließen Sie die Hände in schnellem Wechsel und klappen Sie die Füße auf und ab (zur Kreislaufanregung). Anschließend rollen Sie sich über die Seite nach oben.

- Es kann aber auch passieren, dass Sie sich so müde schaukeln, dass Sie einschlafen. Dann genießen Sie den kleinen Schlaf zwischendurch und machen Sie sich keine Sorgen deswegen, denn er zeugt von tiefster Entspannung. Viele Frauen sind durch diese Entspannungsübung sogar während der Wehen eingeschlafen.

- Sie können als Variation auch im Sitzen schaukeln, wenn Sie nicht gerne liegen oder Ihr Baby auf die große Hohlvene drückt und Ihnen schwindelig und schlecht wird (das so genannte Vena-cava-Syndrom). Probieren Sie es aus.

Anspannung zur aktiven Entspannung

Diese Art der Entspannung gründet sich auf der progressiven Muskelrelaxation (PMR) nach Jacobson. Der Übende erlebt dabei die verschiedenen Spannungszustände der Muskulatur. Sie wird zunächst angespannt und anschließend völlig locker gelassen.

Ziehen Sie bei den folgenden Übungen Ihre Muskulatur kräftig zusammen, indem Sie die Spannung allmählich (wie auf einer Skala von 0 bis 10) steigern. Halten Sie die maximale Spannung einige Atemzüge lang und lassen Sie dann einfach los. Der Muskulatur ist es dadurch möglich, weit unter das sonstige Spannungsniveau zu gelangen.

Genießen Sie die Entspannungsphase, die etwa doppelt so lange dauern sollte wie die Anspannung.

Die Anspannungsübung

Die einzelnen Übungsschritte werden in der Rückenlage ausgeführt. Sollten Sie nicht mehr gut auf dem Rücken liegen können, so betten Sie sich mit Kissen auf der Seite. Sie können die Übungen auch im Sitzen ausführen.

- Die Hände zu Fäusten ballen und die Armmuskeln anspannen. Dann wieder locker lassen.

- An den Händen die Finger spreizen. Dann wieder locker lassen.

- Die Zehen einkrallen. Dann wieder locker lassen.

- Die Gesäßmuskeln anspannen. Dann wieder locker lassen.

Normalerweise wird bei der progressiven Muskelrelaxation nach Jacobson auch der Bauch angespannt. Während der Schwangerschaft wird natürlich auf diesen Teil der Übung verzichtet.

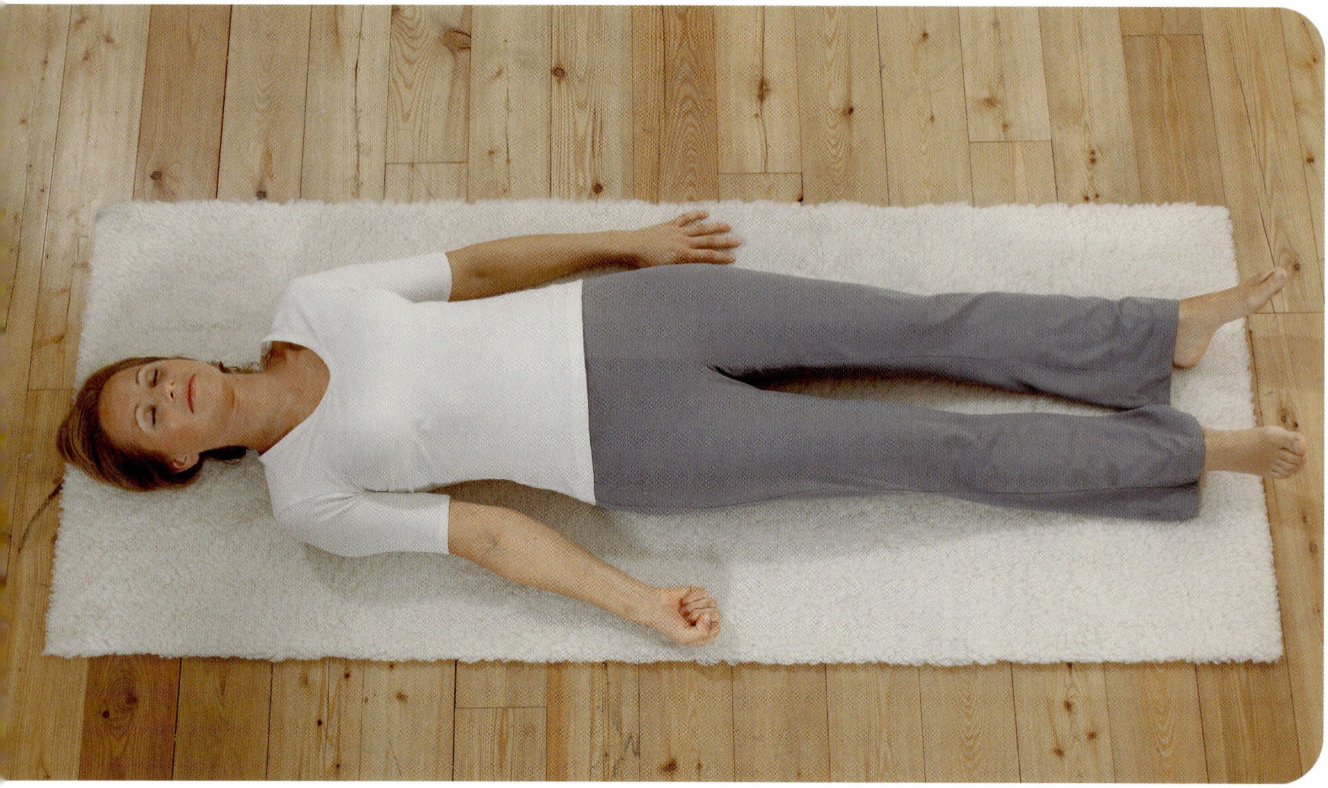

- Die Rückenmuskeln anspannen. Dann wieder locker lassen.
- Den Nacken in Richtung Boden drücken. Dann wieder locker lassen.
- Die Schließmuskeln des Beckenbodens anspannen. Dann wieder locker lassen.
- Die Gesichtsmuskeln anspannen. Dann wieder locker lassen.
- Den gesamten Körper anspannen, sich hart wie ein Brett machen. Dann wieder locker lassen.

Anspannen und Loslassen zur aktiven Entspannung

Diese Entspannungsübungen werden zuerst nacheinander immer nur mit einer Hand, einem Arm, einem Fuß und einem Bein ausgeführt. Sie lernen dabei, trotz Muskelarbeit (der späteren Arbeit der Gebärmutter bei der Entbindung) den restlichen Körper völlig entspannt zu lassen.

Legen Sie sich für die Übungen auf den Rücken. Wenn Ihnen dies jedoch schwer fällt, betten Sie sich mit Kissen möglichst bequem auf der Seite. Atmen Sie während der ganzen Zeit rhythmisch und gleichmäßig. Sobald Ihnen die einfachen Übungen

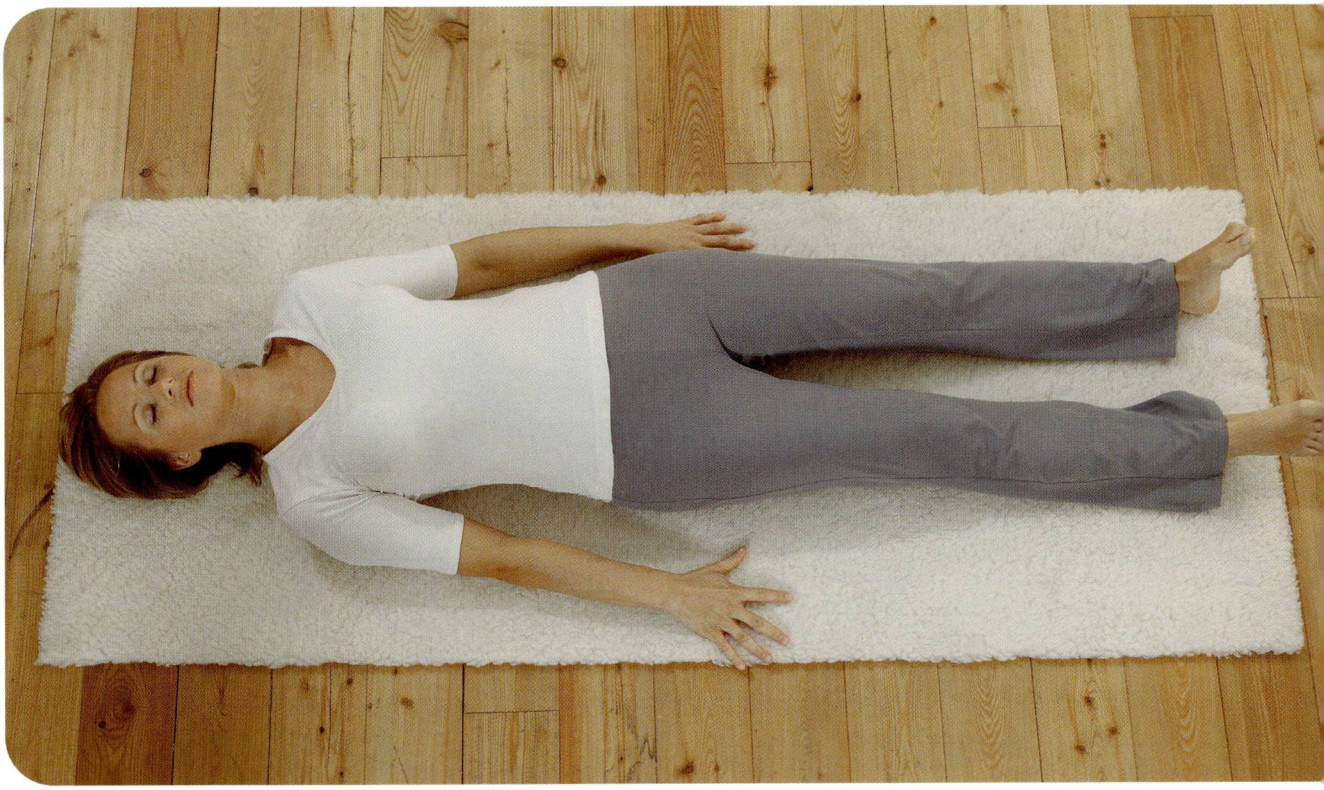

gelingen, versuchen Sie die für Fortgeschrittene. Das ist nicht so einfach, aber eine gute Vorbereitung auf die Geburt.

Die einfachen Übungen

- Rechten Arm anspannen und eine Faust machen, der Körper bleibt locker (Bild links oben). Dann die Seite wechseln.

- An der rechten Hand die Finger spreizen, der Körper bleibt locker. Dann die Seite wechseln.

- Rechtes Bein anspannen, der Körper bleibt locker. Dann die Seite wechseln.

- Zehen des rechten Fußes einkrallen, der Körper bleibt locker. Dann die Seite wechseln.

- Zum Schluss entspannt liegen bleiben.

Die fortgeschrittenen Übungen

- Rechten Arm und linkes Bein anspannen, der Körper bleibt locker. Anschließend gegengleich ausführen.

- An der rechten Hand die Finger spreizen, am linken Fuß die Zehen einkrallen, der Körper bleibt locker (Bild oben). Anschließend gegengleich ausführen.

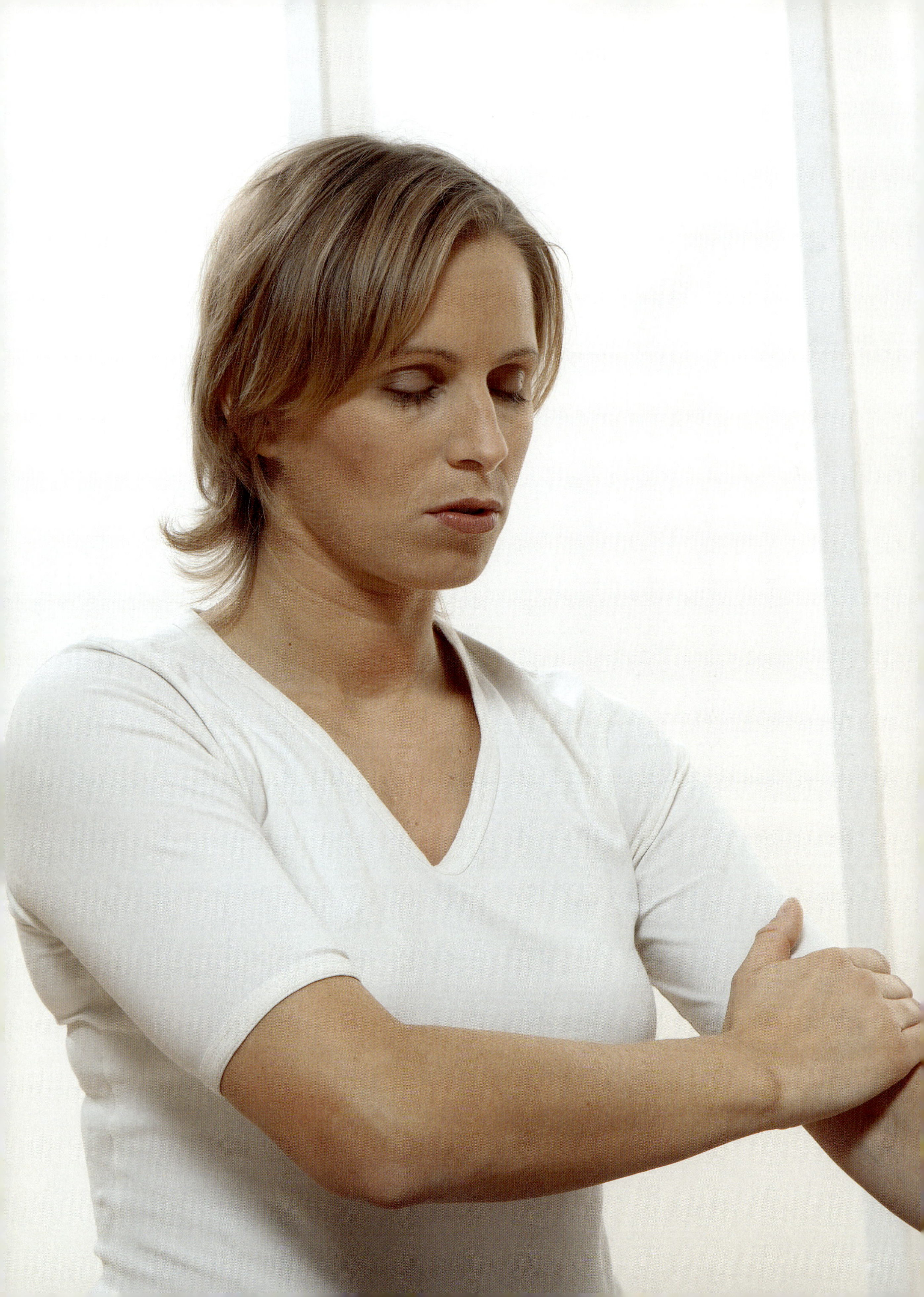

Berührung zur aktiven Entspannung

Bei diesen Übungen wird die Berührung durch Ihre Hand zum Entspannungssignal.

- Setzen Sie sich ganz entspannt auf den Boden.

- Legen Sie Ihre Hand auf einen Körperteil, den Sie zunächst fest anspannen und dann wieder loslassen. Atmen Sie dabei durch den leicht geöffneten Mund aus. Schicken Sie Ihren Atem zu dem entspannten Körperteil (Bild links).

- Lassen Sie Ihre Hand zu einer anderen Stelle am Körper wandern und wiederholen Sie die Übung. So gehen Sie langsam von Körperteil zu Körperteil.

Tanzen zur aktiven Entspannung

Tanzen wirkt befreiend auf Körper und Seele, weckt die Lebensgeister, macht gute Laune, schult die Koordination und bereitet einfach Freude. Es hält den Körper auf sanfte Weise fit und verbindet Musikalität, Bewegung und Fitness mit Grazie und Weiblichkeit.

Wer auch vor der Schwangerschaft mit dem Tanzen vertraut war, muss jetzt nicht darauf verzichten – es sei denn, der Arzt untersagt ein regelmäßiges Tanztraining.

Wenn Ihnen danach zumute ist, dann tanzen Sie!

Viele Frauenkliniken sind inzwischen so aufgeschlossen, dass Sie Ihren Rekorder und Ihre Lieblingsmusik zur Geburt mitbringen können, um wenigstens die erste Zeit der Eröffnungsphase mit Tanz und Bewegung zu verbringen.

Früher war es üblich, die Frauen kurz vor der Geburt auf Wanderschaft durch die Krankenhausflure zu schicken. Falls Sie gerne wandern, dann nur zu! Wenn Ihnen dies aber zu langweilig ist und Sie lieber tanzen und sich anders bewegen wollen, dann tun Sie dies ungeniert! Lassen Sie sich einzig von Ihren Bedürfnissen leiten. In den Vorwehenzimmern ist meistens genug Platz, um ausgiebig die Hüfte zu schwingen.

Tanzen während der Schwangerschaft kann äußerst lustvoll und harmonisch empfunden werden und sollte Sie deshalb ruhig bis zur Entbindung begleiten. Sie sollten aber ein allzu anstrengendes Training vermeiden, das auf Kondition aufbaut. Hüpfen und Springen sowie Bewegungen, die die Bauchmuskulatur zu sehr in Anspruch nehmen, sollten ebenfalls unterbleiben. Betreiben Sie Tanzen in der Schwangerschaft ohne sportlichen Ehrgeiz und ohne Leistungsambitionen. Hören Sie auf, sobald Sie sich unwohl fühlen oder außer Atem geraten.

Viele Frauen lieben es, sich zu Musik und Rhythmen zu bewegen. Wenn Sie zu diesen Menschen gehören, dann nutzen Sie die Möglichkeit, sich mit Hilfe des des Tanzens aktiv zu entspannen.

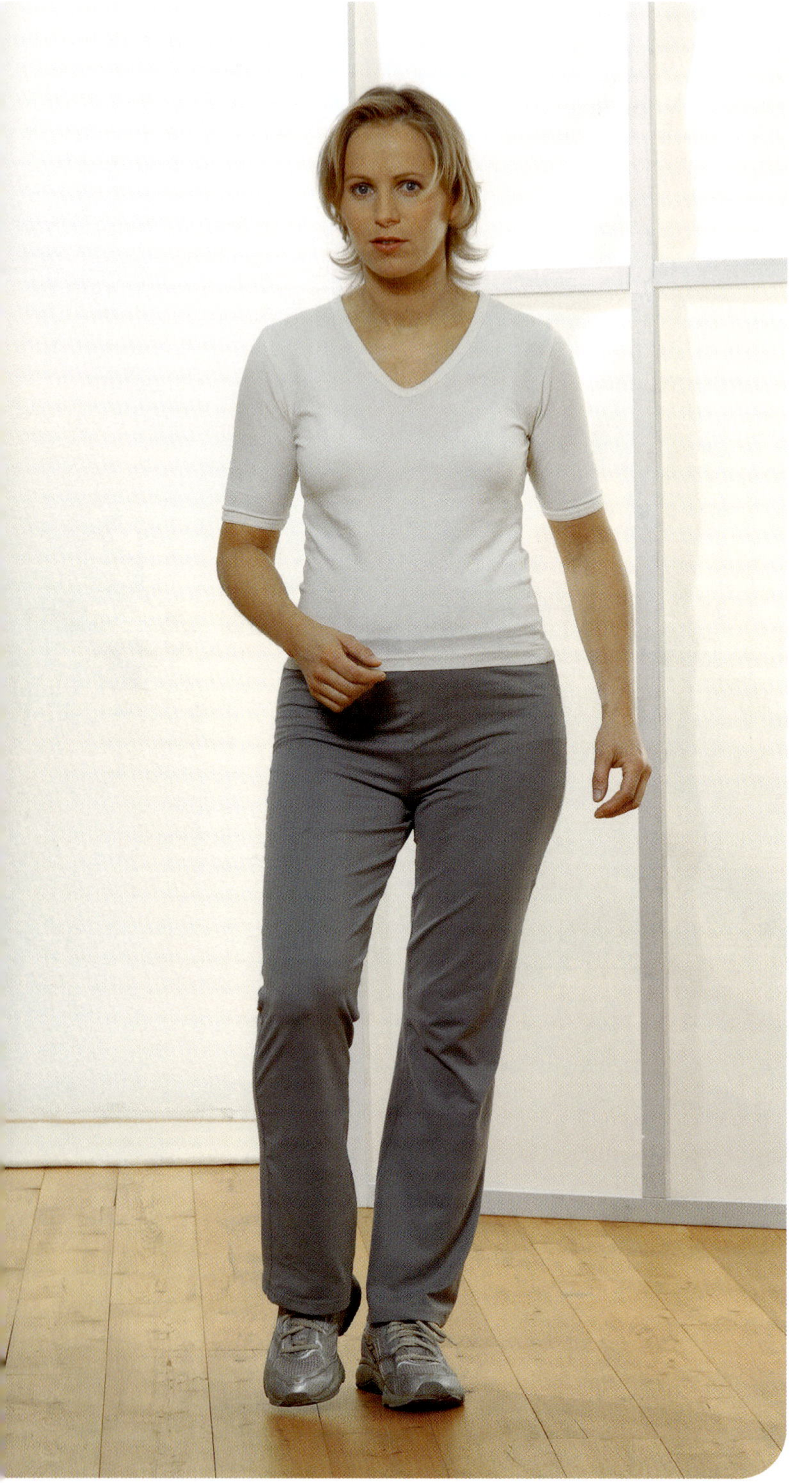

Die Tanzübung

- Legen Sie Ihre Lieblingsmusik auf und schwingen Sie von einem Bein auf das andere.
- Ziehen Sie dabei im Takt der Musik ein Bein ans andere heran (Bild links).
- Schaukeln Sie dabei das Becken.
- Danach bleiben Sie hüftbreit stehen und schwingen mit dem Becken und dem Oberkörper zu den Seiten.

Orientalischer Tanz

Nahezu ideal für Schwangere ist der orientalische Tanz. Jede Frau kann dabei mitmachen, auch wenn sie noch nie mit dieser Tanzform zu tun hatte. Ursprünglich galt der so genannte Bauchtanz der Geburtserleichterung. Die Bewegungen sind fließend und harmonisch, es baut sich ein intensiver Kontakt zwischen Mutter und Ungeborenem auf, der Beckenboden wird gedehnt, locker und elastisch gehalten, Rückenschmerzen wird vorgebeugt und die Beckenbeweglichkeit trainiert, womit auch lästige Verspannungen und Schmerzen im Beckenbereich gelindert werden.

Der orientalische Tanz unterstützt aktiv die Geburtsarbeit. Das Baby wird auf die Welt »geschaukelt« und mit sanften Wiegebewegungen nach unten geschoben. Während der Schwangerschaft wirkt das rhythmische Schaukeln des Beckens beruhigend und belebend auf das Ungeborene und verstärkt die Wahrnehmungsfähigkeit des Kindes. Die Knochenvibrationen der Mutter werden verstärkt übertragen und vermitteln dem Baby einen frühen Eindruck von der Außenwelt. Das schwingende Becken als Resonanzkörper überträgt optimal die Schallwellen der mütterlichen Stimme und verbindet Mutter und Baby schon recht früh auf eine klingende, herzliche Weise. Der orientalische Tanz ersetzt allerdings keine Geburtsvorbereitung.

Bauchtanzkurse

Am besten ist es, wenn Sie in einer Gruppe üben. Das macht nicht nur Freude und viel Spaß, sondern ermöglicht auch kleine gemeinsame Tänze, einfache Schrittfolgen oder kleinere Choreografien zu ausgewählter Musik. Inzwischen werden überall Bauchtanzkurse angeboten – Sie werden ein entsprechendes Angebot sicherlich auch in Ihrer Nähe finden.

Die Weiblichkeit betonen

Farbenprächtige Tücher, passende Kostüme, orientalische Geschmeide und Düfte verwöhnen zudem die Sinne und ermöglichen ein bewusstes, positives, lebensbejahendes Erleben als schwangere Frau. Viele »Bauchtänzerinnen« haben es einfacher, sich mit den überwältigenden Veränderungen während der Schwangerschaft und ihrer Rolle als Frau und werdenden Mutter auseinander zu setzen und Selbstvertrauen zu gewinnen.

Lächeln und Blickkontakt

Lächeln Sie beim Üben! Weiblicher Charme, tänzerische Grazie und Eleganz werden nicht nur durch geschmeidige Bewegungen ausgedrückt, sondern vor allem auch durch ein herzliches Lächeln und einen lebendigen, lebensfrohen Blick. Üben Sie das vor dem Spiegel. Zeigen Sie der Welt Ihr schönes Gesicht und Ihr bezauberndes Lächeln.

Zauberhafte Hände

Lassen Sie beim Bauchtanzüben immer wieder auch Ihre Hände spielen. Nehmen Sie die Arme nach oben und unterstreichen Sie mit den Händen die Beckenbewegungen – und schon erleben Sie diesen Tanz ganzheitlich.

Der orientalische Tanz ist nicht nur ein stures Konzentrieren auf Beckenbewegungen, sondern ein ganzkörperliches Schwingen und »Im-Fluss-Sein«.

Freies Tanzen

- Schwingen und bewegen Sie sich nach Lust und Laune zu Ihrer Lieblingsmusik.

Natürlich ist der orientalische Tanz keine spezielle Schwangerschaftsgymnastik. Aber seine Bewegungen unterstützen ein Becken- und Beckenbodentraining auf äußerst sinnvolle und sinnliche Weise.

Singen für mehr Lebensfreude

- *Singen Sie, wann immer Sie Lust dazu haben.*
- *Umgeben Sie sich mit harmonischen Tönen und mit Ihrer Lieblingsmusik. Summen Sie die Lieder mit, die Sie im Radio hören und die Ihnen gefallen. Singen Sie in der Badewanne oder mit der gesamten Familie.*
- *Jedes gesummte oder gesungene »La-la-la« beruhigt und tankt den Körper mit neuer Energie auf.*
- *Singen macht gute Laune und vertreibt trübe Gedanken. Singen ist Ausdruck von Lebensfreude und Lebendigkeit.*
- *Bestimmt haben Sie schon einmal erlebt, wie positiv das Singen wirkt und wie schön es war, nach einem gelungenen Tag Ihrer Freude durch Singen, Summen oder Pfeifen Ausdruck zu verleihen. Manche Menschen finden dann sogar Melodien in sich, die sie freudig und schwungvoll klingen und erschallen lassen.*

Wenn Sie zu den Menschen gehören, die nicht singen können, also Schwierigkeitn haben, die Töne genau zu treffen: Keine Angst vor Blamage, singen Sie einfach in einem Raum, in dem Sie niemand hören kann.

- Schütteln und lockern Sie sich, indem Sie Ihren Körper in Schwung versetzen und dem Rhythmus der Musik folgen. Dabei verringert sich Ihr Muskeltonus. Sie werden locker und weich und bewegen sich ohne große Kraftanstrengung.

- Beim freien Tanzen geht es einfach darum, Musik und Bewegung nach eigenem Empfinden miteinander zu verbinden und seinen Gefühlen freien Lauf zu lassen. Alles, was Ihnen Freude bereitet und Ihnen gut tut, ist hierbei erlaubt.

- Passen Sie sich einfach den Klängen an, die Ihren Körper sanft und liebevoll in die Welt der Bewegung und des bewegten Empfindens führen. Vor allem nach einem anstrengenden Arbeitstag werden Ihnen ein paar Minuten Freilauf sehr wohl tun, so dass Sie ohne viel Üben, sondern einfach dem »Körper nach« Entspannung und Lockerung erfahren können.

Singen zur aktiven Entspannung

Singen, Tanzen und Glücklichsein gehören einfach zusammen. Wer Freude am Singen hat, der öffnet Körper und Seele, um einen Ausdruck für all seine Erlebnisse und Empfindungen zu finden. Das bedeutet natürlich nicht, dass jeder, der keine Freude am Gesang hat, verschlossen und gehemmt ist. Er hat nur eine andere Ausdrucksform für seine Gefühle und Gedanken für sich gefunden.

Warum Singen in der Schwangerschaft so gut ist

- Singen wirkt direkt auf den gesamten Organismus.

- Es vertieft die Atmung und erhöht das Atemvolumen.

- Wer mit dem rhythmischen Atmen während der Schwangerschaft irgendwann nicht mehr zurechtkommt, kann mit aktiven Tönen wieder besser Luft holen.

- Singen löst seelische und körperliche Blockaden und Belastungen.

- Singen entspannt den Körper und setzt darüber hinaus das subjektive Schmerzempfinden herab. Sie sind – nach einiger Zeit des Singtrainings – in der Lage, den Alpha- und Theta-Bereich zu erreichen (siehe dazu Seite 109 f.).

- Singen wirkt äußerst befreiend auf Körper und Seele und stellt auf natürliche Art und Weise über Ihre Stimme Kontakt zu Ihrem Baby her.

- Ihr Kleines hört Ihre Stimme als allumfassenden Klang im Mutterleib über die Knochenleitungen, wobei auch hier das Becken wieder wie ein Resonanzkörper wirkt.

- Mit Ihrer Stimme nimmt das Ungeborene Ihre Sprachmelodie wahr und somit auch den Rhythmus der Muttersprache. Der Mutterleib wird dabei zum Klangraum und zu einer vertrauten Erfahrung für Ihr Baby.

Wehensingen

Wer Schwierigkeiten hat, sich auf seine Atmung zu konzentrieren und sehr kurzatmig ist, kann sich durch das so genannte Wehensingen Entspannung und Erleichterung verschaffen.

Singen ist eine Tätigkeit, die nicht bloß Ihre Stimmbänder schult, sondern tief gehende positive Wirkungen auf Ihren gesamten Organismus hat.

- Statt lang und gleichmäßig durch den geöffneten Mund auszuatmen, lassen Sie einen Ton erklingen, der dann automatisch mit der Ausatmung verbunden ist. Das hört sich wie ein gesungener Seufzer an, der gesummt werden kann oder mit den Vokalen »ooo« und »aaa« aus Ihnen gleitet.

- Strengen Sie sich dabei nicht an, sondern geben Sie Ihrer Ausatmung einfach einen Ton, einen Vokalklang. Legen Sie dazu die Hände auf Ihren Bauch und lauschen und spüren Sie der klingenden Ausatmung hinterher.

- Probieren Sie alle Vokale aus und horchen Sie der Schwingung hinterher, die in Ihrem Körper entsteht.

Meditationen zum Kräftetanken

Meditationen und passive Entspannung führen Sie ganz in Ihr Inneres, ohne dass dabei eine aktive, gymnastische Bewegung abläuft. Die Bewegung findet eher als Bewegtsein von innen heraus statt.

Sie müssen keiner bestimmten Glaubensrichtung angehören, um sich mit Meditationen zu beschäftigen. Genießen Sie einfach die wunderbare Entspannung, die Ihnen diese innere Versenkung schenken kann.

Die passive Entspannung dient nicht nur der körperlichen, geistigen und seelischen Erholung, sondern auch der Bewusstwerdung, der Gedankenklärung, der Inspiration und Intuition, der Selbstfindung, dem Kontakt mit dem Baby und dem Auftanken von Energie.

Am besten legen Sie sich zur passiven Entspannung ganz bequem auf Decken und Kissen, entweder auf den Rücken oder noch besser auf die Seite. Legen Sie sich ein Kissen zwischen die Knie und decken Sie sich mit einer Decke zu, wenn Ihnen danach ist.

Atmen Sie ein paar Mal seufzend aus, um innere Spannungen loszuwerden, rekeln und strecken Sie sich noch einmal ausgiebig und kuscheln Sie sich dann in Ihre Lieblingsposition.

Tipp: Wenn Ihnen das Liegen nicht zusagt, können Sie genauso gut im Sitzen meditieren und entspannen.

Die Meditationsübungen

Kontaktaufnahme mit dem Baby

- Hüllen Sie sich mit Licht und Liebe ein und schicken Sie dieses Gefühl an Ihr Baby.

- Nehmen Sie Kontakt zu ihm auf, indem Sie in Gedanken zu ihm sprechen, ihm von sich erzählen, ihm Ihre Wünsche und Hoffnungen mitteilen und ihm Ihre Gefühle, Freude und Lebenslust offenbaren.

Sich mit Energie voll tanken

- Atemenergie: Tanken Sie während der passiven Entspannung ganz bewusst Energie, indem Sie sich vorstellen, bei jedem Atemzug Kraft einzusaugen.

- Farbenergie: Stellen Sie sich vor, Ihren Körper in kräftige Farben zu hüllen, die Ihnen Energie schenken. Rot und Orange für körperliche Kraft, Gelb und Gold für Wärme und Liebe, Blau und Grün für Ruhe und Frieden.

- Elementare Energie: Spüren Sie Sicherheit durch die Kraft der Erde, so als hätten Sie Wurzeln. Stellen Sie sich vor, wie Mutter Erde Ihnen Kraft gibt. Das Wasser schenkt Ihnen Flexibilität und Frische. Die Luft klärt Ihre Gedanken und befreit wie der Wind. Das Feuer gibt Ihnen körperliche Urkraft und reinigt Sie.

Durch den Körper wandern

- Gehen Sie gedanklich auf eine Reise durch Ihren Körper. Erleben Sie, wie vollkommen und schön er ist, wie großartig es ist, ein Baby zu bekommen, und wie lebendig Sie sein können, wenn Sie nur wollen und sich selbst annehmen.

Konzentration auf Bestimmtes

Um Körper, Geist und Seele zu »leeren«, nutzen Sie die Kraft der Konzentration, die Sie ganz nach innen führt.

- Dazu konzentrieren Sie sich ausschließlich entweder auf Ihre Atmung, Ihren Herzschlag, Ihr Baby oder einen Körperteil (zum Beispiel Ihr Becken).

- Sie können sich jedoch auch auf einen realen oder gedachten Gegenstand, wie zum Beispiel eine Kerze, konzentrieren.

Phantasiereisen und mit den Gedanken wandern

- Träumen Sie sich an einen schönen Ort: eine Wiese, einen Strand, eine Stadt oder einen Platz Ihrer Wahl und Ihrer Erholung.

- Genießen Sie diese Umgebung mit all Ihren Sinnen.

Für die Meditationsübungen sollten Sie sich möglichst bequem hinlegen.

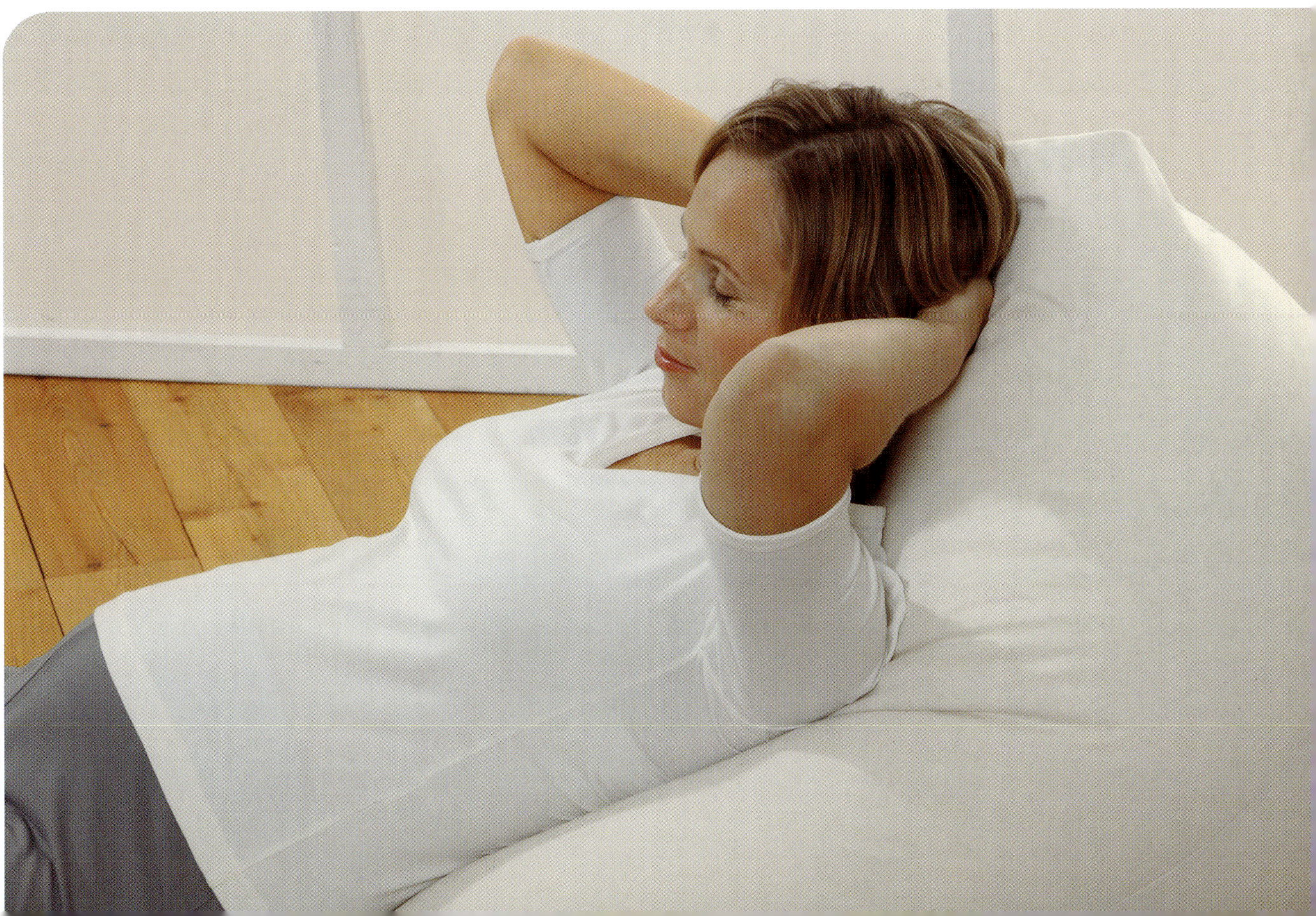

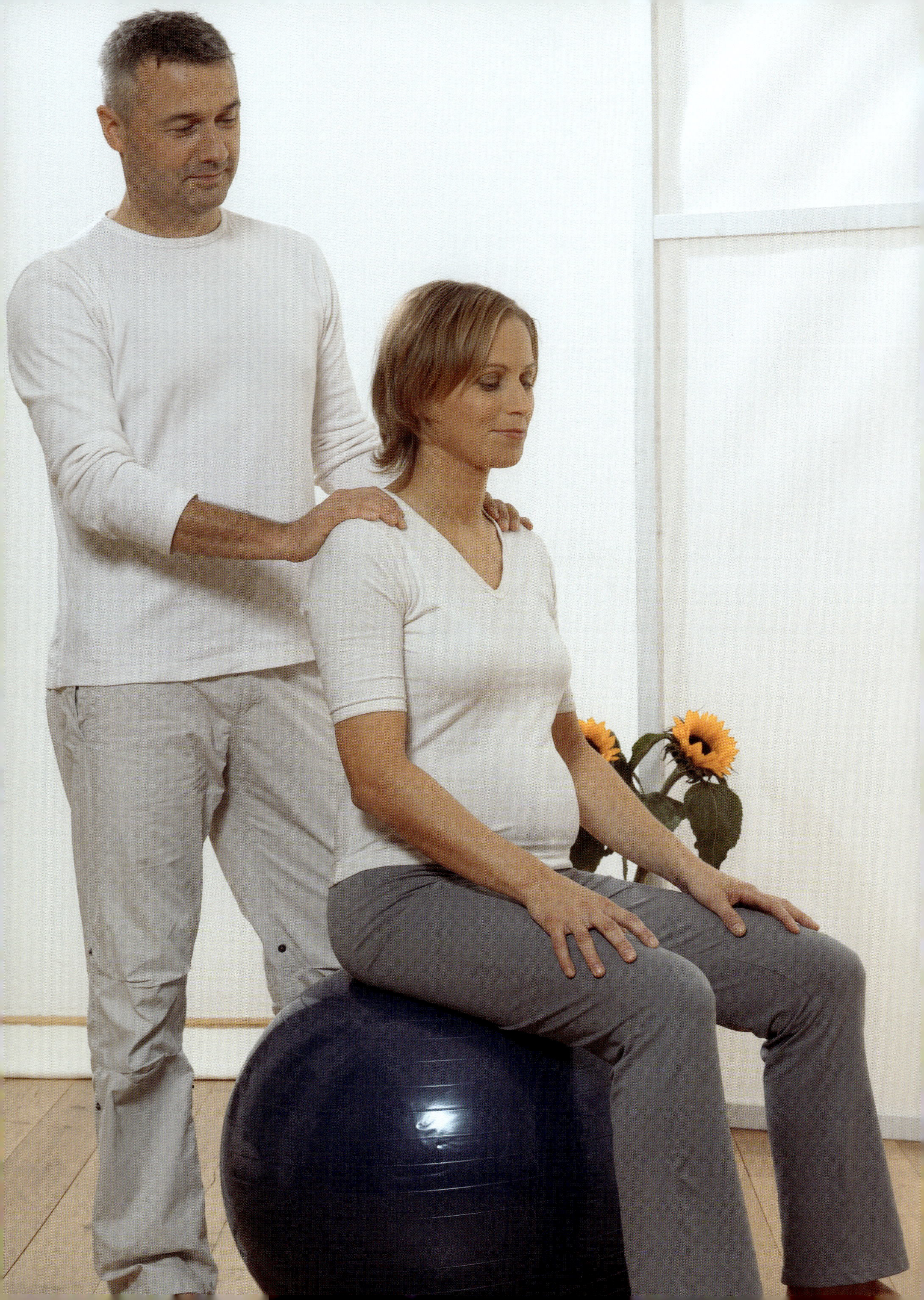

Gut gerüstet
für die Geburt

Wer gut vorbereitet ist, hat weniger Angst vor der Entbindung und kann sich auf das Geburtsgeschehen mit Selbstvertrauen einlassen. Die besten Atemtechniken und spezielle Schmerzverarbeitungsmethoden bereiten aktiv auf die Geburt vor und geben Ihnen Kraft für das große Ereignis.

So **planen** Sie Ihre **Entbindung**

Es gibt glücklicherweise eine Vielzahl von Möglichkeiten, um mit den häufig so gefürchteten Wehenschmerzen fertig zu werden. Probieren Sie einige aus und nutzen Sie dann die für Sie einfachste und angenehmste.

Eine Entbindung ist ein sehr persönliches Ereignis im Leben einer Frau. Umso wichtiger ist es, sich rechtzeitig Gedanken zu machen, wie Sie sich am besten auf die Entbindung vorbereiten, in welcher Klinik Sie entbinden werden, wer Sie begleiten und wer sich danach um Sie kümmern wird. Sprechen Sie mit Ihrem Arzt über die Wahl der richtigen Klinik und nehmen Sie an einer Kreißsaalführung teil. Darüber hinaus ist es wichtig, dass Sie sich auf die Geburt selbst vorbereiten und sich über die Themen Wehen und Schmerzverarbeitung informieren.

Was sind eigentlich Wehen?

Erst, wenn Sie wirklich wissen, wie sich eine Wehe anfühlt, können Sie auch die richtigen Maßnahmen ergreifen, um Wehen sinnvoll und aktiv zu verarbeiten und den Wehenschmerz so gering wie möglich zu halten.

Stellen Sie sich vor, Sie müssten umziehen und einen großen Schrank abtransportieren. Die Anstrengung Ihrer Armmuskeln wäre enorm und natürlich würde das Schleppen des Schrankes in den Muskeln schmerzen. Nichts anderes geschieht während der Entbindung. Nur dass jetzt statt der Armmuskeln die Gebärmuttermuskulatur hart arbeiten muss.

- Wehen sind Muskelanspannungen Ihrer Gebärmutter.
- Sie erleben also nichts anderes als eine aktive Muskulatur in Aktion.
- Sie spüren eine Wehe deshalb schmerzhaft, weil Ihre Gebärmutter mit aller Kraft arbeitet, sich also anspannt und dabei das Baby immer weiter Richtung Scheidenausgang schiebt.
- Die Wehenabstände sind unterschiedlich groß. Zunächst sind sie sehr lang und werden dann im Lauf der Entbindung immer kürzer.

Tipps zum Durchhalten während der Wehen

- Finden Sie Ihre eigenen und individuellen Stellungen, um mit den Wehen zurechtzukommen und sie zu verarbeiten.
- Aufrechte Positionen wirken vor allem in der Eröffnungsphase geburtsbeschleunigend. Der Druck und der Wehenschmerz können dabei als unangenehmer empfunden werden als in der Seitenlage oder im Vierfüßlerstand.

Was Sie vor der Entbindung klären sollten

- *Inwieweit berücksichtigt die Klinik Ihre persönlichen Wünsche?*
- *Wird auf Wunsch eine Periduralanästhesie (PDA) gegeben? Hierbei wird mittels einer rückenmarksnah gesetzten Betäubungsspritze Schmerzfreiheit im Unterleib erlangt, so dass die Wehen kaum mehr spürbar sind.*
- *Welche Schmerzmittel und Methoden werden sonst noch angewandt? Ist ein Anästhesist im Hause? Werden alternative Schmerzmethoden angeboten, wie zum Beispiel Akupunktur oder Homöopathie?*
- *Dürfen Sie herumlaufen, solange es für Sie angebracht ist?*
- *Mit welchen Geräten werden die Herztöne Ihres Babys überwacht? Findet eine dauerhafte Überwachung statt? Inwieweit beeinträchtigt das Ihre Bewegungsfreiheit?*
- *Wie ist die Klinik ausgestattet? Was müssen Sie selbst mitbringen, zum Beispiel Kissen, Öle, Musik, Kerzen, Duftöle? Was dürfen Sie zusätzlich mit in den Kreißsaal nehmen?*
- *Auf welche Gebärstellungen ist das Klinikpersonal eingestellt?*
- *Ist es möglich, die Geburtsposition frei zu wählen?*
- *Gibt es die Möglichkeit, das Kind im Wasser zu entbinden?*
- *Unter welchen Umständen und mit welchen Mitteln wird die Geburt eingeleitet?*
- *Wie hoch ist die Dammschnitt- und Kaiserschnittrate in dieser Klinik?*
- *Wo ist die nächste Kinderklinik, falls Komplikationen auftreten?*
- *Können Sie mit Ihrem Partner und dem Kind nach der Entbindung alleine bleiben?*
- *Wie ist die Unterbringung nach der Entbindung? Wie die Betreuung im Wochenbett? Wie viele Mütter liegen in einem Zimmer?*
- *Gibt es eine Stillberatung? Wird grundsätzlich zugefüttert?*

Wenn Sie sich in Ruhe eine Entbindungsklinik aussuchen, ist ein wichtiger Schritt in Richtung angstfreie Geburt getan, denn die Umgebung ist Ihnen dann bereits bekannt.

- Finden Sie Ihren eigenen Atemrhythmus und passen Sie sich der jeweiligen Situation an.
- Es ist ratsam, beim Ausatmen den Mund leicht geöffnet zu halten und auf »Haaa« auszuatmen.
- Geben Sie Ihren Bedürfnissen zu stöhnen, zu jammern oder sogar zu schreien auf jeden Fall nach!
- Bewusstes tiefes Tönen hilft Ihnen, den Schmerz bei stärker werdenden Wehen zu verarbeiten.
- Erleben Sie Ihre Entbindung Schritt für Schritt, von Wehe zu Wehe. Eine Wehe dauert zwischen 60 und 90 Sekunden lang. Und dann ist erst einmal Pause.
- Vergessen Sie nicht: Jede Wehe bringt Sie Ihrem Kind näher!

Wehen können sinnvoll und aktiv verarbeitet werden

Wehen sind also genauso schmerzhaft wie andere extreme Muskelanstrengungen auch. Daran führt leider kein Weg vorbei. Allein Ihr subjektives Schmerzempfinden entscheidet darüber, wie stark und wie schmerzhaft Sie die Wehen empfinden. Sie sind den Wehen niemals hilflos ausgeliefert, sondern können selbst viel dazu beitragen, den Wehenschmerz zu verarbeiten. Und das lässt sich erlernen und einüben.

Die im Folgenden dargestellten Schmerzverarbeitungsmethoden haben schon vielen Schwangeren geholfen, den Wehenschmerz zu überstehen. Wichtig ist jedoch, dass Sie diese Methoden rechtzeitig praktisch einüben.

Auch Bewegung ist eine sinnvolle Schmerzverarbeitungsmethode. Nutzen Sie daher – wenn Sie mögen – die Zeit zwischen den Wehen, um ein wenig in der Entbindungsklinik herumzuwandern.

Die verschiedenen Schmerzverarbeitungsmethoden

- Atmung
- Wärme und Wasser
- Entspannung und Trance
- Mentales Training

Schmerzverarbeitung mit Hilfe der Atmung

Die richtige Atemtechnik ist während der Geburt aus den folgenden Gründen so wichtig:

- Verschiedene Atemtechniken helfen Ihnen, den Wehenschmerz zu verarbeiten.
- Das rhythmische Atmen entspannt den Körper und hilft ihm, in eine Art Trance zu verfallen.
- Es setzt das subjektive Schmerzempfinden herab.
- Es versorgt Sie ständig mit neuer Energie und sorgt dafür, dass alle an der Entbindung beteiligten Muskeln optimal arbeiten können.
- Es unterstützt vor allem die Arbeit der Beckenbodenmuskulatur, des Muttermundes und der Gebärmutter.
- Wenn Bewegung und Atmung verbunden werden, kommen Sie der aktiven Wehenarbeit entgegen und können ebenso aktiv mithelfen, das Baby auch schon in der Anfangsphase der Geburt langsam aus sich herauszuschieben.

Tipp: Bitte halten Sie aus Angst und Panik niemals die Luft an! Ihr Körper verkrampft sich, Muskeln und Organe werden nicht mehr ausreichend mit Sauerstoff versorgt. Auch Ihr Kind wird dann nicht mehr ausreichend mit Sauerstoff versorgt. Im schlimmsten Falle beeinträchtigt dies die Herzaktivität Ihres Kindes, so dass ein Kaiserschnitt nötig wird.

Die Atemübungen

Zur Vorbereitung auf die Atemübungen sollten Sie die folgenden fünf Ratschläge beherzigen:

1. Üben Sie nicht in muffigen Räumen. Lüften Sie vorher gut und gründlich.

2. Sie können das Atmen überall üben – am besten natürlich im Freien.

3. Tragen Sie bequeme Kleidung, öffnen Sie Gürtel und Schnallen, so dass Sie wirklich uneingeschränkt Luft holen können.

4. Entleeren Sie vor dem Üben Ihre Blase, um völlig unverkrampft zu sein.

5. Üben Sie nicht mit vollem oder knurrendem Magen. 1 Stunde vor oder nach der Mahlzeit ist ein idealer Zeitpunkt.

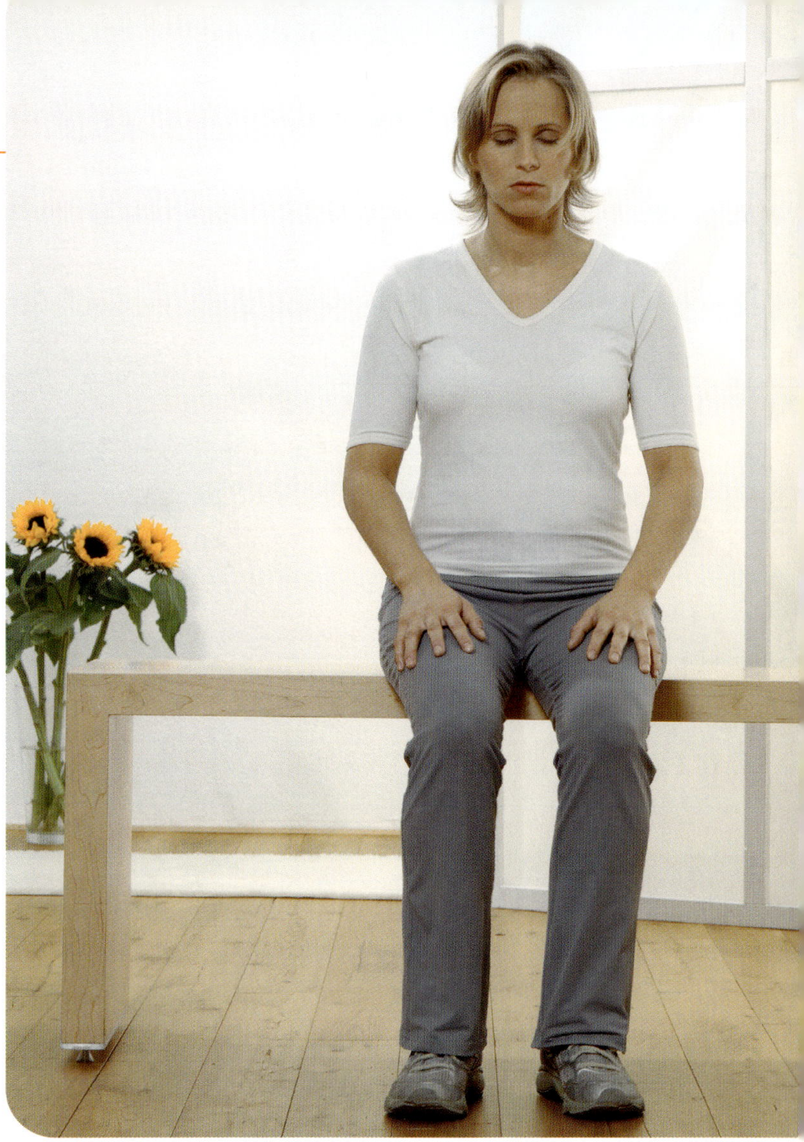

Die Atembeobachtung

Bei dieser Übung beobachten Sie sich selbst und Ihren Atemrhythmus.

- Nehmen Sie eine bequeme Haltung auf einem Stuhl oder am Boden ein und lauschen Sie Ihren Atemzügen (Bild rechts).

- Haben Sie überhaupt schon einmal bewusst auf Ihren Atemfluss geachtet? Gehören Sie zum Beispiel zu den »Schnellatmern« oder den »Langsamatmern«? Atmen Sie vornehmlich mit Brust und Schlüsselbein oder mit dem Bauch? Strömt Ihre Atemluft leicht, locker und gleichmäßig in Ihren Körper, wobei all Ihre Sinne, Ihre Muskeln und Zellen aufnahmebereit, geöffnet und fließend frei sind?

Ziel der Übung: den eigenen Atem kennen lernen

Die Atemverfolgung

Nun beobachten Sie Ihren Atemfluss.

- Nehmen Sie wieder eine bequeme Haltung auf einem Stuhl oder am Boden ein und verfolgen Sie Ihren Atem.

Während Sie sich auf Ihren Atemfluss konzentrieren, werden Sie automatisch ruhiger, entspannter und der Wehenschmerz tritt etwas in den Hintergrund.

• Wohin führt Sie Ihr Atem? Egal, wo Sie sich jetzt befinden und welche körperliche Haltung Sie eingenommen haben, folgen Sie in Gedanken Ihrem Atemfluss. Welchen Weg nimmt er? Wie führen Sie Ihre Atemzüge aus? Lernen Sie den Weg Ihres Atems kennen, ohne ihn zu beurteilen. Nehmen Sie einfach wahr, was Sie gerade erleben, und erspüren Sie Ihren persönlichen Atemrhythmus mit seinem Verlauf.

Ziel der Übung: den eigenen Atemfluss kennen lernen

Die Atemveränderung

Bei dieser dreiteiligen Übung verändern Sie bewusst Tempo und Rhythmus Ihres Atems. Wie verändert sich Ihre Atmung, wenn Sie sie bewusst beeinflussen? Versuchen Sie doch einmal, dies mit einer spielerischen Übung herauszufinden.

Atemveränderung Teil 1: Beschleunigung

• Atmen Sie 1 Minute lang schneller als gewöhnlich.

• Was passiert? Je schneller Sie atmen, desto wacher, aufmerksamer, angespannter oder erregter erleben Sie die Außenwelt. Ihre Atmung ist flach, kurz und brustbetont. Diese Atmung verwenden Sie automatisch, wenn es darum geht, schnell Leistung zu erbringen und die »Konkurrenz« auszuschalten, zum Beispiel am Wühltisch im Kaufhaus, im Straßenverkehr, beim angestrengten Verhandeln oder Streiten, in Stresssituationen oder bei großer Konzentration.

• Notieren Sie Ihre eigenen Erfahrungen mit dem schnellen Atmen.

Atemveränderung Teil 2: Verlangsamung

• Atmen Sie 1 Minute lang sehr langsam und gemütlich.

• Was geschieht? Sie werden feststellen, dass sich Ihre Aufmerksamkeit und Ihre Konzentration nach innen verlagern. Langsam werden Sie ruhiger und entspannter, Sie lassen die Muskeln locker und schalten die Außenwelt ab. Sie ruhen in sich selbst, finden Ihre persönliche Mitte. Ihre Wahrnehmung wird bewusster und sinnlicher, Sie lassen sich aber weitaus weniger ablenken oder aus der Ruhe bringen. Die Außenwelt kann Sie nicht mehr so erschrecken und in Unruhe versetzen.

• Notieren Sie auch hierbei wieder Ihre eigenen Erfahrungen.

Atemveränderung Teil 3: Atemspiele

• Versuchen Sie, beim Einatmen die Muskeln, zum Beispiel der Arme, anzuspannen. Wie erleben Sie jetzt Ihre Atmung?

- Wiederholen Sie die Übung bei der Ausatmung (Bild oben).

- Als Nächstes lassen Sie beim Ein- und Ausatmen ganz bewusst alle Muskeln locker (Bild unten).

- Danach atmen Sie nur mit der Nase und danach nur mit dem Mund ein und aus.

- Kombinieren Sie anschließend das Einatmen mit der Nase und die Ausatmung mit dem Mund und umgekehrt.

- Notieren Sie wiederum Ihre persönlichen Erfahrungen.

Ziel der Übung: bewusst Einfluss auf die Atmung nehmen

Das imaginierte Atmen

Diese Art der Atmung verbindet das bewusste Atmen mit der Vorstellungskraft und schenkt ganz besonders Entspannung und Wohlbefinden, denn Sie üben völlig ganzheitlich, das heißt mit Körper, Geist und Seele gleichzeitig.

So läuft es bisher: Während Ihr Körper atmet, folgen Sie mit Ihrem Geist, also ganz bewusst mit Ihren Gedanken, dem Fluss Ihres Atems. Sie spüren, wie Sie atmen. Ihr Gehirn registriert die Atmung als bewusst wahrgenommen. Sie hören

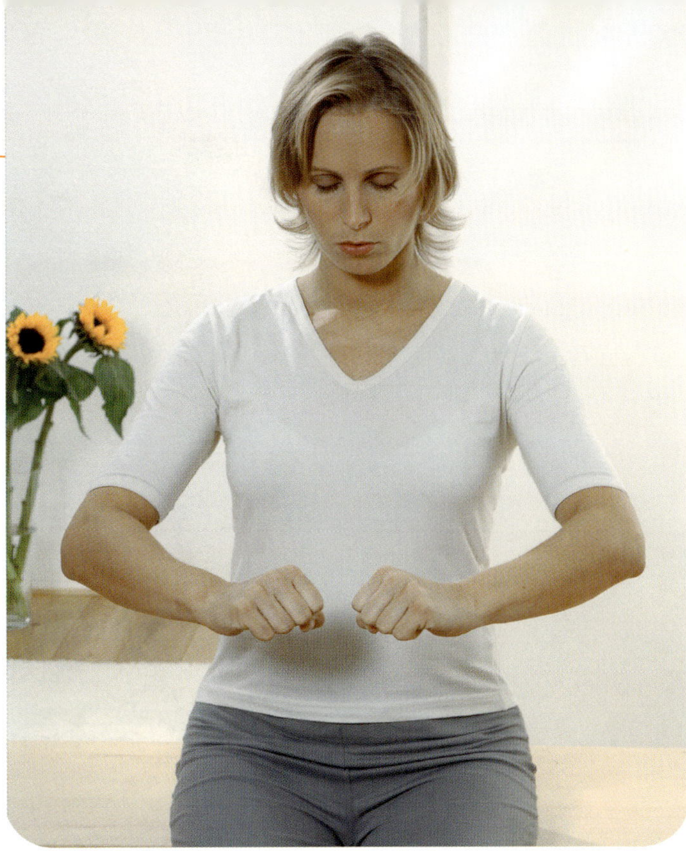

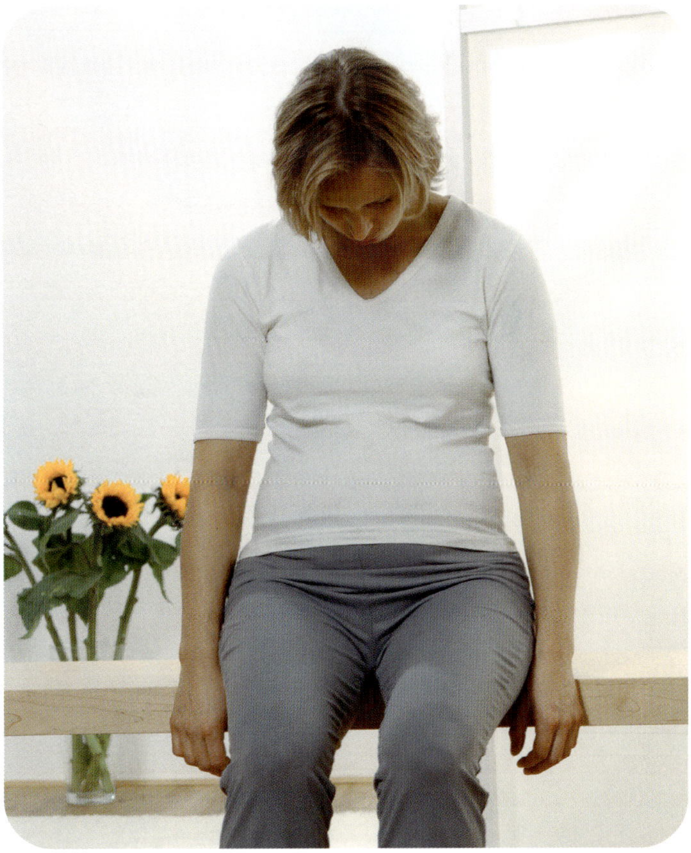

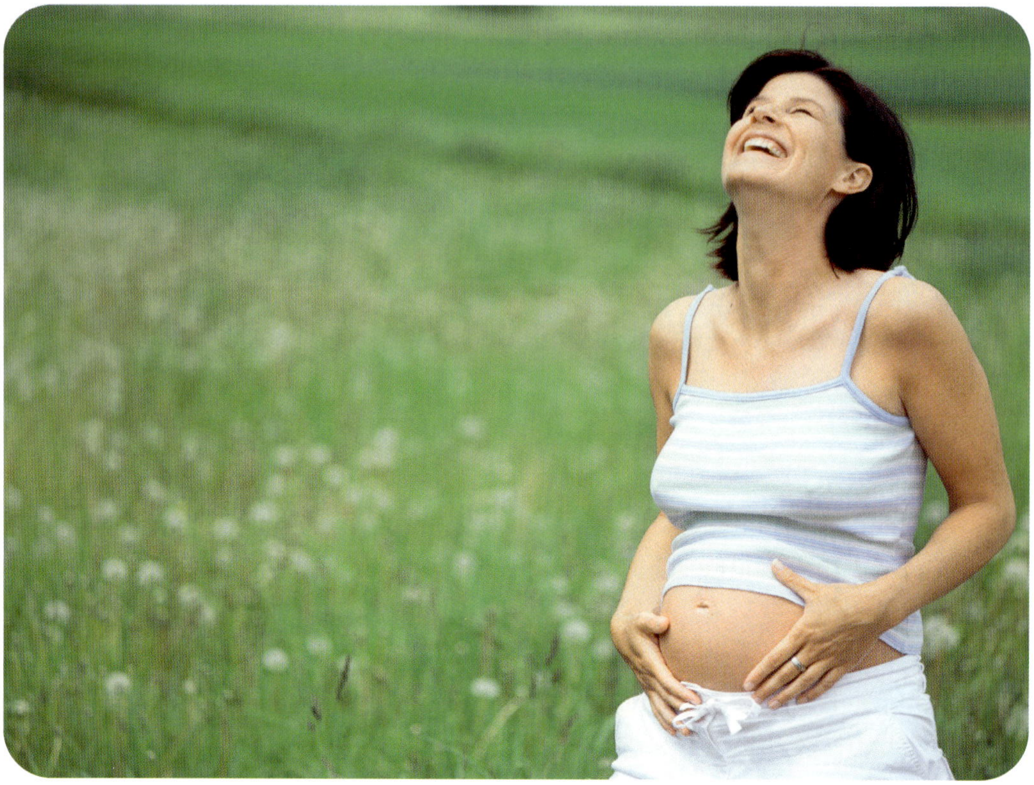

Der Frühling mit seinen vielfältigen frischen Gerüchen ist wunderbar als Bild für eine Atemübung geeignet.

Ihren Atem, spüren ihn, riechen dabei den Luftstrom und haben möglicherweise sogar ein Bild vor sich, wie der Luftstrom in Sie hinein- und hinausgleitet. Gleichzeitig erleben Sie durch diese sinnliche Wahrnehmung ein Gefühl, entweder Wohlgefühl, Gleichgültigkeit oder sogar Langeweile.

Ein Beispiel

Sie sitzen in der Straßenbahn und konzentrieren sich auf Ihren Atem. Sie hören das leise Röcheln in Ihrer Nase, falls Sie durch die Nase atmen (in der Schwangerschaft sind die Nasenschleimhäute etwas angeschwollen, so dass Sie nicht so leicht Luft bekommen), riechen den typischen Straßenbahngeruch und spüren, wie die Luft in Sie hineinströmt. Wahrscheinlich denken Sie jetzt: »So eine blöde Wahrnehmung. Neben mir sitzt ein übel riechender Zeitgenosse, die Luft ist schlecht, mir ist heiß ...« Kurz und schlecht: Sie fühlen sich alles andere als wohl. Ohne Wohlgefühl aber erfahren Sie keine ganzheitliche Entspannung, denn Ihr Gehirn langweilt sich und Ihre Seele ist »unglücklich«, denn Ihr Wohlempfinden ist gestört.

Dagegen hilft das imaginierte Atmen. Stellen Sie sich einfach vor, Sie würden an einem wunderschönen Ort sein, zum Beispiel in den Bergen, am Strand, auf einer Wiese, auf einer Waldlichtung. Ihr Körper atmet, Ihr Gehirn verbindet das bewusste Wahrnehmen der Atmung mit einem geistigen Bild, das Sie inspiriert, Sie anspricht, Sie glücklich macht oder Ihnen einfach gefällt – und schon fühlen Sie sich glücklich, seelisch ausgeglichen und wohl.

Ein Frühlingsbild einatmen

- Setzen Sie sich gemütlich aufs Sofa oder lehnen Sie sich bequem an viele Kissen, so dass Sie sich körperlich wohl fühlen.

- Schließen Sie die Augen und stellen Sie sich vor, Sie würden Ihre momentane Umgebung verlassen und auf eine schöne Reise gehen.

- Es ist Frühling, die Sonne scheint mild und angenehm warm. Ihre hellen Strahlen berühren sanft den Boden. Junge Blätter bilden sich an den Bäumen, rosa Blüten verzaubern die Landschaft und führen Sie fröhlich auf eine hellgrüne Wiese.

- Sie schauen sich um und lassen die Stimmung auf sich wirken: Der Gesang der Vögel ist zu hören, der weiche Wind streift liebevoll Ihr Gesicht, die Luft riecht nach neuer Kraft, nach erwachender Natur und einer lauen Verheißung.

- Sie sehen, wie die Sonnenstrahlen die Blüten an den Bäumen intensiv leuchten lassen und wie einzelne Blüten lustig zu Boden fallen.

- Stellen Sie sich nun vor, ganz sanft und zärtlich den Duft des Frühlings in Ihre Lunge einzuatmen. Folgen Sie Ihrem Atemfluss ganz bewusst. Erleben Sie, wie sich Ihr Atem vertieft und wie Sie in dieser schönen Umgebung Kraft, Frische und Erholung tanken können. Nun gleiten ganz mühelos und wie selbstverständlich Licht und Liebe mit jedem Atemzug in Ihren Körper, so dass Sie sich so wohl und gut fühlen wie nie zuvor.

- Sie atmen weiter ganz bewusst und stellen sich vor, mit jedem Atemzug das Bild des Frühlings in sich festzuhalten. Sie können jederzeit dorthin zurückkehren, wann immer Sie sich danach sehnen.

- Wenn Sie sich wirklich ganz wohl und entspannt fühlen, schauen Sie sich noch einmal um, nehmen Sie den Frühling mit all Ihren Sinnen wahr und kehren Sie dann wieder nach Hause auf Ihr Sofa oder Ihre Kissen zurück.

Ziel der Übung: beim Atmen Wohlgefühl empfinden, Spaß am bewussten Atmen haben

Für das imaginierte Atmen können Sie natürlich jedes andere »Bild« verwenden. Es muss Ihnen nur sehr angenehm sein und wohlige Gefühle in Ihnen hervorrufen.

Die Bauchatmung

Die Bauchatmung wird im Liegen, im Sitzen, in der Hocke oder im Vierfüßlerstand (auf allen Vieren) erlernt und geübt. Je nach Haltung intensiviert und verändert sich die Bauchatmung. Im Stehen ist sie am schwierigsten.

Die Bauchatmung ist die ideale Atmung für die erste Phase der Geburt, die so genannte Eröffnungsphase. Sie versorgt die Gebärmutter mit mehr Blut und führt Ihrem Baby dadurch mehr Nährstoffe zu. Außerdem wird Ihre Verdauung angeregt, was günstig gegen Verstopfung ist.

- Legen Sie sich ganz bequem auf eine weiche Unterlage. Ihr Oberkörper sollte durch ein Kissen ein wenig erhöht sein. Strecken Sie die Beine aus (Bild unten).

- Nun schließen Sie die Augen. Atmen Sie erst einmal kräftig, laut und befreiend aus. Dann atmen Sie durch die Nase – oder bei Schnupfen durch den Mund – in Ihren Bauch hinein.

- Legen Sie Ihre Hände auf den Bauch, damit Sie ganz innig mit Ihrem Baby verbunden sind, und spüren Sie, wie sich der Bauch mit Sauerstoff füllt und nach oben wächst. Stellen Sie sich dabei vor, wärmende und heilende Goldstrahlen voller Licht und Liebe in Ihren Körper einzuatmen. Ihr Bauch wird gänzlich von diesem Gold eingehüllt. Liebe und Licht umfließen Sie und Ihr Baby wie eine schützende Hülle. Ihr Bauch wird zu einer Energie spendenden, liebenden Goldkugel für Ihr Baby.

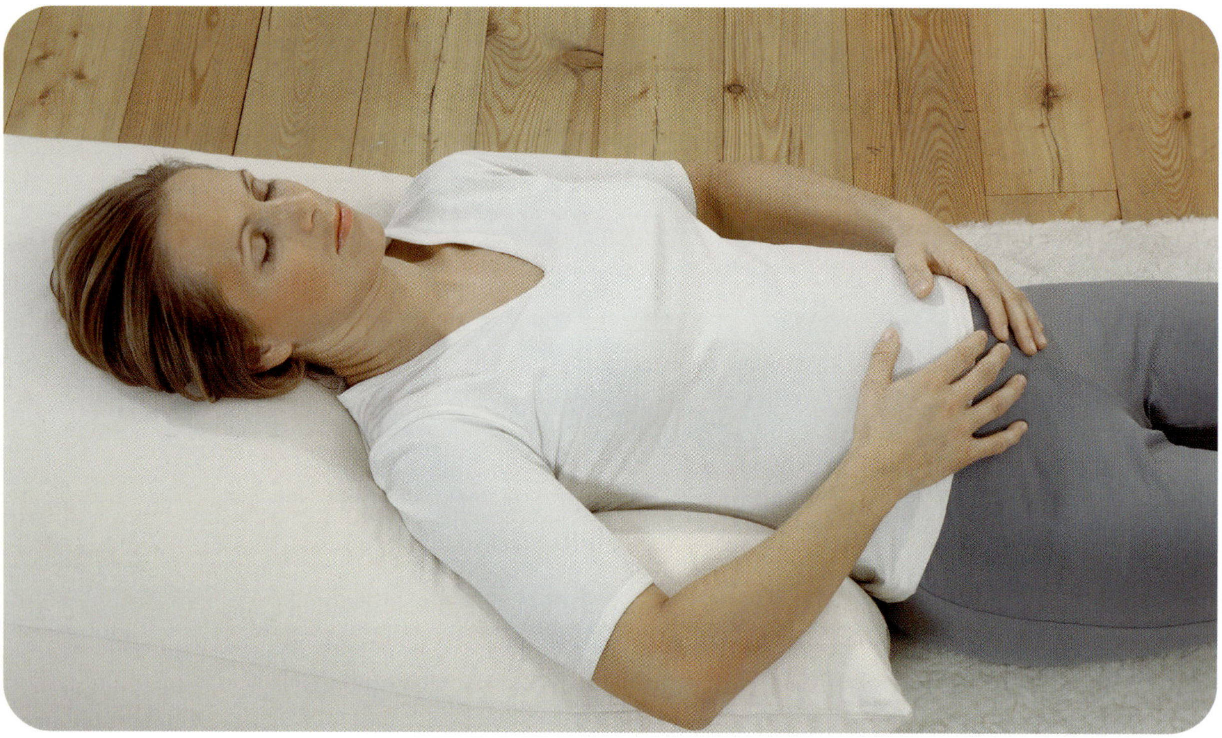

Bei der Bauchatmung bitte beachten

- *Das Ausatmen mit geöffnetem Mund ist sehr wichtig. Mund und Muttermund stehen miteinander in Verbindung. Ein geöffneter Mund symbolisiert das Loslassen, das später während der Geburt von Bedeutung ist. Er verhindert Verspannungen in der Kopf- und Unterkiefermuskulatur, so dass der Ballast auch wirklich entweichen kann und nicht in die Muskulatur gepresst wird, die dadurch verspannt. Und wer verspannt ist, kann sich nicht wirklich lösen und befreien.*
- *Die Ausatmung sollte länger sein als die Einatmung, denn sie ist der wichtige Entspannungs- und Schmerzverarbeitungsteil. Dies fällt anfangs sehr schwer, es sei denn, Sie singen häufig. Mit regelmäßigem Üben wird es Ihnen aber bald gelingen.*
- *Versuchen Sie, so langsam und genüsslich wie möglich zu atmen, um den Alltagsstress abzubauen. Ein hektisches, schnelles Ein- und Ausatmen bringt keine Erholung und dient später nicht der effektiven Schmerzverarbeitung. Je öfter Sie üben, das Ein- und Ausatmen voll auszukosten, desto einfacher und besser wird es Ihnen gelingen.*
- *Sobald Sie die Bauchatmung beherrschen, versuchen Sie während der Ausatmung auch die Muskulatur zu entspannen. Lassen Sie die Schultern befreiend nach unten sinken, Ihr Körper sinkt etwas zusammen. Stellen Sie sich vor, dass Sie wie ein Luftballon schrumpfen und Sie ganz weich, elastisch und flüssig wie Gummi oder Honig würden.*
- *Üben Sie die Bauchatmung in verschiedenen Stellungen und beobachten Sie dabei, wie unterschiedlich stark Sie die frische Luft in Ihrem Bauch spüren und wie stark sich Ihr Bauch dabei hebt und senkt.*
- *Atmen Sie rhythmisch! Das rhythmische Atmen bewirkt eine tiefe Entspannung.*

Einatmen bedeutet Energietanken, Ausatmen bedeutet Entspannung. Benutzen Sie Ihre Hände bei der Bauchatmung als Wegweiser. Legen Sie sie immer auf den Bauch zu Ihrem Kind.

- Beim Ausatmen öffnen Sie leicht den Mund, der Unterkiefer hängt locker herunter. Lassen Sie die Luft langsam wie aus einem Luftballon durch die Zähne fließen. Ihre Zunge liegt ganz entspannt in der Mitte des Mundraums. Es klingt wirklich so, als ob Luft langsam aus einem Ballon entweicht. Manchen Frauen hilft dabei ein leichter Ton, der sich wie ein Seufzer auf »Ah«, »Oh«, »Ha« oder »Hh« anhört.
- Stellen Sie sich während der Ausatmung vor, dass alle Verspannungen, alle Schmerzen, jede Kränkung und jeglicher Frust aus Ihnen herausströmt. Nur Liebe und Licht verbleiben in Ihrem Körper, während Sie leicht, frei und unbeschwert werden. Versuchen Sie, die Ausatmung bewusst als Erleichterung zu empfinden, so, als ob Sie etwas sehr Schweres endlich loswerden – später ist dies der Wehenschmerz.

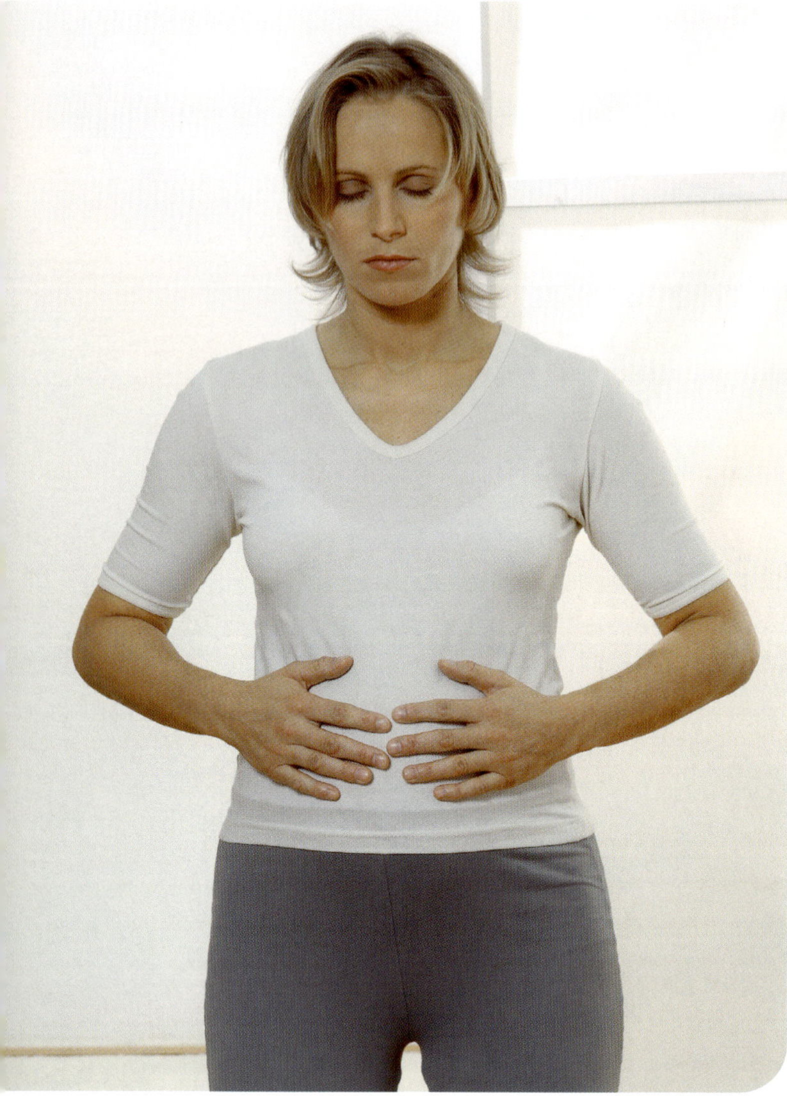

Die Bauchatmung unter Wehensimulation im Stehen

- Stellen Sie sich aufrecht hin, die Beine sind hüftbreit auseinander.

- Gehen Sie nun leicht in die Knie und legen Sie Ihre Hände auf den Bauch zu Ihrem Kind (Bild oben).

- Atmen Sie jetzt tief in den Bauch hinein und üben Sie die Bauchatmung wie auf Seite 102 f. beschrieben.

- Während Sie üben, müssen nun die Muskeln Ihrer Oberschenkel Ihre Haltung ausgleichen und sich anspannen. So üben Sie statt mit der Gebärmuttermuskulatur mit Ihren Oberschenkeln. Spüren Sie die Anspannung der Muskeln.

- Atmen Sie locker und rhythmisch weiter, bis die Anspannung unangenehm wird.

- Dann schütteln und klopfen Sie die Beine aus.

Die Bauchatmung unter Wehensimulation im Sitzen

- Lehnen Sie sich im Sitzen bequem an eine Wand und strecken Sie die Beine aus.

- Legen Sie die Hände auf den Bauch zu Ihrem Kind und atmen Sie zunächst ohne Muskelanspannung in den Bauch hinein.

- Strecken Sie nach etwa 1 Minute die Arme in die Höhe und spannen Sie die Armmuskeln fest an.

- Ballen Sie die Hände zu Fäusten und atmen Sie weiter locker und rhythmisch in Ihren Bauch hinein (Bild rechts).

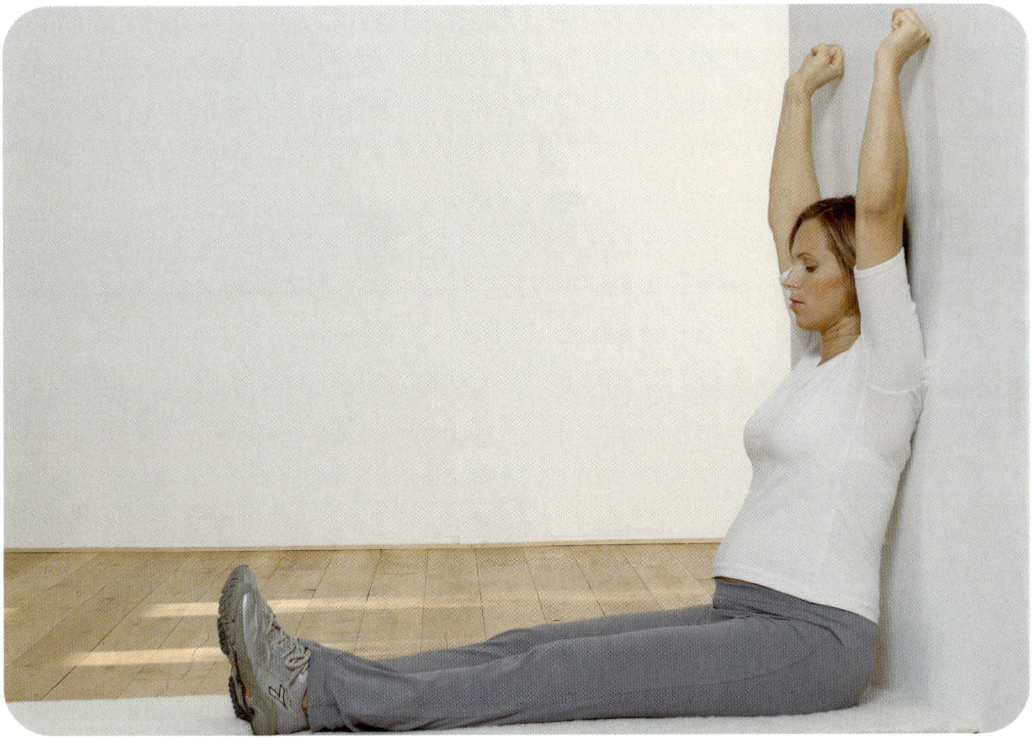

Die Bauchatmung unter Wehensimulation im Sitzen ist eine gute Vorbereitung auf die Geburt.

- Nach etwa 1 Minute lösen Sie die Spannung der Armmuskeln. Legen Sie die Hände wieder auf den Bauch und atmen Sie ruhig.

- Atmen Sie immer weiter so im Wechsel von Spannung und Entspannung. Mit den Armmuskeln simulieren Sie dabei die Wehentätigkeit.

Die Bauchatmung unter Wehensimulation im Liegen

- Diese Übung verläuft wie die Übung im Sitzen, nur dass Sie bequem auf einer Seite liegen und nur einen Arm nach oben strecken und anspannen.

Die Ganzkörperatmung

Eine ganz besondere Art der Atmung ist die Ganzkörperatmung, die auch Yogavollatmung genannt wird. Sie schenkt Ihnen nicht nur neue Energie, sondern regelrecht Superpower und dient vor allem auch dem neuen Krafttanken zwischen den Wehen. Gerade gegen Ende der Eröffnungsphase, also in der Übergangsphase vor den Presswehen, sind die Wehenpausen sehr kurz und dauern meist nur noch zehn bis zwanzig Sekunden.

Die Ganzkörperatmung ermöglicht eine schnelle Entspannung des gesamten Körpers, ein rasches Wiedervorbereiten auf die nächste Wehe und ein kraftvolles Auftanken mit Licht und Liebe. Sie kann wie die Bauchatmung in allen Haltungen erlernt und geübt werden. Am schwierigsten ist es, sie im Stand auszuführen.

- Legen Sie sich auf den Rücken, wobei Sie sich an mehrere Kissen, ein Stillkissen oder einen Sitzsack anlehnen, damit Ihr Oberkörper ein wenig erhöht ist.

- Strecken Sie bequem die Beine aus, so dass Sie sich wohl fühlen. Schließen Sie dann die Augen. Legen Sie behutsam beide Hände auf den Bauch und schicken Sie Ihrem Baby einen lieben Gedanken, Ihr liebendes, helles Licht.

Die Yogavollatmung kann Sie Ihr ganzes Leben lang begleiten und Ihnen jederzeit Entspannung und neue Kräfte geben.

- Spüren Sie zunächst Ihrer Atmung nach. Ihr Bauch hebt und senkt sich ganz ruhig und gleichmäßig, so als ob der warme Wind des Sommers durch Ihren Körper streifen würde, den Sie genießen und wie eine rhythmische Welle oder einen wiederkehrenden Hauch erleben.

- Nun atmen Sie hörbar und befreiend aus und dann wieder ganz langsam und genüsslich, bewusst und aktiv in den Bauch hinein. Führen Sie den Atemzug nun weiter bis in den Brustkorb hinein, so dass sich neben dem Bauch auch noch Brust und Schultern heben. Anschließend lassen Sie den letzten Rest der Einatmung in Ihren Hals und Kopf strömen. So fließt also ein einziger Atemzug in Bauch, Brust, Hals und Kopf und füllt Ihren ganzen Körper aktiv mit Sauerstoff.

- Stellen Sie sich dabei vor, einen Energiestoß voll kraftvollem, glutrotem oder gold glänzendem Licht zu erhalten, der von »Mutter Erde« stammt und von Ihren Füßen bis zum Scheitel fließt und Ihren Körper auftankt.

- Lassen Sie nun ganz langsam wie bei der Bauchatmung den Atem durch den leicht geöffneten Mund, den entspannten Kiefer und Ihre Zähne nach außen strömen. Die Luft entweicht zunächst aus Kopf und Hals, dann aus dem Brustraum und schließlich aus dem Bauch. Stellen Sie sich dabei vor, flüssig wie goldgelber Honig zu werden, alle Muskeln von oben nach unten zu entspannen und sämtlichen Ballast abzugeben. Lassen Sie sich selbst los, lassen Sie sich frei. Von Kopf bis zu den Zehen entweicht die Verkrampfung.

Die einfache Bewegungs-Atemübung

- Setzen Sie sich aufrecht auf eine weiche Decke oder Matte. Verschränken Sie die Beine nach Belieben im Schneidersitz, legen Sie die Fußsohlen aneinander oder strecken Sie die Beine aus.

- Schließen Sie jetzt die Augen und atmen Sie zunächst gründlich und heftig aus.

- Beginnen Sie nun, Ihren Oberkörper ganz leicht und sanft von rechts nach links und zurück zu schaukeln. Legen Sie dabei Ihre Hände auf den Bauch, schicken Sie Ihrem Baby Ihre Liebe und tanken Sie mit Hilfe der Bauchatmung (siehe Seite 102 f.) heilendes, entspannendes Licht, das sich im ganzen Körper ausbreitet (Bild rechts).

- Schaukeln Sie ganz rhythmisch hin und her, bis Sie über diese Bewegung nicht mehr nachdenken müssen. Konzentrieren Sie sich einzig auf Ihre Atmung. Ganz langsam und fließend atmen Sie in den Bauch hinein und noch langsamer mit leicht geöffnetem Mund auf »Hh«, »Ha« oder »Oh« wieder aus.

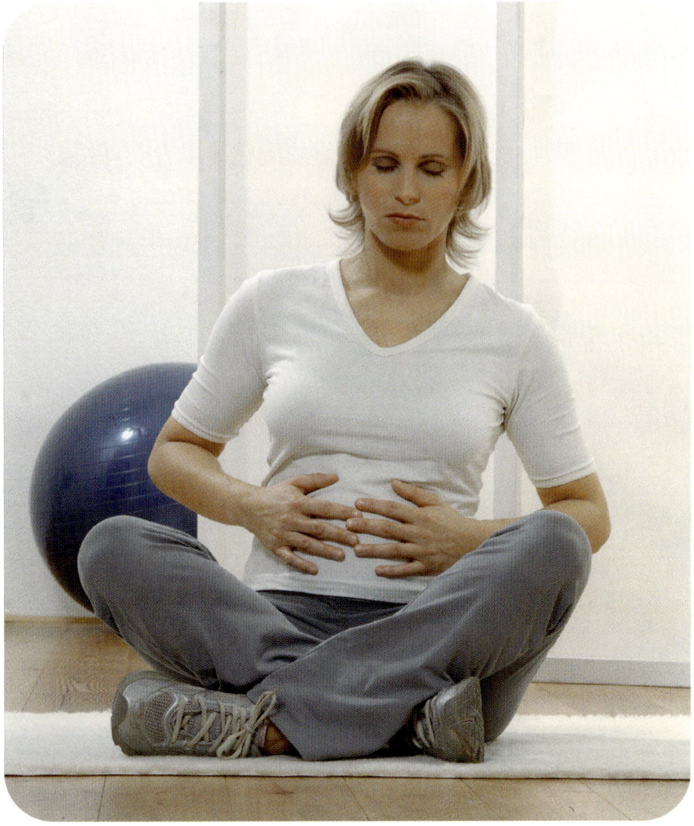

Atmung in der Eröffnungs-, Übergangs- und Austreibungsphase

Die Eröffnungsphase dauert am längsten und beinhaltet noch lange Wehenpausen. Die Wehenintensität steigert sich und am Anfang sind die Wehen kaum schmerzhaft. Während dieser Phase können Sie sich ganz allmählich auf die Wehenstärke einstellen. Bewegung hilft, diese Phase zu verkürzen. Wenn die Wehen stärker werden, hilft das konzentrierte, bewusste Bauchatmen mit der Vorstellung von heilem Goldlicht, um ganz entspannt die eigene Mitte zu finden und in den Wehenschmerz hineinzuatmen.

Während der Übergangsphase kann es gut sein, dass Sie mit der Bauchatmung alleine nicht mehr ganz zurechtkommen. Halten Sie trotzdem nicht den Atem an, sonst verstärkt sich die Schmerzempfindung. Jede Wehe sollte deshalb veratmet werden! Auch wenn Sie nur noch nach Luft schnappen, atmen Sie!

Während der Pressphase arbeiten Sie ganz aktiv mit und schieben mit Ihrer Atmung das Kind vollends nach draußen.

Wenn Ihnen danach ist, legen Sie bei der Bewegungs-Atemübung eine sanfte Entspannungsmusik auf.

Atmung während der Eröffnungsphase
Hier ist die Bauchatmung ideal.

Atmung während der Übergangsphase
Jetzt kommt die Dampflok- oder Walzeratmung, also ein ganz schnelles, flaches Brustatmen zum Einsatz.

Die richtige Atemtechnik ist mit das wichtigste »Instrument«, das Sie während der Entbindung zur Verfügung haben. Sie sollten sie daher wirklich gut üben.

- Sie atmen nur kurz in den Brustkorb ein und 2-mal in kurzen Stößen hintereinander gleich wieder aus. Der Atemrhythmus ist ein – aus – aus.

- Atmen Sie durch die Nase ein und durch den Mund aus. Ihre Brust hebt sich dabei deutlich und es klingt so, als ob Sie eine Dampflok wären und mit dem »Ein – aus – aus« das bekannte »Tsch-tsch-tsch« simulieren. Somit können Sie sich wieder auf die Atmung konzentrieren, die durch ihre Schnelligkeit dem intensiven Schmerz entgegenkommt. Auch ein rhythmisches Hecheln oder ein kurzes, kräftiges Ein- und Ausatmen auf »F« oder »Ph« kann hilfreich sein, um die Wehe durchzustehen.

Atmung während der Austreibungsphase
Diese Phase wird durch einen starken Pressdrang bestimmt. Wenn Sie noch nicht pressen dürfen, wird die Hebamme Sie zu einer schnellen Brustatmung (Hecheln oder »F-Atmen«) anhalten, um die Wehe zu verarbeiten.

- Beim Pressen holen Sie tief Luft und schieben das Kind mit einer kräftigen Ausatmung nach unten.

- Halten Sie nicht die Luft an, pressen Sie nicht in den Kopf hinein, sondern nutzen Sie die kraftvolle Ausatmung, um Ihr Kind wirkungsvoll nach unten zu schieben.

Die Atemtechniken während der gesamten Geburt

- ***Eröffnungsphase***
Während der Wehen: Bewegungsatmung und Bauchatmung; in der Wehenpause: Ganzkörperatmung
- ***Übergangsphase***
Während der Wehen: Bauchatmung oder Walzer- bzw. Dampflokatmung, Hecheln oder »F-Atmen«; in der Wehenpause: eine kurze Ganzkörperatmung mit Energievisualisierung
- ***Austreibungsphase***
Während der Presswehe: kräftiges Ausatmen und Hinausschieben; wenn nicht gepresst werden darf, schnelle Brustatmung, um die Wehe zu verarbeiten.

Schmerzverarbeitung mit Wärme und Wasser

Wärme und Wasser helfen Ihnen, sich ganz gelöst zu entspannen und die spürbaren Wehen nicht mehr als ganz so schmerzintensiv zu empfinden. Wenn Ihnen danach ist, nehmen Sie deshalb das Angebot Ihrer Klinik in Anspruch, in einer Gebärwanne den größten Teil der Wehen im warmen Wasser zu verarbeiten oder sogar Ihr Kind dort zu entbinden. Spüren Sie dabei aber bitte Ihre momentanen Empfindungen und Vorlieben während der Entbindung. Wenn Sie Ihre Wehen lieber »an Land« veratmen, dann lassen Sie sich auch nicht zu einem Wannenbad überreden. Ansonsten bietet Ihnen das warme Wasser ideale Möglichkeiten.

Schmerzverarbeitung durch Entspannung und Trance

Geburtshergang und Geburtsdauer gleichen einem hochleistungssportlichen Einsatz. Die Gebärmutter muss wahrlich ein Mammutsportprogramm hinter sich bringen, um mit ihren Kontraktionen den Gebärmutterhals verstreichen zu lassen, den Muttermund zu öffnen und das Kind herauszuschieben. Das ist eine extrem harte Muskelarbeit und kann sich mehrere Stunden hinziehen. Dabei kommt es auf die physische und psychische Leistungsfähigkeit und die Bereitschaft des Körpers an, ohne Angst, mit Engagement, Optimismus, einer positiven Einstellung, mit Selbstvertrauen und ohne innere und äußere Verkrampfungen an die zu erwartende Leistung heranzugehen.

Die Bewusstseinszustände des Gehirns bei der Schmerzverarbeitung

Der Beta-Bereich: Wenn Sie wach und aktiv sind, verlaufen Denken und Wahrnehmung im Beta-Bereich. Das EEG würde jetzt Beta-Gehirnwellen aufzeichnen. Diese Stufe der Aufmerksamkeit wird vornehmlich von der analytisch-strukturierenden linken Gehirnhälfte übernommen. Bewusstes Handeln, Nachdenken und Lernen finden jetzt statt.

Der Alpha-Bereich: Wenn Sie ins Tagträumen überwechseln, sich entspannen, Ihre Gedanken und Gefühle frei und den Geist wandern lassen, sich schöne Dinge vorstellen, vor sich hin träumen und imaginieren, wechselt Ihr Bewusstseinszustand in den Alpha-Bereich.

Der Theta-Bereich: Je tiefer Sie entspannen, je freier Sie sich fühlen und je mehr Sie in Traumgedanken versinken, desto eher werden Sie in den Theta-Bereich wechseln – eine sehr tiefe Entspannung und Trance. Jetzt haben Sie ganz tiefen Zugang zu Ihren Gefühlen und Ihrer Intuition. Sie erfassen Situationen intuitiv und nicht mehr nur rein vernünftig und erkennen

Die Gehirnströme, also quasi die Tätigkeit des Gehirns, werden mit Hilfe des Elektroenzephalogramms (EEG) gemessen. Die dabei aufgezeichneten Wellen werden je nach Größe als Alpha-, Beta-, Delta- und Theta-Wellen bezeichnet.

manchmal sogar übergeordnete Zusammenhänge und Weisheiten.

Alpha- und Theta-Bewusstseinszustand machen Leistung und Ausdauer während der Geburt möglich, schenken Entspannung und senken das subjektive Schmerzempfinden erheblich.

Der Delta-Bereich: In diesem Bereich schlafen Sie und befinden sich in der Traumphase oder im Tiefschlaf.

Wie Sie in den Alpha- und Theta-Bereich kommen

Eigentlich geht das ganz von alleine, wenn Sie anfangen, sich Ihren Träumen hinzugeben. Das tun wir ja des Öfteren. Freuen Sie sich darüber und verdammen Sie Ihre Lust am Tagträumen nicht! Doch wenn man dann plötzlich willentlich in den Alpha-und Theta-Bereich wechseln möchte, klappt es nicht mehr, weil man sich verkrampft und anstrengt. Mit ein wenig Übung wird das aber bald gut gelingen.

Übungen, um in den Alpha- und Theta-Bereich zu kommen

- Rhythmus und Wiederholung sind die Schlüssel zur tiefen Entspannung. Deshalb sind die rhythmischen Atemübungen, immer im gleichen Rhythmus ausgeführt und sich endlos wiederholend, für den Wechsel in den Alpha- und Theta-Bereich sehr hilfreich.

- Rhythmisches Atmen wirkt im warmen Wasser noch besser, weil Ihr Körper durch die angenehme Wärme schneller entspannen kann.

- Rhythmisches Schaukeln mit dem Oberkörper ist ähnlich wirkungsvoll. Wiegen und schaukeln Sie sich selbst ganz rhythmisch in endloser Wiederholung. Schaukeln Sie aber immer nur in eine Richtung, also entweder vor und zurück, nach rechts und links oder kreisen Sie den Oberkörper.

Schmerzverarbeitung durch mentales Training

Die Geburt mental durchspielen

- Stellen Sie sich ganz realistisch Ihre Geburt vor, und zwar in der Umgebung, in der Sie das Kind bekommen wollen. Umso besser, wenn Sie schon die Entbindungsklinik besichtigt haben. Denken Sie daran, was Sie alles mitnehmen wollen, um sich wohl zu fühlen (Lieblingsmusik, Duftlampe, Stillkissen, Massageöl usw.) Lassen Sie die Geburt nicht einfach nur auf sich zukommen. Planen Sie die äußeren Bedingungen, die sich einschätzen lassen. Dazu gehört eben eine realistische Einschätzung der realen Begebenheiten wie Räume, Dinge und Menschen, die Sie begleiten. Dabei spielen Sie alle Möglichkeiten durch, die auf Sie zukommen könnten, also auch unangenehme Situationen.

- Wie reagieren Sie, wenn es nicht so läuft, wie Sie es sich erträumen? Sind Sie flexibel genug, einen kühlen Kopf zu behalten, wenn Komplikationen auftreten?

- Spielen Sie den realistischen Beobachter, der emotionslos den Überblick behält und sich sein Verhalten während der einzelnen Geburtsphasen vorstellt. Berechnen Sie dabei Ihre eigenen Stärken und Schwächen, zum Beispiel ob Sie schmerzempfindlich, eher sportlich oder unsportlich sind, ob Sie Ihren Gefühlen freien Lauf lassen können oder in allen Lebensbereichen vernunftorientiert reagieren, ob Sie Improvisationstalent besitzen und sich schnell auf veränderte Situationen einstellen oder ob Sie sich von Veränderungen überrollen lassen und wie Sie mit Extremsituationen umgehen. Kennen Sie Ihren Körper und vertrauen Sie den natürlichen Vorgängen und Ihrer Kompetenz oder fühlen Sie sich erst sicher, wenn Sie die Verantwortung in kompetente Hände legen können?

Visualisieren Ihrer Traumgeburt

- Begeben Sie sich noch einmal zur Geburtssituation. Diesmal erleben Sie sie in Gedanken so, wie Sie sie sich wünschen. Visualisieren Sie Ihre persönliche Traumgeburt, ohne allzu unrealistisch zu sein.

- Tauchen Sie sich während der Geburtsphasen in helles, schützendes, stärkendes Licht und wundervolle Liebe. Vor Ihrem geistigen Auge sehen Sie sich in einen goldenen Energiestrahl getaucht, der Ihnen Kraft und Durchhaltevermögen verleiht. Sie sind wach und doch verträumt. Wie in Trance erleben Sie, wie das kleine Leben, Ihr Baby, aus Ihnen herausgleitet und nun endlich in Ihren Armen ruhen kann. Neugierig betrachten Sie sich und spüren das feine, zarte Liebesband zwischen Ihnen.

Die Selbstbeobachtungsübung ist für die Pressphase gut geeignet, bei der Sie Ihre ganze Konzentration benötigen. Die Rückzugsübung erhöht die Ausdauerfähigkeit und sollte während der Eröffnungsphase immer wieder angewandt werden.

Selbstbeobachtung und Rückzug

- *Bei der Selbstbeobachtung sind Sie sich über Ihre inneren Körpervorgänge ganz bewusst. So sehen Sie zum Beispiel, wie Ihre Gebärmutter sich anstrengt, Ihnen und Ihrem Baby gerecht zu werden und Ihnen zu helfen. Vor Ihrem geistigen Auge sind Sie ganz bei sich selbst. Sie spüren, wie Ihr Körper die einzelnen Geburtsphasen durchmacht, Sie hören Ihren unterstützenden Atem, sehen, wie das Baby dem Ausgang immer näher kommt, und riechen schon die freudige Erwartung, das Baby bald im Arm zu haben.*
- *Beim Rückzug ziehen Sie sich ganz aus sich selbst zurück, Sie denken sich weg. In Gedanken entfernen Sie sich weit vom Geschehen und wechseln an einen anderen Ort. Sie stellen sich vor, gar nicht in der Klinik zu sein und auch nicht zu gebären. Stattdessen liegen Sie am Strand, gehen bummeln oder gut essen, treffen sich mit Freunden oder machen eine Wanderung. Sie schalten also ganz ab und klinken sich quasi aus dem Geschehen aus.*

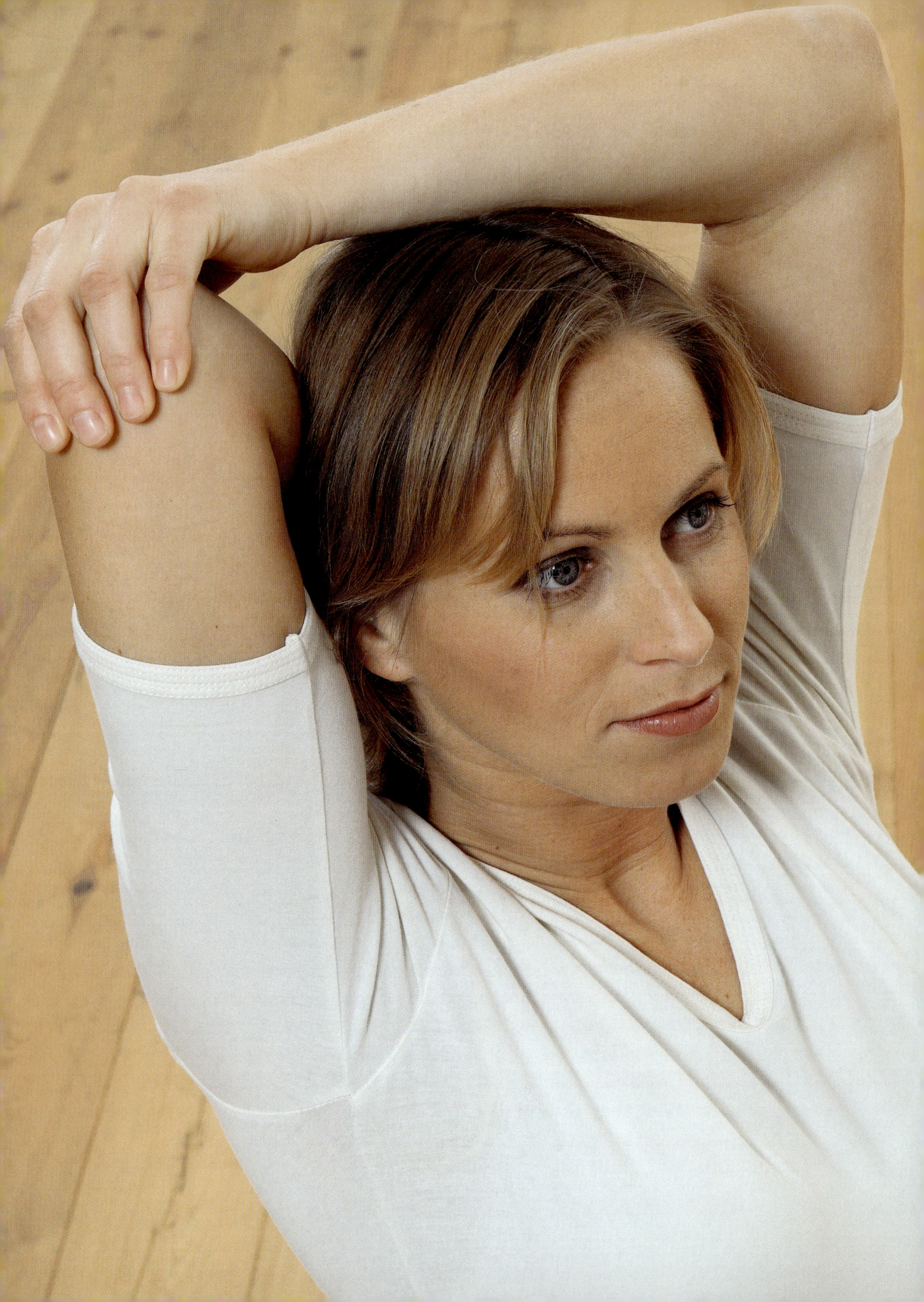

Schwanger und fit *im Alltag*

Wer sich im Alltag bis zur Entbindung wohl und behaglich fühlen will, kann einiges selbst dafür tun. Auch Schwangerschaftsbeschwerden lassen sich oftmals mit einfachen Übungen lindern. So erleben Sie Ihre ganz persönlichen neun Monate völlig entspannt und trotzdem fit und gestärkt.

So **starten** Sie gut in jeden **neuen Tag**

Bevor Sie aufstehen, sollten Sie sich noch ein bisschen Zeit gönnen, um in aller Ruhe vom Schlaf- in den Wachzustand überzuwechseln. Lassen Sie den Tag gemütlich angehen, ganz ohne Hektik.

Die Morgenübungen

Den neuen Tag begrüßen

- Legen Sie eine Hand auf Ihren Bauch und atmen Sie 3-mal kräftig ein und aus.

- Stellen Sie sich vor, wie Sie neue Kraft und gute Laune einatmen und alles Lästige beim Ausatmen abgeben. Schicken Sie Ihre Atemkraft direkt in Ihren Bauch und zu Ihrem Baby. Jetzt sind Sie beide stark und gerüstet für einen fröhlichen Tag.

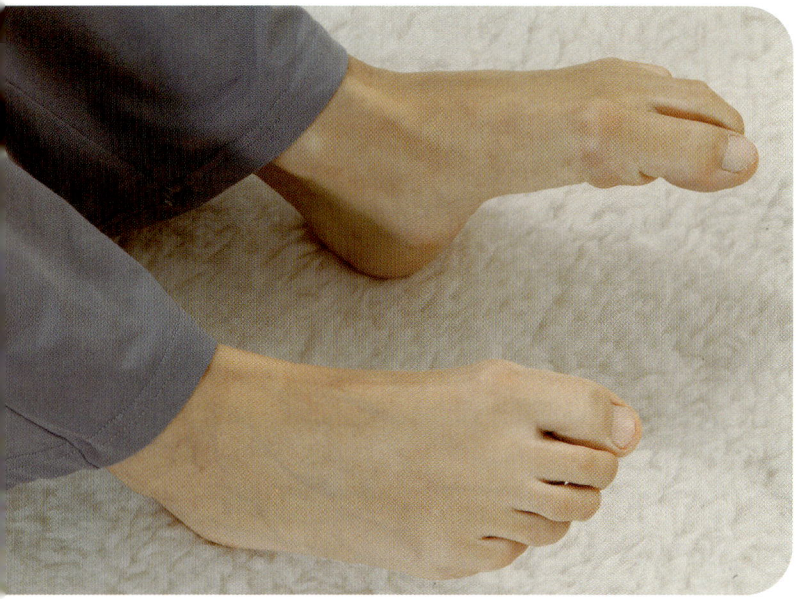

Den Kreislauf aktivieren

- Um Kreislaufschwäche vorzubeugen, sollten Sie, bevor Sie aufstehen, mit den Hand- und Fußgelenken kreisen.

- Strecken Sie die Arme nach oben, schließen und öffnen Sie Ihre Hände im schnellen Wechsel.

- Krallen Sie die Zehen ein und ziehen Sie die Fußspitzen zum Körper hin (Bild links). Sie sollten die Fußspitzen nicht strecken, das könnte zu einem Wadenkrampf führen. Fußspitzen also immer Richtung Nase ziehen, um die Waden zu dehnen.

- Dann reiben Sie die Füße aneinander. Legen Sie eine Fußsohle auf den Rücken des anderen Fußes (Bild rechts oben).

Sich locker machen

- Bevor Sie das Bett verlassen, strecken Sie noch einmal beide Arme nach oben und heben die Schultern an.

- Streichen Sie anschließend die Arme ab, immer von den Fingerspitzen zur Achselhöhle hin (Bild rechts unten). Das entstaut und unterstützt den Rückfluss des Blutes zum Herzen.

- Rekeln und strecken Sie sich zum Abschluss ausgiebig.

So stehen Sie aus dem Bett auf

Bevor der Bauch Beschwerden bereitet, können Sie wie gewohnt aus dem Bett aufstehen. Im letzten Drittel der Schwangerschaft müssen Sie das Aufstehen etwas variieren, je nachdem, wie beweglich Sie sich noch fühlen.

- Versuchen Sie nicht, direkt aus der Rückenlage nach oben zu kommen, sondern rollen Sie sich zunächst auf die Seite, von der aus Sie aus dem Bett gelangen.

- Schwingen Sie die Beine aus dem Bett und stützen Sie sich mit den Händen ab, um den Oberkörper aufzurichten. Erst dann stehen Sie auf.

Tipp: Wenn Sie Probleme mit dem Schambein haben, werden diese durch langes Liegen noch verstärkt. Bewegen Sie sanft Ihr Becken, bevor Sie aufstehen. Grätschen Sie auch die Beine nicht übermäßig, das verursacht nur weitere Beschwerden.

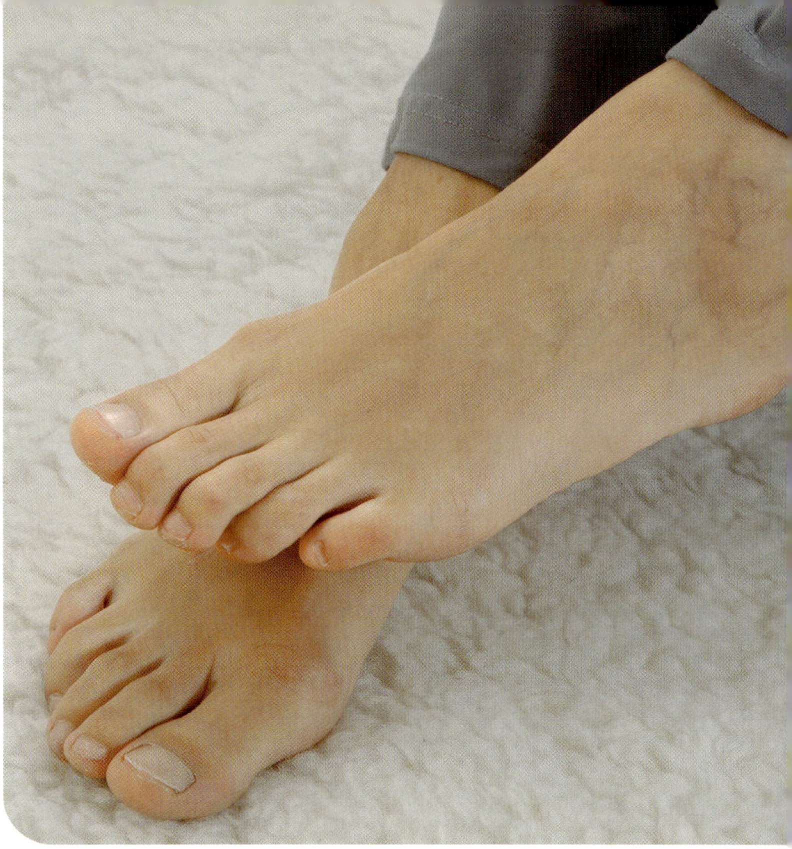

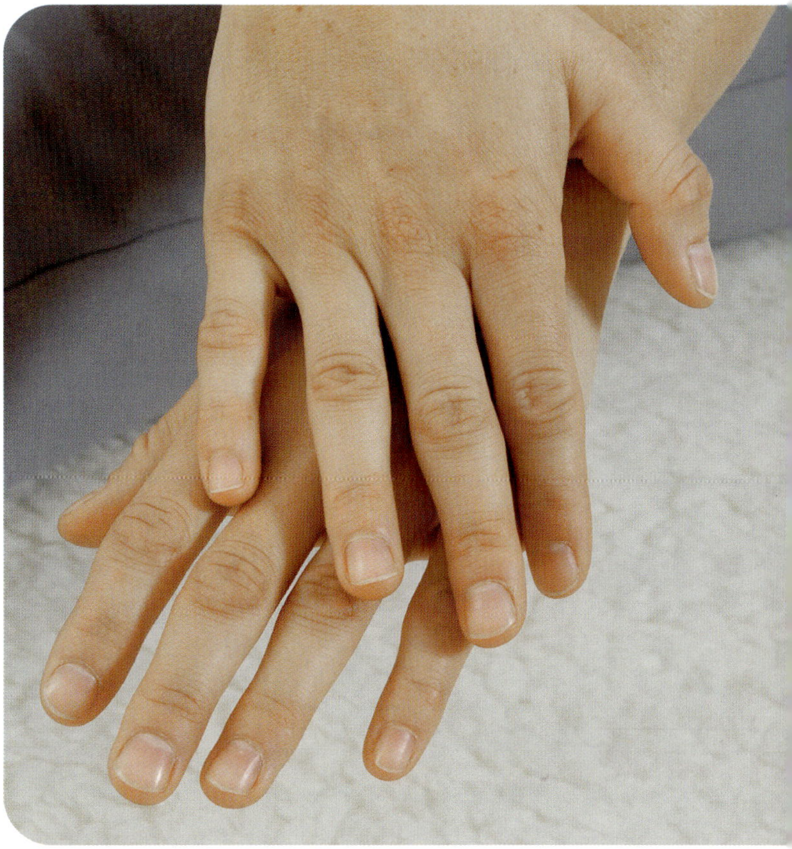

Richtiges **Sitzen, Stehen, Gehen** und **Liegen**

Das zunehmende Gewicht und der veränderte Körperschwerpunkt während der Schwangerschaft kann sonst so selbstverständliche Tätigkeiten wie Sitzen, Stehen, Gehen und Liegen erheblich erschweren. Mit einigen Tricks und Übungen können Sie jedoch Beschwerden vorbeugen.

Wenn Sie viel sitzen müssen

Wer beruflich viel sitzen muss, sollte während der Schwangerschaft immer wieder darauf achten, den Rücken, das Becken und die Beine zu entlasten.

- Achten Sie auf die richtige Sitzhöhe Ihres Stuhles. Ihre Füße sollten den Boden mit der ganzen Fußsohle berühren können.
- Knie und Füße sollten hüftbreit auseinander stehen. Vermeiden Sie übergeschlagene Beine, das belastet die Venen.
- Stellen Sie sich einen kleinen Hocker unter den Schreibtisch, um immer wieder die Füße auflegen zu können.

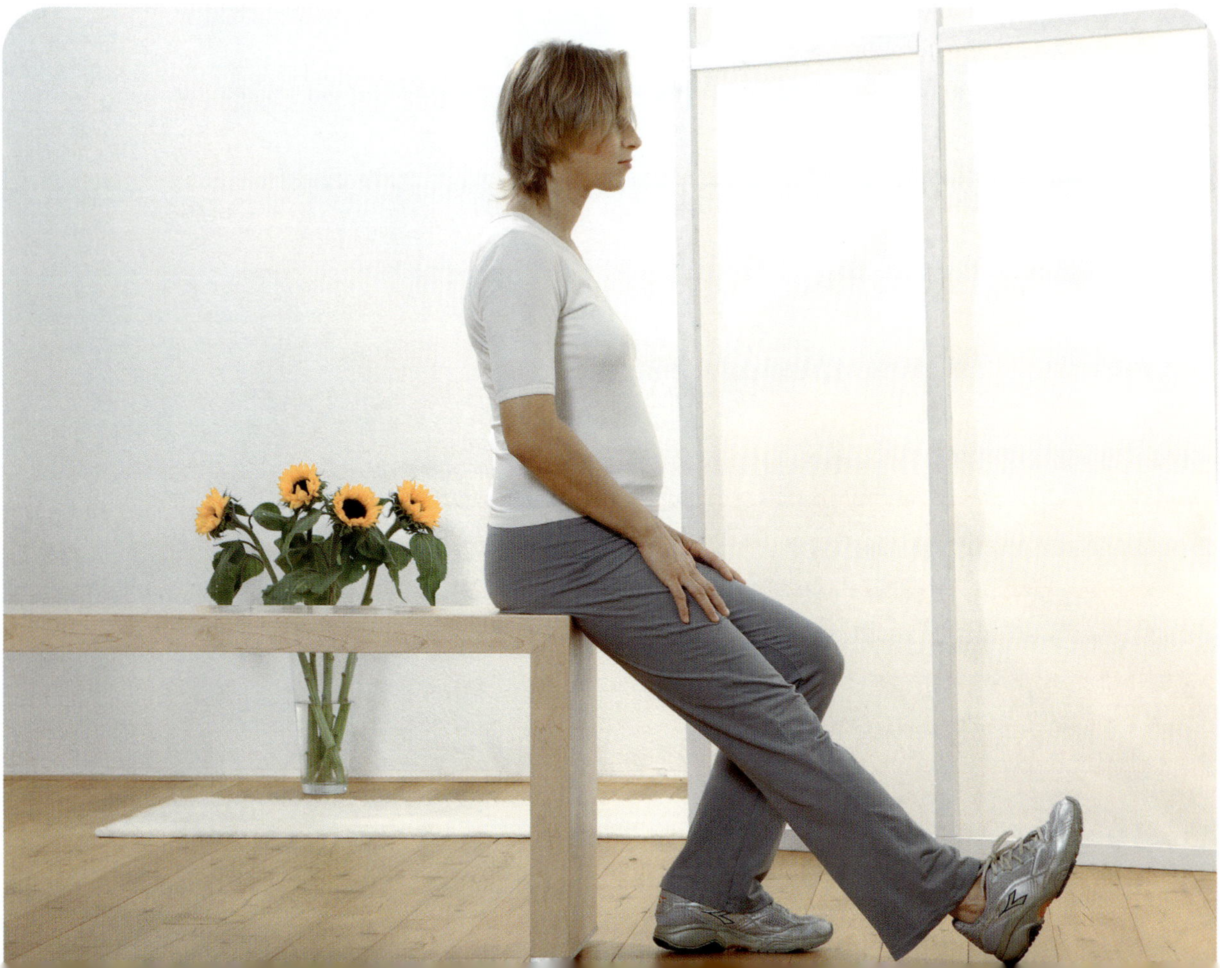

• Tragen Sie bequeme Kleidung, die Sie um den Bauch nicht einengt, und ziehen Sie die Schuhe öfter aus, um die Zehen zu spreizen.

• Ein Keilkissen auf dem Bürostuhl sorgt für eine aufrechte Haltung beim Sitzen und stützt das Becken ab.

• Legen Sie Gehpausen ein und stehen Sie zum Telefonieren ab und zu auf.

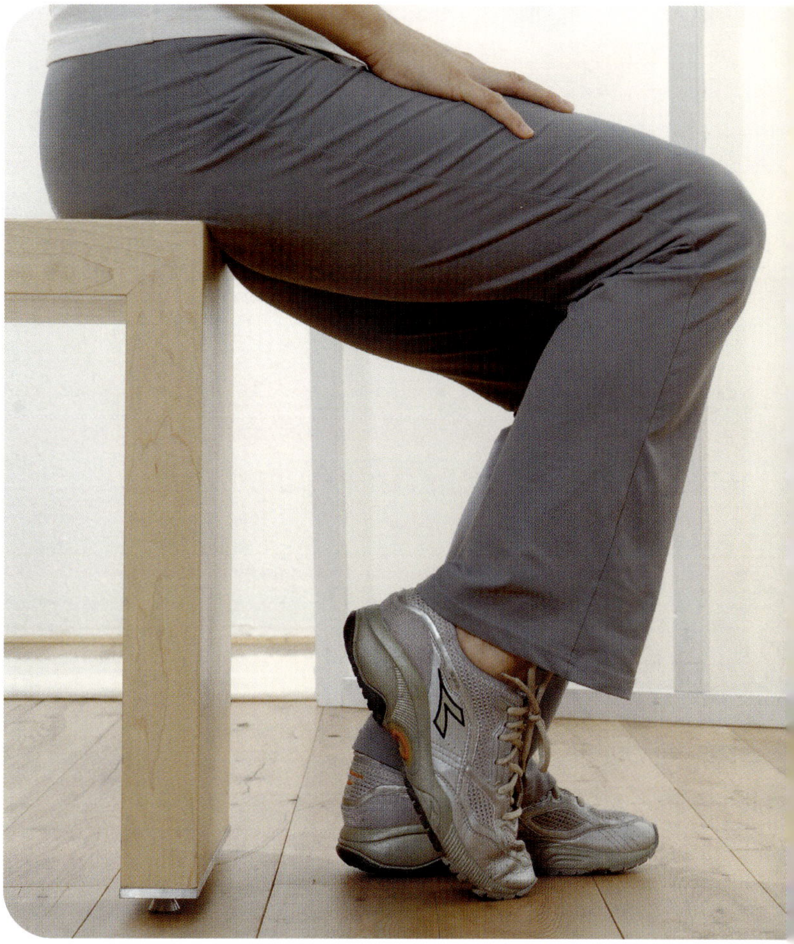

Die Übungen im Sitzen

Das Winken

• Schlüpfen Sie aus Ihren Schuhen und strecken Sie das rechte Bein aus.

• Wippen Sie mit dem rechten Fuß auf und ab. Strecken Sie die Fußspitze und ziehen Sie sie wieder zu sich heran, als ob Sie mit dem Fuß winken wollten (Bild links). Das entstaut die Venen und beugt Krampfadern vor.

• Setzen Sie den rechten Fuß wieder ab. Strecken Sie dann das linke Bein aus und winken Sie mit dem linken Fuß.

Das Treten

• Schlüpfen Sie aus Ihren Schuhen und stellen Sie beide Füße flach auf den Boden.

• Heben Sie einen Fuß in den Zehenstand. Setzen Sie ihn dann wieder ab und wechseln Sie zum anderen Fuß (Bild oben).

• Im zügigen Wechsel heben und senken Sie die Füße mehrere Male.

Der Kreisel

• Schlüpfen Sie aus Ihren Schuhen und strecken Sie das rechte Bein aus.

• Kreisen Sie den Fuß 1-mal rechts und 1-mal links herum.

• Wechseln Sie dann die Seite.

Die Fußmassage

Besorgen Sie sich einen Igelball, einen Tennisball, ein Kirschkernsäckchen, ein Wollknäuel oder einen Fußroller.

- Ziehen Sie die Schuhe aus und rollen Sie mit der rechten Fußsohle kreisend über Ihr Massagehilfsmittel.

- Verfahren Sie mit dem linken Fuß anschließend genauso.

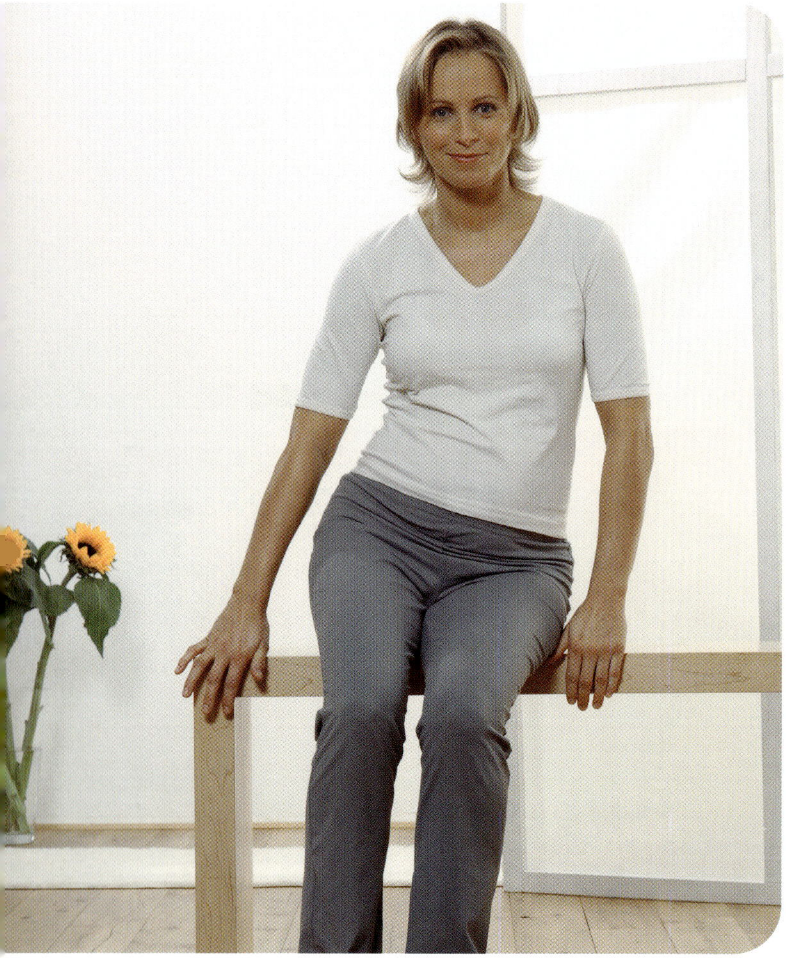

Die Beckenschaukel

Diese Übung entspannt den Rücken und beugt lästigen Kreuzschmerzen vor.

- Kippen Sie im Sitzen Ihr Becken vor und zurück. Bitte ganz sanft und langsam ausführen!

- Danach wechseln Sie von der rechten auf die linke Gesäßhälfte und wieder zurück – immer hin und her mit einer langsamen, fließenden Bewegung (Bild links).

- Zum Schluss kreisen Sie nun vorsichtig und langsam über die Sitzbeinknochen hinweg. Versuchen Sie, die Übung aus dem Becken starten zu lassen und nicht nur den Oberkörper zu kreisen.

- Zum Vergleich lassen Sie anschließend nur den Oberkörper kreisen. Auch das beugt Rückenbeschwerden vor.

Wolken pflücken

- Strecken Sie beide Arme gerade nach oben.

- Recken Sie sich abwechselnd mit dem rechten und gleich darauf mit dem linken Arm noch weiter nach oben, als ob Sie kleine Wolken vom Himmel pflücken wollten.

- Wiederholen Sie dies mehrere Male.

Die Diagonale

- Strecken Sie den rechten Arm nach oben und den linken weit nach unten.

- Dehnen Sie jetzt so weit Sie können gleichzeitig nach oben und nach unten (Bild rechts oben).

- Wiederholen Sie die Übung gegengleich.

Der Schultertanz

- Lassen Sie Ihre Schultern tanzen. Kreisen Sie mit ihnen zuerst ganz langsam, 1-mal vor und 1-mal zurück.

- Danach kreisen Sie mit jeder Schulter einzeln.

- Zum Schluss heben und senken Sie die Schultern gleichzeitig und ziehen sie dann noch vor und zurück.

Das Kamel

- Schieben Sie den Oberkörper weit nach vorne. Stellen Sie sich vor, zwischen Ihren Brüsten wäre ein Seil befestigt und Sie werden an diesem Seil nach vorne gezogen (Bild rechts unten).

- Danach schieben Sie den Brustkorb wieder zurück.

- Wiederholen Sie dies mehrere Male.

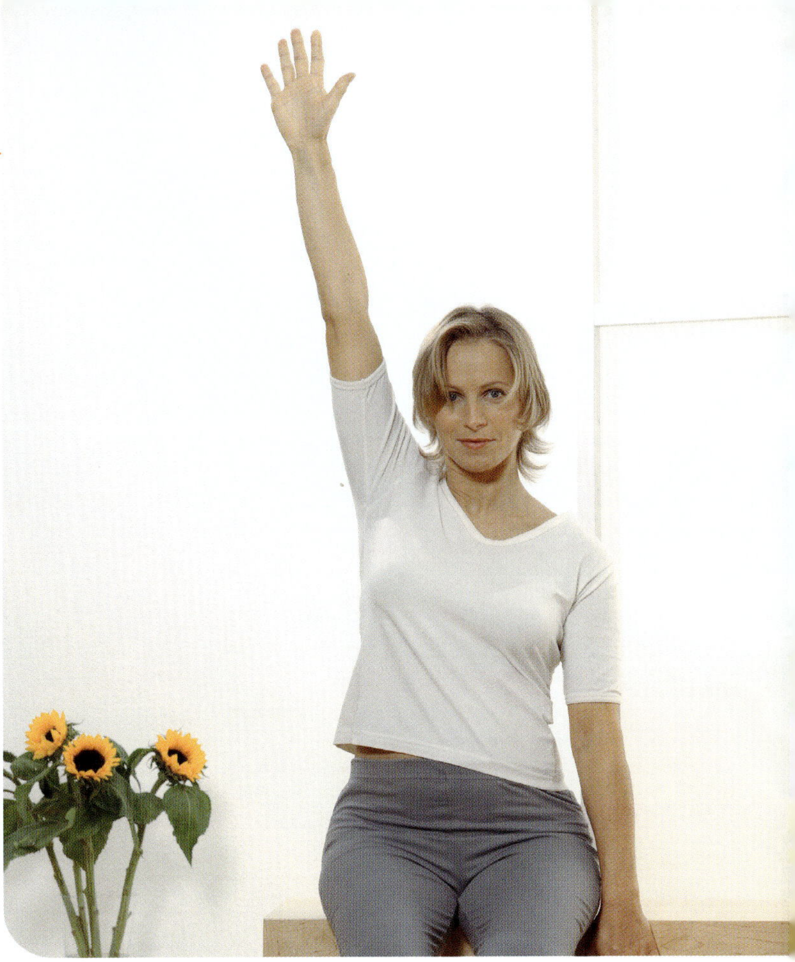

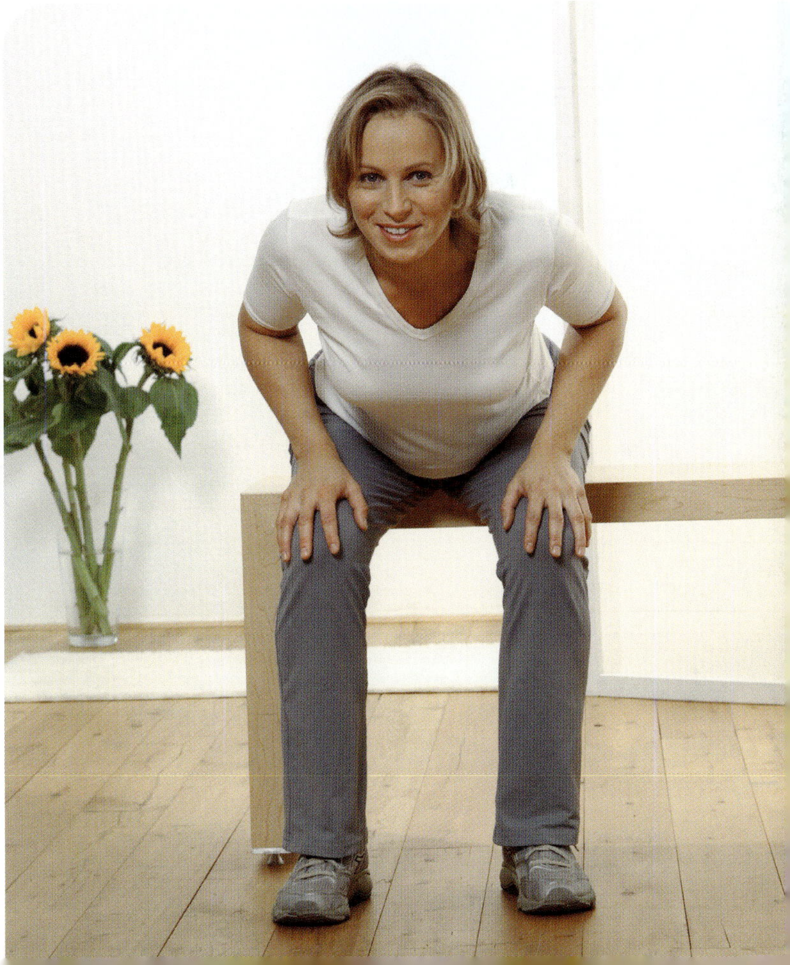

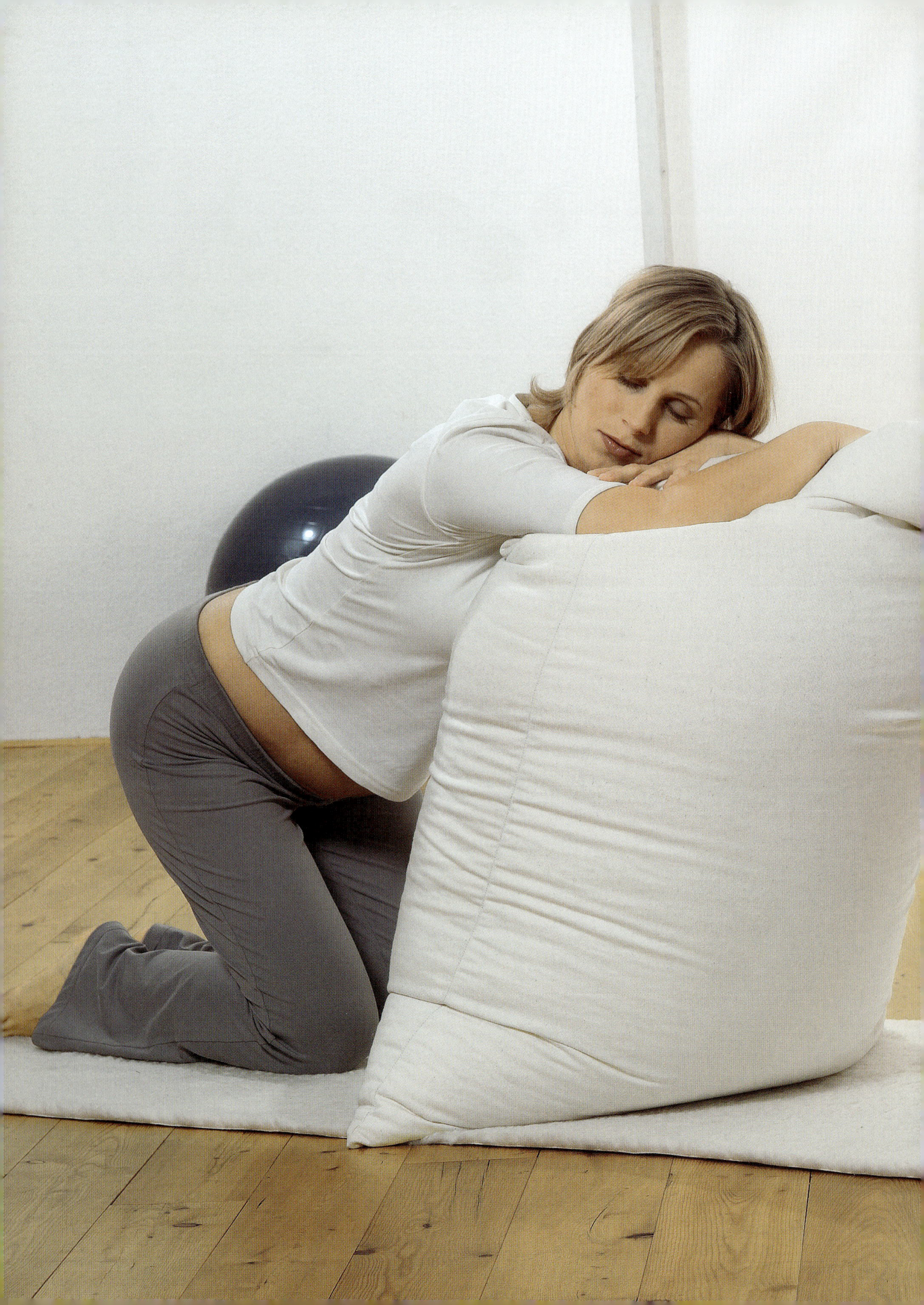

Sitzen und ausruhen mit dem Sitzsack

Sitzsäcke sind als Möbelstücke wieder voll im Trend. Gerade während der Schwangerschaft leistet er Ihnen gute Dienste. Nach der Entbindung können Sie Ihr Neugeborenes darauf betten (nur während der ersten Wochen, später sind die Kleinen zu beweglich dafür und könnten abstürzen!) und irgendwann spielt Ihr Kind dann damit oder der Sack kann als Möbel weiterverwendet werden.

Tipp: Wenn Sie in Ihrem Büro Platz haben, kann dort auch ein Sitzsack stehen: für die kleine Entspannung zwischendurch oder in der Mittagspause!

Die Übungen mit dem Sitzsack

Das Sitzen

- Setzen Sie sich in Ihren Sitzsack und rutschen Sie darin so lange herum, bis Sie das Gefühl haben, völlig entspannt zu sitzen. Die Styroporkügelchen im Sitzsack passen sich Ihrer Haltung an. Sie können sich ganz geschmeidig bewegen und haben dennoch Stütze im Rücken.

Das Hängen

- Knien Sie sich auf den Boden und legen Sie den Oberkörper über den Sitzsack. Schmiegen Sie sich in Ihren Sack und lassen Sie den Alltag ganz gemütlich an sich vorbeiziehen (Bild links).

Wenn Sie häufig lange stehen müssen

Langes Stehen belastet den Körper besonders in der Schwangerschaft. Machen Sie deshalb aus dem Stehen stets ein Gehen. Wechseln Sie von einem auf das andere Bein, gehen Sie immer ein paar Schritte hin und her. Im Stehen können Sie ebenso die Tretübung anwenden wie im Sitzen. Stellen Sie immer wieder ein Bein auf die Zehenspitze und rollen dann den Fuß wieder ab. Treten Sie im zügigen Wechsel auf der Stelle.

Wichtig: Langes Stehen fördert vor allem bei warmen Temperaturen Wassereinlagerungen (Ödeme) und dadurch schwellen Fußknöchel und Handgelenke an. Lassen Sie von Ihrem Frauenarzt abklären, ob alles in Ordnung ist. Wassertreten, Wassergymnastik, Wasseraerobic und Schwimmen wirken sich positiv auf Ödeme aus. Der so genannte osmotische Druck im Wasser hilft, das eingelagerte Wasser wieder auszuscheiden.

Tipps zum Stehen und Gehen

- Wechseln Sie öfter das Schuhwerk. So bekommen Ihre Füße Abwechslung.
- Gehen Sie so oft wie möglich in Socken oder barfuß.
- Wer zu Krampfadern neigt, sollte Stützstrümpfe tragen.

Auch in der Küche können Sie langes Stehen vermeiden: Legen Sie sich nicht alle Utensilien, die Sie benötigen, vor dem Kochen in Griffweite, sondern holen Sie sie erst nach und nach – so bleiben Ihre Beine in Bewegung.

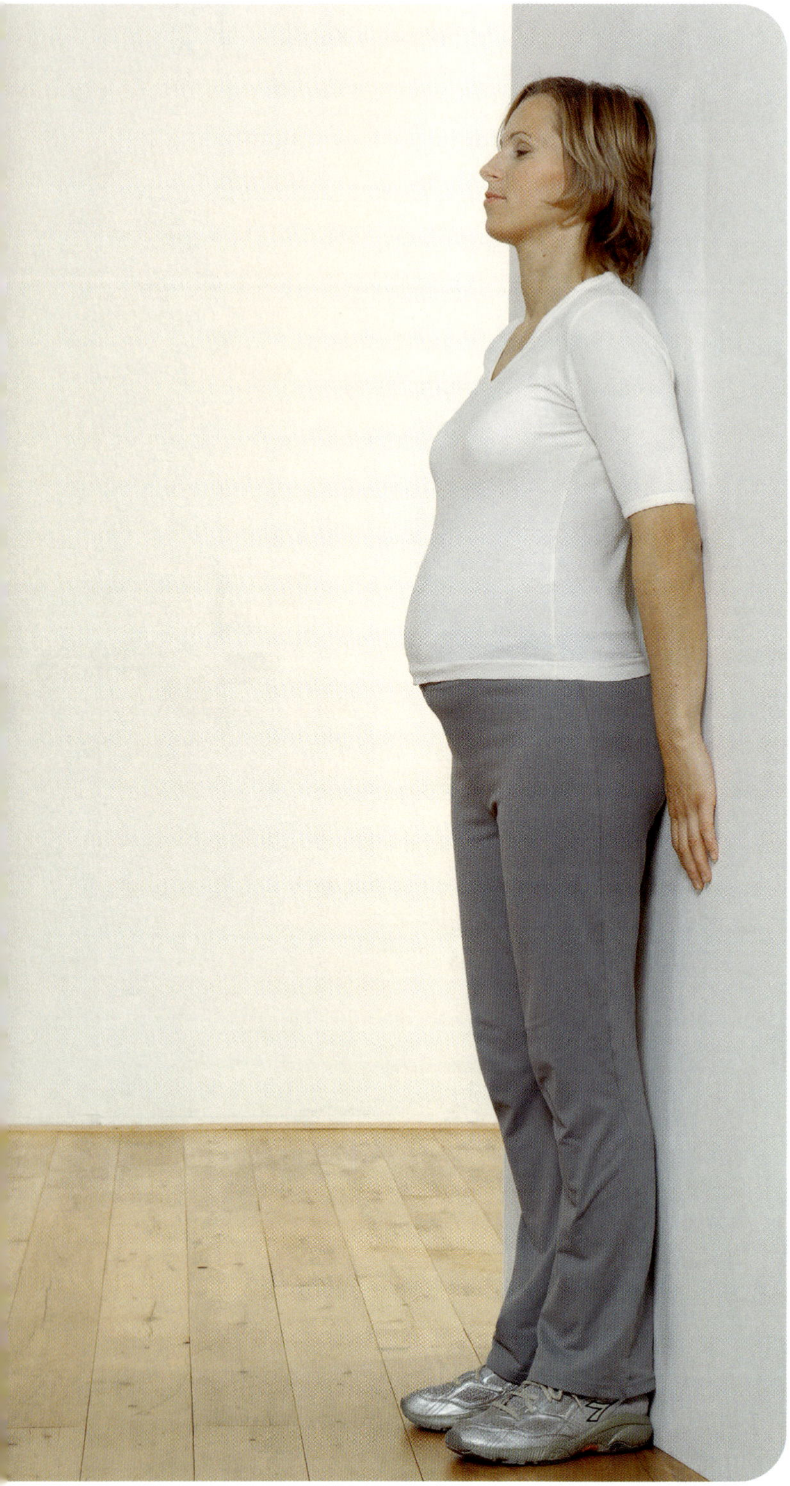

Die Stehübungen an der Wand

Kreuzbeinentspannung

- Lehnen Sie sich mit dem Rücken gegen eine Wand.

- Sie werden spüren, dass Sie Ihr gesamtes Gewicht in die Wand hineindrücken können. Die Wand hält und trägt Sie sicher. Wenn Sie einmal müde und ausgelaugt sind oder sich haltlos im Leben fühlen, dann lehnen Sie sich an eine Wand und übergeben ihr Ihren ganzen Frust.

- Nun drücken Sie den Rücken flach gegen die Wand und anschließend kippen Sie das Becken nach vorne, so dass ein leichtes Hohlkreuz entsteht (Bild links).

- Führen Sie dies im Wechsel aus.

- Rollen Sie Ihr Becken von rechts nach links an der Wand entlang mit einer langsamen, gleichmäßigen Bewegung.

Kreuzbeinentspannung mit Kissen

- Lehnen Sie sich mit dem Rücken gegen eine Wand und legen Sie eine Kissenrolle oder ein dickes Kissen zwischen Ihren Rücken und die Wand.

- Schmiegen Sie sich an das Kissen und bewegen Sie Ihr Becken rollend über das Kissen hinweg.

Tipps zum richten Bücken, Heben und Tragen

Bücken, Heben und Tragen sind zusätzliche Belastungen während der Schwangerschaft, die so weit wie möglich vermieden werden sollten. Dennoch wird es immer wieder etwas zu Tragen geben, vor allem dann, wenn Sie ein weiteres Kind bekommen und eines noch getragen werden muss.

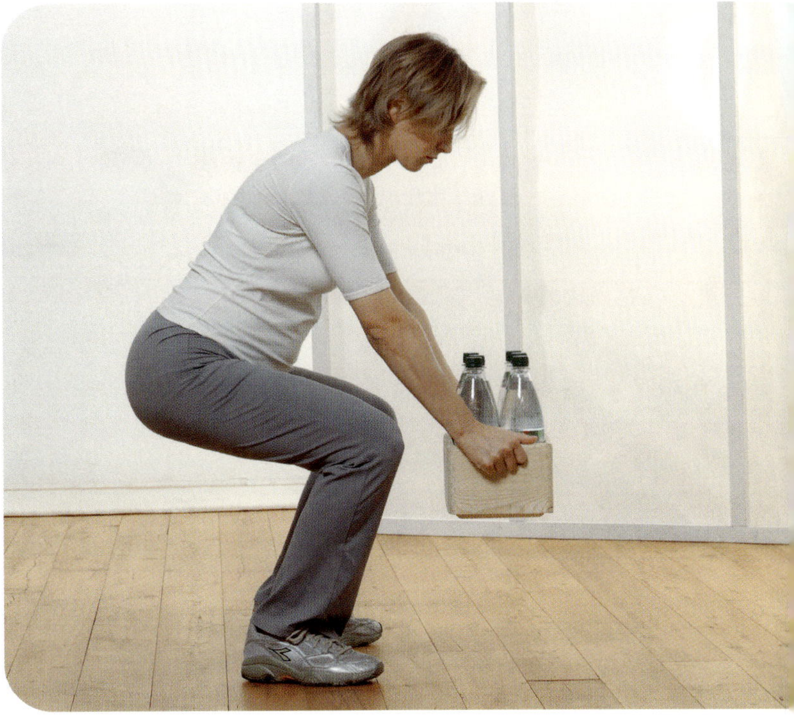

- Bevor Sie sich bücken, achten Sie auf einen hüftbreiten Stand. Dann gehen Sie in die Knie, strecken das Gesäß nach hinten und senken den Oberkörper mit möglichst geradem Rücken so weit nach unten, bis Sie die Last anheben können (Bild rechts oben).

- Auch aus der Hocke heraus, wobei Sie ein Bein aufstellen und das andere fast am Boden ablegen und mit der Fußspitze abstützen, können Sie Lasten aufheben (Bild rechts unten).

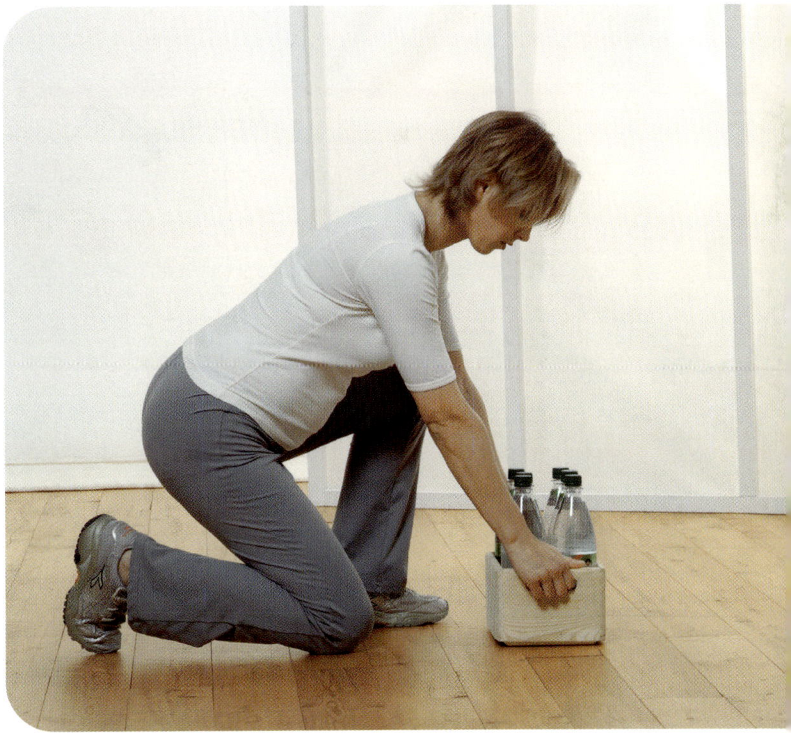

- Verteilen Sie das Gewicht Ihrer Last immer nahe am Körper und gleichmäßig auf beide Hände und Arme.

- Verteilen Sie den Großeinkauf lieber auf viele kleine Taschen als auf einen großen Karton. So müssen Sie zwar öfter laufen, aber das einzelne Gewicht ist geringer.

Wenn Sie während der Schwangerschaft noch möglichst lange in einem Fitnessstudio trainieren wollen, sollten Sie sich unbedingt von Ihrem Frauenarzt beraten lassen, welche Übungen geeignet sind und welche Sie besser meiden sollten.

Schwangerschaft und Sport

- *Sport und Schwangerschaft schließen sich nicht aus, wenn Sie schon lange im Training sind, Erfahrung haben und sich jetzt nicht an Leistung und Ausdauer orientieren, sondern maßvoll und mit Muße ein schonendes, gemütliches Training anstreben.*
- *Meiden Sie alle Extremsportarten, Skifahren, Reiten, Aerobic, Jogging und alle Sportarten, bei denen Sprünge vorherrschen oder die Erschütterungen im Unterleib provozieren. Auch Kampfsport, Eiskunstlauf, Tennis und Squash sollten jetzt nicht mehr ausgeführt werden.*
- *Beginnen Sie während der Schwangerschaft niemals mit einer neuen Sportart.*
- *Schwimmen, Radfahren, Wandern, Yoga, Qi Gong, Tai Chi und andere sanfte Gymnastikarten und bewegende Körperarbeit sind hingegen jederzeit zu empfehlen.*
- *Fragen Sie dennoch Ihren Arzt, wenn Sie sich nicht ganz sicher sind oder sich unwohl fühlen. Babys Sicherheit sollte immer Vorrang haben vor jeglicher sportlicher Betätigung.*

Wenn Sie häufig lange gehen müssen

Gegen Ende der Schwangerschaft kann es sein, dass Ihr Bauch so groß geworden ist, dass Sie das Gewicht kaum mehr tragen können. Die weit auseinandergewichenen Bauchmuskeln bieten keinen Halt mehr. Das Gehen schmerzt, das Gewicht des Bauches drückt nach unten, der ganze Bauch tut weh.

Vor allem sehr schlanke Frauen, die das gesamte Gewicht des Bauches nach vorne tragen, sind von diesen Beschwerden betroffen. Unbeschwertes Gehen ist dann kaum mehr möglich.

Besorgen Sie sich einen stützenden Babygurt, der unterhalb des Bauches angelegt wird und eine Stütz- und Tragefunktion übernimmt. Darüber hinaus sind spezielle Miederhosen erhältlich, die eine ähnliche Wirkung haben. Lassen Sie sich dazu im gut sortierten Babyfachhandel oder in einem Sanitätshaus beraten.

So betten Sie sich richtig

Im letzten Drittel der Schwangerschaft wird das Liegen und ein guter Schlaf oftmals zum Problem. Sie werden öfter die Toilette aufsuchen müssen, weniger gut schlafen und immer wieder von Schlafstörungen betroffen sein, die nicht selten auf das unbequeme Liegen zurückzuführen sind.

Tipps für einen guten Schlaf

- Sorgen Sie für eine nicht allzu harte Unterlage. Ein weiches Unterbett ist dabei hilfreich.

- Sehr bewährt haben sich bei Schlafproblemen auch Wasserbetten.
- Verwenden Sie verschiedene Lagerungskissen. Ein so genanntes Stillkissen tut jetzt schon gute Dienste. Wenn Sie auf der Seite liegen, legen Sie ein Bein über das andere und lagern es auf dem zusammengerollten Stillkissen.
- In der Rückenlage schieben Sie sich am besten eine kleine Rolle unter die Knie, das entlastet den unteren Rücken. Auch ein Kissen am Fußende, um die Beine höher zu lagern, kann hilfreich sein.
- Wer trotz guter Lagerung schlecht schläft, sollte tagsüber für genügend frische Luft sorgen und sich einen kleinen Abendspaziergang gönnen.
- Ein Fußbad und eine Fußmassage entspannen und helfen beim Einschlafen
- Vermeiden Sie allzu Aufregendes am Abend (zum Beispiel Diskussionen, spannende Filme oder Bücher).

Sehen Sie das ständige Aufwachen in der Spätschwangerschaft und den häufigen Toilettengang als kleine Vorübung für die erste Zeit mit dem Baby. Denn auch dann werden Sie immer wieder nachts aufstehen müssen.

Beschwerden **vorbeugen** und **sanft lindern**

Viele Schwangerschaften verlaufen ganz glatt und völlig beschwerdefrei. Sie fühlen sich fast die ganzen neun Monate wohl und körperlich fit. Da aber jede Schwangerschaft ganz individuell erlebt wird, kann es sein, dass Beschwerden auftreten, auch wenn Sie ein gesundes Leben führen.

Lästige Begleiterscheinungen sind manchmal nicht zu vermeiden. Bewegung, Gymnastik und bewusste Verhaltensmaßnahmen sind immer eine Möglichkeit, um Beschwerden vorzubeugen, aktiv zu lindern oder sich zumindest abzulenken und somit die Aufmerksamkeit zu verlagern und sich wieder einigermaßen wohl zu fühlen.

Der folgende Beschwerdenkatalog gibt Ihnen Auskunft darüber, wie Sie sich ganz leicht selbst helfen bzw. wie Sie einigen Unannehmlichkeiten einer Schwangerschaft mit ganz geringen Mitteln gezielt vorbeugen können.

Vorsorge steht an erster Stelle

Bitte suchen Sie dennoch immer Ihren Frauenarzt auf, wenn Sie gesundheitliche Probleme haben, und nehmen Sie unbedingt alle Vorsorgetermine wahr, damit gravierende Störungen und eventuelle Krankheiten so schnell wie möglich erkannt und gegebenenfalls rechtzeitig behandelt werden können.

Dammpflege und -massage

Ein wichtiger Punkt in der Schwangerschaft stellt die richtige Pflege und Vorbereitung des Dammes auf die Geburt dar, um das Gewebe um After und Scheide geschmeidig und elastisch zu machen. Ziel ist es, die Entspannung der Beckenbodenmuskulatur zu erhöhen und das Risiko eines Dammschnitts oder Dammrisses zu verringen.

Je besser Sie Ihren Damm durch eine gezielte Pflege und Massage auf die Entbindung vorbereiten, desto geringer ist das Risiko, dass er dabei einreißt.

Allerdings sind die Dammpflege und die Dammmassage keine Garantie dafür, dass Sie völlig ohne Riss oder Schnitt entbinden können. Nutzen Sie die Massage zur Entspannung, zum Wohlfühlen und zum Kennenlernen Ihres Beckenbodens.

Wichtig: Bei Hämorrhoiden sollten Sie keine Massage ausführen. Fragen Sie bitte auch Ihren Arzt, wenn eine Risikoschwangerschaft vorliegt oder Sie Schmerzen und Probleme haben.

Das Dammöl

Für die regelmäßige Dammpflege benötigen Sie nur ein gutes Massageöl.

- Lassen Sie sich aus reinen ätherischen Ölen und wertvollen Basisölen Ihr individuelles Dammöl in der Apotheke herstellen oder mischen Sie es sich selbst.

- Bewährt haben sich dabei Weizenkeim-, Johanniskraut- und Nachtkerzenöl als Basisöle. Erfahrungsgemäß reichen für die Dammpflege während der Schwangerschaft ungefähr 100 Milliliter Öl. Das reine Basisöl verwenden Sie bis zur 34. Schwangerschaftswoche.

- Ab der 34. Schwangerschaftswoche, also ungefähr 6 Wochen vor der Geburt, geben Sie dann 8 Tropfen reines ätherisches Rosenöl und 5 Tropfen Muskatellersalbeiöl dazu (auf etwa 50 Milliliter Basisöl).

Tipps rund um das Dammöl

- *Gehen Sie sparsam mit diesen kostbaren Ölen um.*
- *Verwenden Sie keine synthetischen Ölmischungen oder Erdölprodukte, denn diese minderwertigen Öle erzielen nicht den gewünschten Effekt und fördern die Massagewirkung nicht.*
- *Naturkostläden, Aromafachhandlungen, Reformhäuser und Apotheken bieten Basisöle und reine ätherische Öle von hoher Qualität an.*
- *Falls Sie nicht das gesamte Dammöl während Ihrer Schwangerschaft verbrauchen, können Sie den Rest anschließend gut zur Babymassage oder Bauchpflege verwenden.*
- *Bewahren Sie das Öl in einer lichtundurchlässigen Flasche auf.*

- Sollten Sie weniger als 50 Milliliter Öl übrig haben, verringern Sie die Dosis der Aromaöle auf 5 und 2 Tropfen.

- Haben Sie bis zur 34. Woche schon alles Dammöl verbraucht, mischen Sie nochmals 50 Milliliter Dammöl an und versetzen es dann mit den genannten ätherischen Ölen.

Dammmassage von Anfang an

Sie können schon ab dem 4. Schwangerschaftsmonat mit der einfachen Dammpflege beginnen, sofern Ihr Arzt keine Bedenken hat.

- Tragen Sie einige Tropfen der gemischten Basisöle auf den Bereich zwischen After und Scheide auf.

- Massieren Sie zuerst auf und ab, dann etwa 1 Minute lang quer den Beckenboden.

- Auch Juckreiz oder Spannungsgefühle alter Dammnarben können dabei teilweise beruhigt und gelindert werden.

- Führen Sie diese Pflege morgens und abends aus.

- Legen Sie anschließend eine Slipeinlage in die Unterhose, denn es könnte sonst zu Flecken in der Wäsche kommen.

Dammmassage ab der 34. Schwangerschaftswoche

Nun heißt es, den Damm intensiver auf die Geburtsarbeit und die damit verbundene starke Dehnung vorzubereiten.

Wichtig: Fragen Sie Ihren Frauenarzt, ob Massage und Dehnung erlaubt sind.

- Entleeren Sie vor der Massage Ihre Blase, begeben Sie sich in die Hocke oder setzen Sie sich mit breiten Beinen auf Ihr Bett – vorsichtshalber auf ein Handtuch.

- Massieren Sie 1-mal täglich zusätzlich zur normalen Dammpflege etwa 5 Minuten lang.

- Tragen Sie zunächst ein paar Tropfen Öl wie gewohnt auf den Damm auf, indem Sie kreuzförmig massieren (auf und ab, dann von rechts nach links und zurück).

- Tauchen Sie nun einen Zeigefinger oder den Daumen in das Öl.

- Massieren Sie nun – mit etwas mehr Druck – den Dammbereich u-förmig.

- Tupfen Sie überschüssiges Öl vorsichtig mit einem sauberen Einmaltaschentuch ab und legen Sie danach wieder eine Slipeinlage ein.

Für die Dammmassage sollten Ihre Fingernägel kurz geschnitten und die Hände gewaschen sein.

Eingeschlafene Hände, Karpaltunnelsyndrom

Bei eingeschlafenen, pelzigen Gliedmaßen sollten Sie unbedingt genügend Magnesium und Kalzium zu sich nehmen (siehe dazu auch »Krämpfe«, Seite 132 f.).

Durchblutungsstörungen in den Händen führen häufig zu Taubheitsgefühlen und auch zu Krämpfen. Durch die erhöhte Zufuhr von Körperflüssigkeiten zu den Extremitäten kann es zu Schwellungen sowie zu einem Druck auf die Nerven und Blutgefäße kommen, die durch den Handwurzelkanal – den so genannten Karpaltunnel – verlaufen. Die Beschwerden verschwinden meist erst wieder nach der Entbindung. Aber durch eine vitalstoffreiche Ernährung mit besonders viel frischem Obst und Gemüse und kleinen Übungen und Massagegriffen können Sie einiges zur Verbesserung Ihrer Beschwerden beitragen.

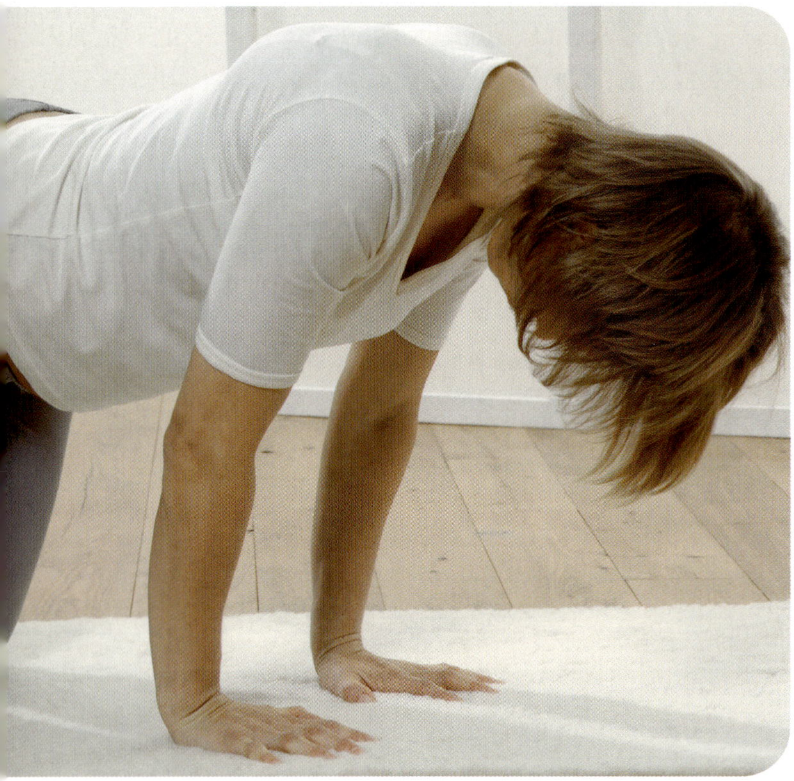

So helfen Sie sich selbst

- Jede Art der Bewegung und alle Übungen der Schwangerschaftsgymnastik fördern die Durchblutung des Körpers.

Übungen bei eingeschlafenen Händen und Karpaltunnelsyndrom

- Ballen Sie beide Hände zur Faust. Öffnen und schließen Sie sie etwa 1 Minute lang im schnellen Wechsel, um die Durchblutung anzuregen.

- Gehen Sie in den Vierfüßlerstand auf Hände und Knie. Legen Sie dabei die flachen Hände mit gespreizten Fingern auf und verlagern Sie Ihr Gewicht nach vorne auf die Hände. So werden Ihre Handgelenke gedehnt (Bild links). Legen Sie anschließend die Handrücken auf den Boden. Die Finger zeigen dabei von Ihnen weg. Beugen Sie sich wieder nach vorne.

- Massieren Sie Schultern und Nacken, um Verspannungen zu lockern und den Flüssigkeitstransport im Körper zu verbessern.

• Massieren Sie Ihre Handgelenke. Streichen Sie mit dem Daumen der rechten Hand sternförmig von der Mitte des linken Handgelenks zu beiden Seiten (Bild rechts). Dann massieren Sie mit dem linken Daumen die rechte Hand.

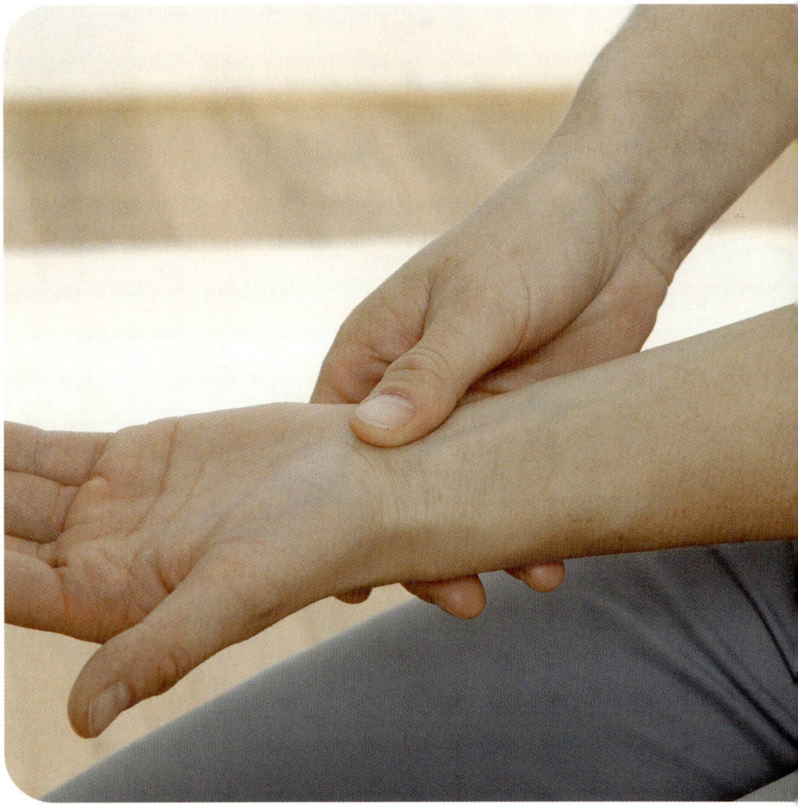

Ischiasbeschwerden

Im Winter treten Ischiasbeschwerden häufiger auf als in den warmen Sommermonaten. Durch die Lage des Kindes wird der Ischiasnerv gereizt. Ebenso sorgt die veränderte Haltung für Beschwerden. Mit ausreichend Bewegung und Massage können Sie die Schmerzen lindern. Ändert das Kind seine Position, so verflüchtigen sich die Beschwerden meist sehr schnell und sind plötzlich gänzlich verschwunden.

So helfen Sie sich selbst

• Massieren Sie mit warmem Olivenöl das Kreuzbein. Legen Sie anschließend ein angewärmtes Tuch darüber und legen Sie sich mit dem Rücken auf eine warme Heizdecke. Nun ziehen Sie die Beine an den Bauch heran und umfassen die Beine in den Kniekehlen mit den Händen. Schaukeln Sie ganz sanft auf und ab, von rechts nach links.

• Sanftes Beckenkreisen im Liegen, im Stehen an einer Wand oder auch ohne Wand lindern die Beschwerden und veranlassen eventuell das Kind, eine andere Position einzunehmen.

• Alle Übungen der sanften Schwangerschaftsgymnastik helfen Ihnen.

• Bewegung oder Baden in warmem Wasser lindert die Schmerzen.

• Übungen auf dem großen Sitzball (siehe Seite 67 ff.) wirken lockernd.

• Lassen Sie sich mit warmem Öl von Ihrem Partner massieren.

Informieren Sie Ihren Arzt über die Schmerzen, damit er andere Ursachen ausschließen kann.

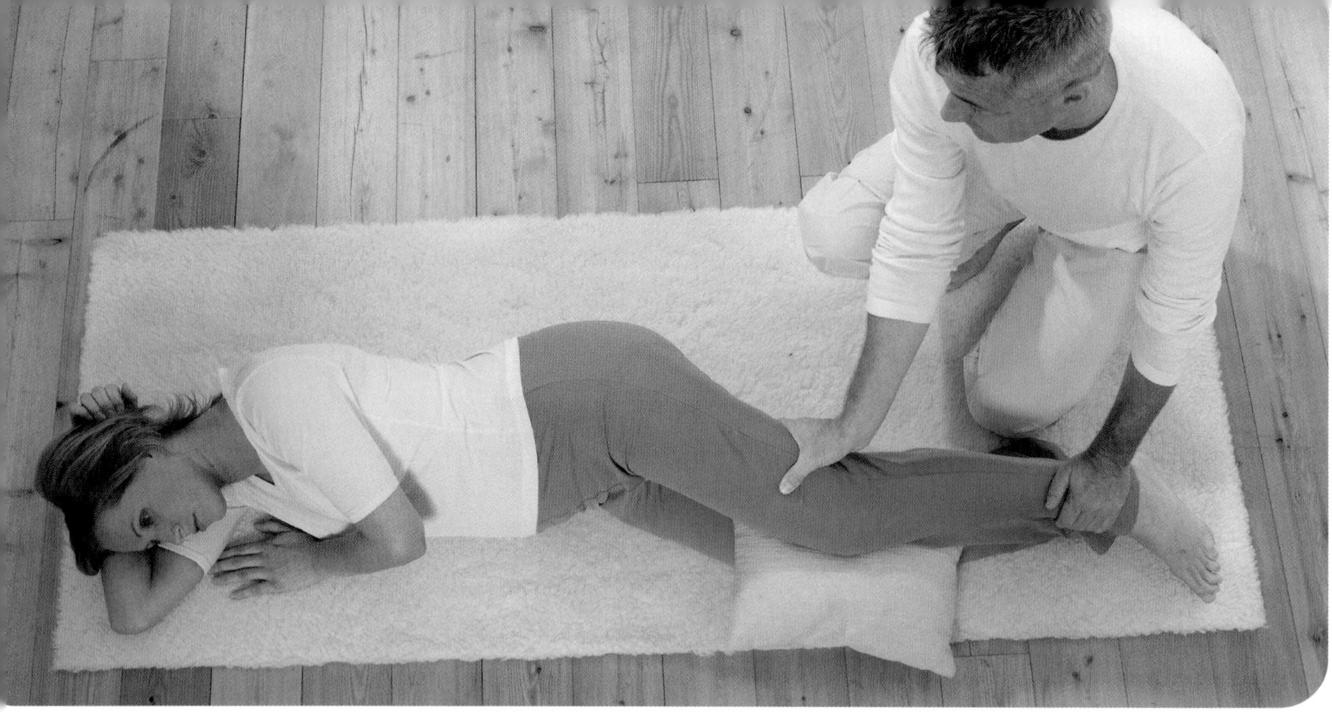

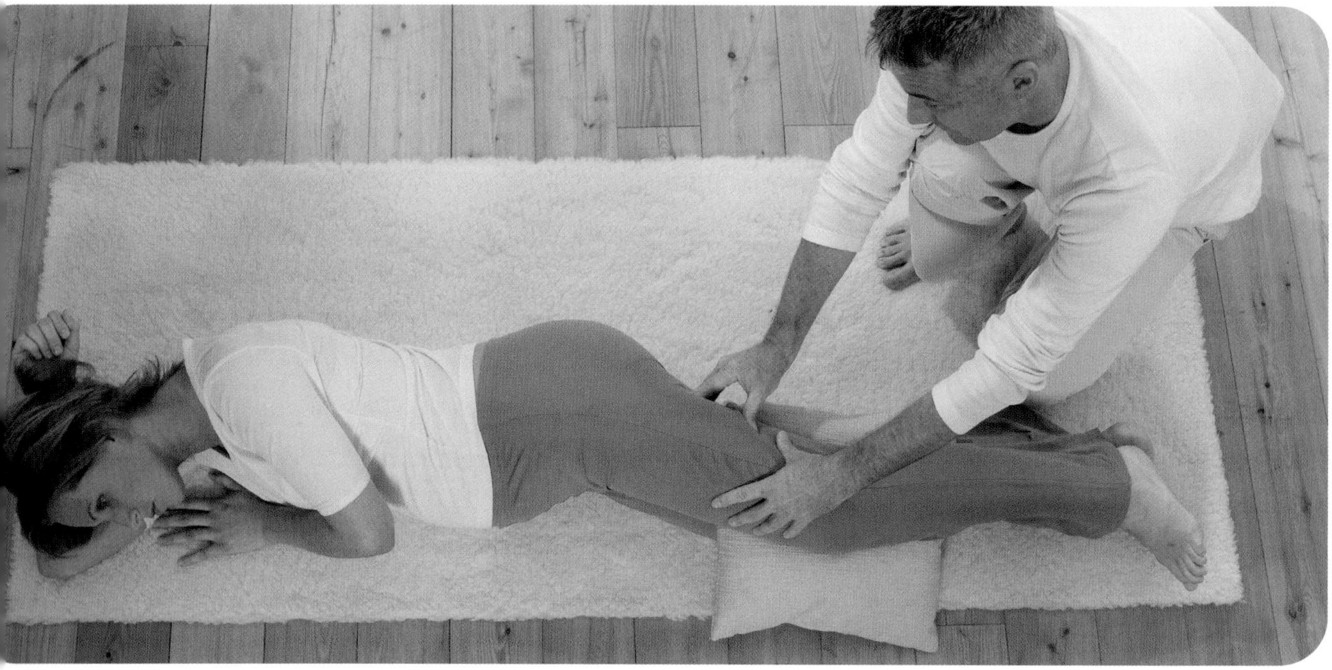

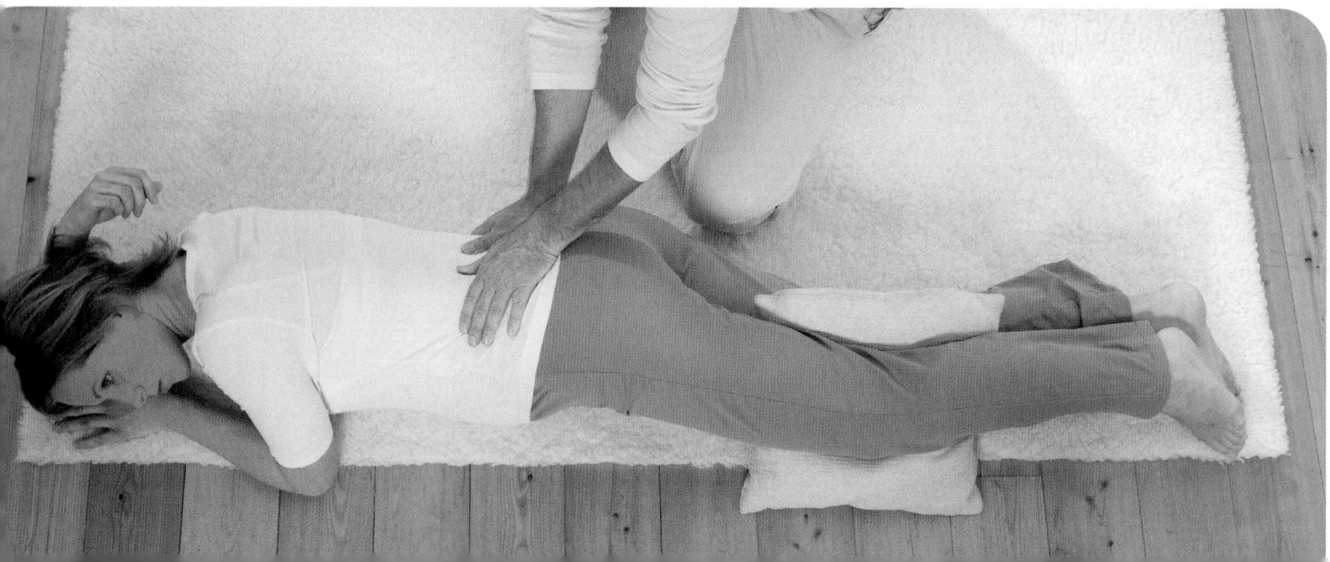

Massage bei Ischiasschmerzen

Benützen Sie – wenn Sie mögen –warmes Johanniskraut- oder Olivenöl zur Massage.

- Legen Sie sich auf die nicht schmerzhafte Seite mit einem Kissen zwischen den Knien.

- Der Partner massiert 3-mal streichend Ihr oberes Bein vom Fuß bis zum Gesäß.

- Dann kreist er knetend mit einer Hand das gesamte Bein von unten nach oben ab (Bild links oben).

- Jetzt legt er beide Daumen auf Ihr Kreuzbein und massiert dort mit kreisenden Bewegungen.

- Anschließend streift er auf der Rückseite des oberen Beines mit beiden Daumen, die schräg übereinandergeführt werden, die Nervenbahn des Ischias entlang (Bild links Mitte).

- Nun streicht Ihr Partner mit der flach aufliegenden Hand auf der Rückseite des Beins von unten nach oben zum Gesäß.

- Dann klopft er mit dem Handrücken die Rückseite des Beins leicht ab und streift mit den Fingerspitzen vom Gesäß zum Fuß hinunter.

- Anschließend legt er beide Hände auf Ihren unteren Rücken und zieht die Muskulatur dehnend nach außen (Bild links unten).

- Nun knetet er noch ganz sanft Ihr Gesäß durch.

- Zum Abschluss setzt Ihr Partner sich an Ihr Fußende und zieht mit ganz leichtem Druck behutsam und zart das gestreckte Bein nach unten auf sich zu (dabei nicht wippen oder federn!).

Kopfschmerzen

Die veränderte Körperhaltung während der Schwangerschaft, die Hormonumstellung, aber auch die typischen Verspannungen der Nackenmuskulatur, Temperatur- und Luftdruckänderungen können lästige Kopfschmerzen verursachen.

Wichtig: Suchen Sie Ihren Arzt auf, wenn die Beschwerden nach 2 Tagen immer noch nicht verschwunden sind und gleichzeitig Wassereinlagerungen auftreten.

So helfen Sie sich selbst

- Ein nasskalter Waschlappen auf der Stirn, Einreibungen mit Pfefferminzöl an den Schläfen und sanfte Rücken- und Nackenmassagen helfen sehr gut gegen Spannungskopfschmerzen.

Johanniskrautöl – das so genannte Rotöl – ist ein altbewährtes Naturheilmittel, das besonders gut bei Muskel- und Nervenschmerzen zur Linderung eingesetzt werden kann.

• Die Übungen der Atemgymnastik (siehe Seite 26 ff.) wirken entspannend und schenken neue Energie, wenn die Kopfschmerzen von Energie- und Sauerstoffmangel herrühren.

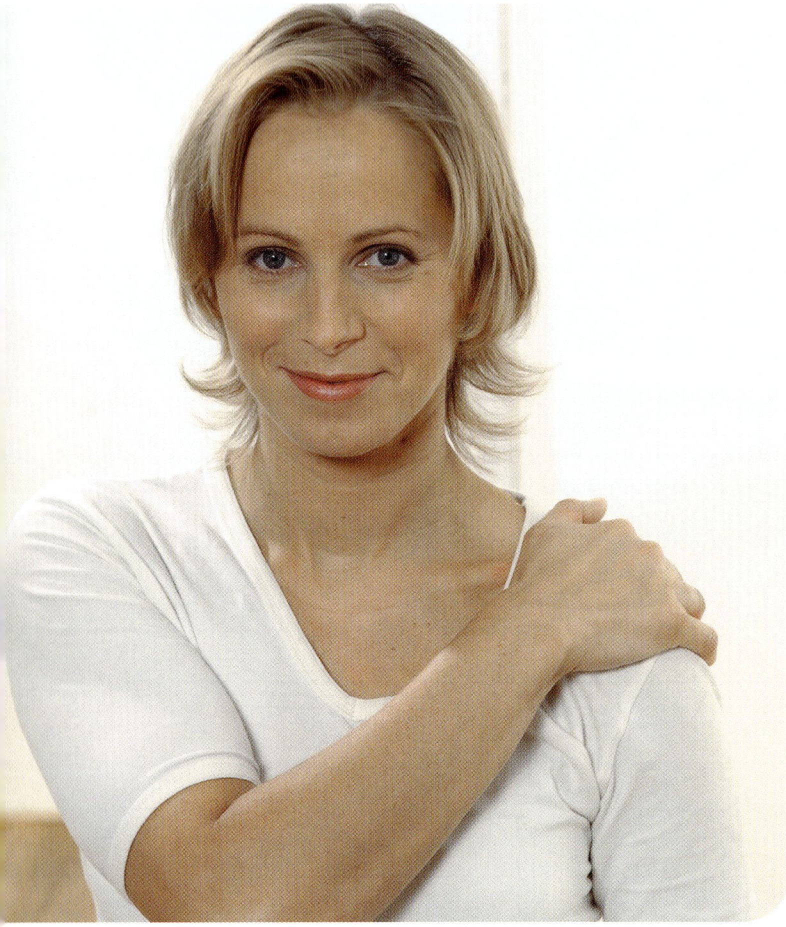

Übungen gegen Kopfschmerzen

• Zur Selbstmassage kneten Sie den gesamten Schulter-Nacken-Bereich ab.

• Kreisen Sie sehr sanft mit den Schultern. Senken Sie den Kopf zum Brustbein und streichen Sie mit den Fingerspitzen sanft den Nacken entlang.

• Legen Sie zum Dehnen der Nackenmuskulatur die rechte Hand auf die linke Schulter. Beim Ausatmen drücken Sie die Schulter sanft nach unten (Bild links). Beim Einatmen heben Sie sie wieder an, um sie bei der nächsten Ausatmung wieder nach unten zu drücken. Nach 5 Atemzügen wechseln Sie die Seiten.

• Auch eine Kopfmassage mit »shampoonierenden Bewegungen« der Fingerspitzen auf der Kopfhaut wirkt erleichternd.

• Massieren Sie sanft Ihre Gesichtsmuskeln. Kneten Sie mit den Fingerspitzen an den Augenbrauen entlang und in sanften Kreisen über das gesamte Gesicht. Lockern Sie anschließend die Kiefermuskulatur. Lassen Sie dazu beim Ausatmen den Unterkiefer sanft nach unten gleiten.

Krämpfe

Wadenkrämpfe, Krämpfe der Muskulatur, Krämpfe im Afterschließmuskel, das Hartwerden des Bauches und vorzeitige Wehen sind unangenehme Muskeltätigkeiten. Berichten Sie Ihrem Arzt davon, wenn Ihre Gebärmutter zur vorzeitigen Aktivität neigt. Eine erhöhte Zufuhr von Magnesium kann die schlimmsten Beschwerden mildern. Aber auch Kalzium wird benötigt, um die Arbeit der Muskulatur optimal zu unterstützen. Während der Schwangerschaft braucht Ihr Körper sehr viel mehr Mineralstoffe als sonst. Für die gesamte Entwicklung Ihres Kindes sind überproportional viele Vitamine und Mineralstoffe nötig, die es aus dem mütterlichen Körper erhält. Für den Aufbau des kindlichen Skelettes wird zum Beispiel eine große Menge Kalzium aus Ihren Knochen abgezogen.

Zusätzliches Kalzium sollten Sie morgens einnehmen, Magnesium dagegen abends, denn es wirkt beruhigend auf die Muskeltätigkeit. Jegliche Art von Stress verbraucht darüber hinaus im Körper große Mengen an Vitaminen und Mineralstoffen. Versuchen Sie deshalb, Ihre Schwangerschaft so ruhig und gelassen wie möglich zu erleben.

So helfen Sie sich selbst

- Achten Sie unbedingt auf die Qualität Ihrer Nahrungsmittel. Ernähren Sie sich abwechslungsreich und bevorzugen Sie frisches Obst und rohes Gemüse in großen Mengen.

- Das Schwimmen im warmen Wasser »massiert« sanft die Muskeln und sorgt stets für eine gute Durchblutung der gesamten Muskulatur. Krämpfe treten dann seltener auf.

- Wenn Sie zu nächtlichen Wadenkrämpfen neigen, vermeiden Sie beim Erwachen das Ausstrecken der Beine, ziehen Sie lieber die Fußspitzen zu sich heran.

- Wärme hilft bei der Entkrampfung. Nehmen Sie ein warmes Bad oder legen Sie eine nicht allzu heiße Wärmflasche auf den Bauch.

- Bei Schließmuskelkrämpfen des Afters setzen Sie sich auf die Wärmflasche oder auf ein Heizkissen.

- Machen Sie öfter eine kleine Pause, um sich zu erholen. Die Übungen der Atemgymnastik (siehe Seite 26 ff.) helfen bei der Entspannung und gegen Stress.

Übungen gegen Krämpfe

- Bei akuten Wadenkrämpfen wird die Muskulatur sanft gedehnt. Ziehen Sie die Fußspitze zu sich heran. Das können Sie im Liegen, im Sitzen und auch im Stehen tun. Streichen Sie mit den Händen sanft am Muskel entlang, um den Krampf zu lösen.

- Atmen Sie in den Muskelkrampf hinein. Legen Sie dazu eine Hand auf die verkrampfte Stelle und stellen Sie sich vor, wie Ihr Atem dort hinfließt und den Schmerz auflöst.

Bevor Sie die verschiedensten Vitamin- und Mineralstoffpräparate einnehmen, sollten Sie unbedingt mit Ihrem Arzt über die optimale Zusammensetzung sowie die ideale Dosierung sprechen.

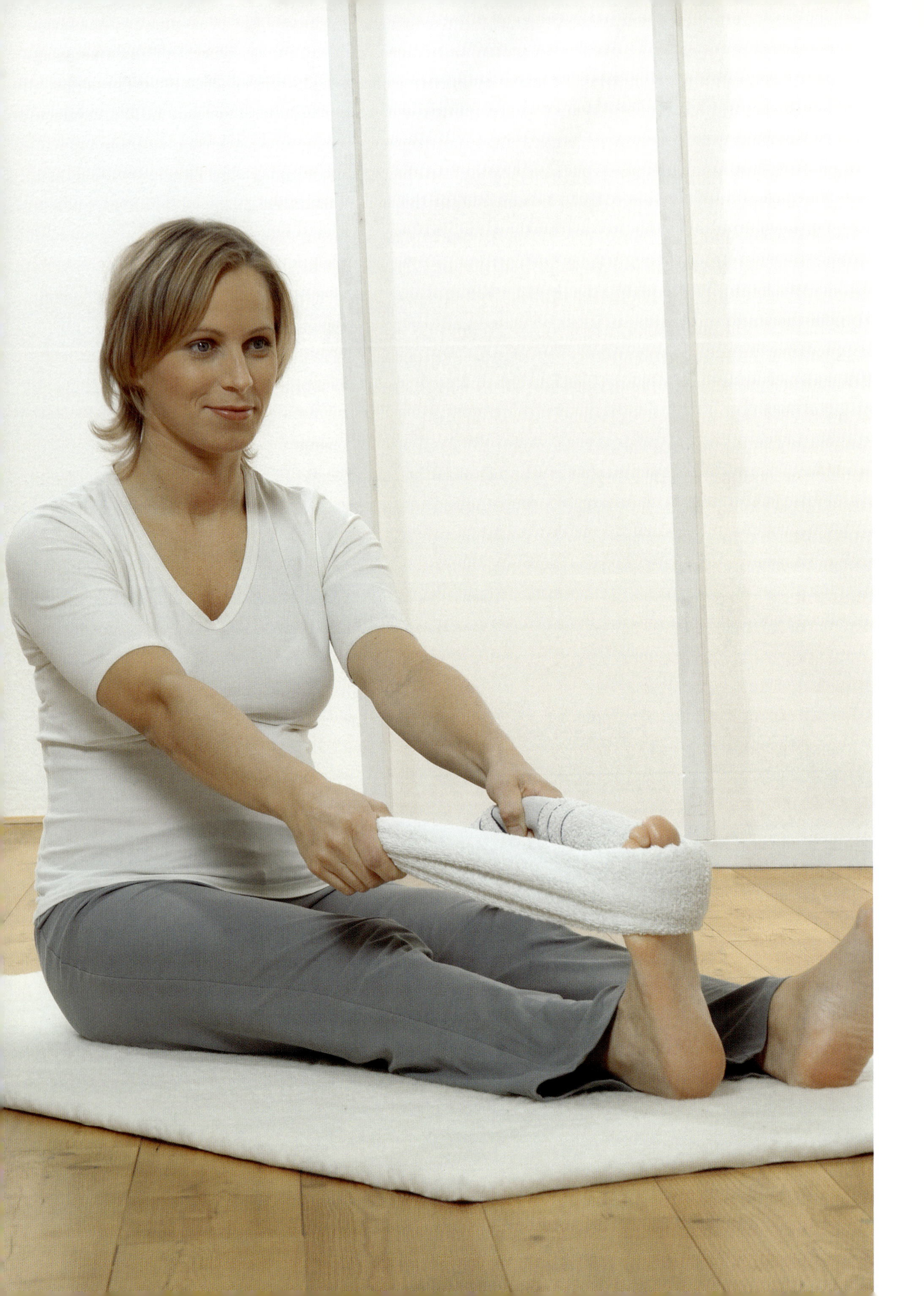

• Vorbeugend wirkt folgende Übung: Setzen Sie sich auf den Boden, strecken Sie das rechte Bein aus, legen Sie ein Handtuch um die Fußsohle und ziehen Sie mit dem Handtuch die Fußspitze zu sich heran. Nun wird die Wade gedehnt (Bild links). Halten Sie die Dehnung ein paar Sekunden lang. Anschließend ist das linke Bein an der Reihe.

Krampfadern und Hämorrhoiden

In den meisten Fällen treten Krampfadern während der Schwangerschaft zum ersten Mal auf, vor allem wenn eine ererbte Bindegewebsschwäche vorliegt. Durch das erhöhte Blutvolumen während der gesamten Schwangerschaft erhöht sich der Druck in den Venen. Außerdem werden die Muskelwände der Blutgefäße aufgrund der hormonellen Veränderungen gelockert, so dass der Rücktransport des Blutes vor allem aus den Beinen erschwert wird. Das Gewicht der wachsenden Gebärmutter belastet zusätzlich die Beckenvenen.

Darmverstopfung und die behinderte Blutzirkulation im Beckenbereich lässt zudem »Krampfadern« im Bereich der Hämorrhoiden entstehen, eines Adergeflechtes um den After herum. Diese knotigen Hämorrhoiden sind manchmal ziemlich schmerzhaft, vor allem beim Stuhlgang, und können stark jucken.

So helfen Sie sich selbst

• Bewegung und nochmals Bewegung! Schwangerschaftsgymnastik, Schwimmen, Spaziergänge, Walking, Radfahren oder Ihre gewohnte sportliche Betätigung – jede Art der Bewegung hilft Ihnen, aktiv gegen Krampfadern und Hämmorhoidenknoten vorzubeugen.

• Wenn Sie lange stehen müssen, wippen Sie mit den Füßen und gehen Sie häufiger auf und ab.

• Auch im Sitzen wippen Sie immer wieder mit den Füßen. Lassen Sie die Füße in den Gelenken kreisen. Spreizen und krallen Sie die Zehen ein.

• Schlagen Sie die Beine beim Sitzen nicht übereinander, denn dies unterbricht die Blutzirkulation.

• Legen Sie so oft wie möglich die Beine hoch.

• Lagern Sie beim Schlafen die Beine mit Hilfe eines Kissens etwas höher als den Oberkörper.

• Kneippsches Wassertreten unterstützt die Blutzirkulation, ebenso kalte Güsse nach dem Duschen (immer von den Füßen nach oben Richtung Herz anwenden).

Wenn Sie lange mit Auto, Flugzeug oder Bahn unterwegs sind, vertreten Sie sich so oft wie möglich die Beine, damit der Blutrückfluss in den Venen wieder angekurbelt wird.

- Ziehen Sie keine Socken oder Strümpfe mit engem Gummiband an. Das unterbricht die Blutzirkulation.

- Wenn Sie schon Krampfadern haben, lassen Sie sich während der Schwangerschaft Kompressionsstrümpfe verschreiben.

Verstopfung und starkes Pressen beim Stuhlgang verstärken die Entstehung von Hämorrhoidenknoten. Trinken Sie daher reichlich, so dass der Stuhl weich bleibt.

- Becken- und Beckenbodenübungen (siehe Seite 62 ff.) fördern die Durchblutung und beugen Hämorrhoiden vor.

- Achten Sie auf eine gesunde Ernährung und einen weichen Stuhlgang.

Tipp: Die Einnahme von Magnesium hilft, nicht nur Krämpfen vorzubeugen, sondern auch den Stuhlgang weich zu halten.

Morgendliche Übelkeit und Erbrechen

Über die Hälfte aller Schwangeren leidet in den ersten drei Monaten unter morgendlicher Übelkeit mit oder ohne Erbrechen. Die Übelkeit kann sich auch über den ganzen Tag erstrecken und ist oftmals mit einer intensiven Geruchsempfindlichkeit verbunden. Die Übelkeit entsteht durch die Reizung des Brechzentrums im Gehirn aufgrund der Entwicklung der Plazenta und der damit einhergehenden Hormonproduktion. Die morgendliche Übelkeit findet meist ihren Höhepunkt in der neunten und zehnten Schwangerschaftswoche, nach dem dritten Monat ist sie in den meisten Fällen überstanden.

Trotz aller Bemühungen kann es sein, dass die Übelkeit mit nichts zu vertreiben ist und sich über Wochen hinzieht. Nehmen Sie es mit Gelassenheit und ganz viel Ruhe. Lenken Sie sich ab, indem Sie sich beschäftigen, Ihrer Arbeit nachgehen, sich kreativ betätigen, viel lesen, Musik hören, fernsehen und sich Gutes tun.

Ein leerer Magen verschlimmert die Übelkeit und verstärkt den Brechreiz. Versuchen Sie, in jeder zweiten Stunde eine Kleinigkeit zu sich zu nehmen. Bevorzugen Sie dabei rohes Gemüse. Knabbern Sie zum Beispiel Karotten, Tomaten oder Paprika und etwas Brot. Vermeiden Sie denaturierte oder süße Lebensmittel. Sie verstärken den sauren und leicht metallischen Geschmack, was wiederum erneut Brechreiz und Übelkeit auslösen kann. Meiden Sie allzu schwere Mahlzeiten, die Ihnen im Magen liegen und dann Erbrechen verursachen können.

Geben Sie seltsamen Essensgelüsten nach, wenn Sie sich dann besser fühlen.

So helfen Sie sich selbst

- Mit den sanften Atemübungen (siehe Seite 26 ff.) können Sie entspannen und die schlimmsten Übelkeitsempfindungen sozusagen wegatmen. Achten Sie auf eine ausreichende Sauerstoffzufuhr und üben Sie am besten direkt an einem geöffneten Fenster.

- Lüften Sie viel, um Gerüche zu vertreiben, die Ihnen Übelkeit verursachen.

- Ein warmes Bad vor dem Schlafengehen wirkt manchmal Wunder und entkrampft den gesamten Körper.

- Spaziergänge in freier Natur beruhigen die Nerven und helfen zu entspannen.

- Schlafen oder ruhen Sie viel. Während des Schlafes spüren Sie Ihre Übelkeit nicht mehr. Danach sollten Sie unbedingt wieder eine Kleinigkeit essen.

Rückenschmerzen

Rückenschmerzen sind die Hauptplage aller Schwangeren. Ob Kreuzschmerzen, ein verspannter Nacken oder Beschwerden in der Brustwirbelsäule und rund um die Schultern – fast keine Schwangere bleibt davon verschont (siehe dazu auch »Ischiasbeschwerden«, Seite 129 ff.).

So helfen Sie sich selbst

- Jegliche Art der Bewegung wirkt sich positiv aus. Alle Übungen der Schwangerschaftsgymnastik, Schwimmen, Tanzen, Beckenkreisen, Haltungsübungen und vorbeugende Maßnahmen beim Bücken, Heben und Tragen (siehe Seite 123) helfen Ihnen, Rückenschmerzen zu lindern.

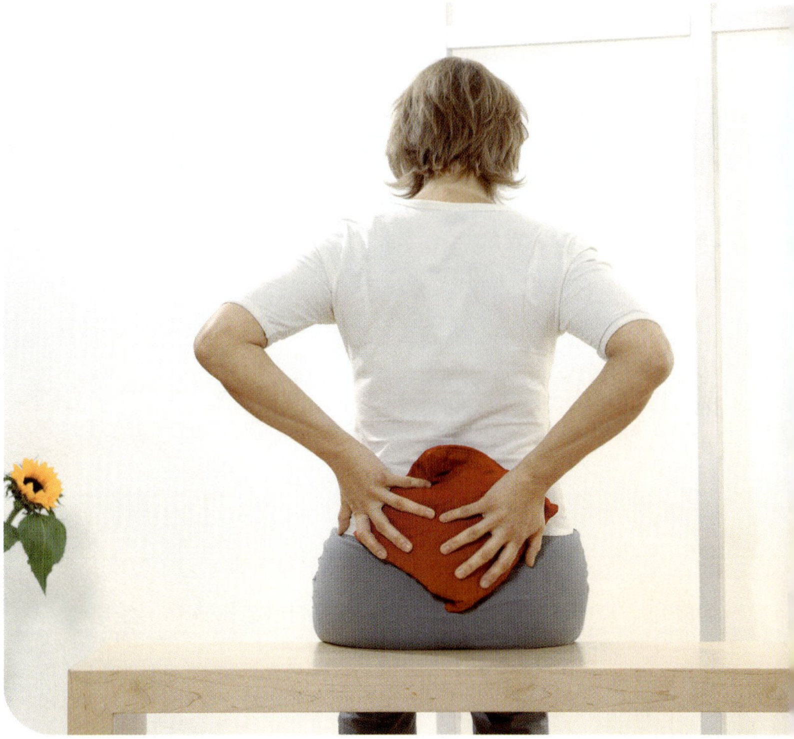

- Wärme (Kirschkernsäckchen oder Wärmflasche) lockert Verspannungen und kann bestehende Beschwerden erleichtern (Bild oben).

- Lassen Sie sich im warmen Wasser treiben – egal, ob in der Badewanne oder im Schwimmbad. Vor allem in Letzterem haben Sie die Möglichkeit, sich im Wasser schwerelos und wieder beschwerdefrei zu fühlen. Die Gelenke werden zudem weniger belastet.

- Vermeiden Sie zu langes Sitzen und andauerndes Stehen.

- Allzu ausgedehnte Spaziergänge oder Wanderungen können Kreuzschmerzen verursachen. Legen Sie öfter Pausen ein.

Eine ausgiebige Massage tut Ihnen nicht nur bei bestehenden Rückenschmerzen gut. Sie trägt auch zur allgemeinen Entspannung sowie zur Vorbeugung gegen Beschwerden bei.

- Wechseln Sie häufiger am Tag zwischen Liegen, Sitzen, Stehen und Gehen. Nur der stetige Wechsel hilft Ihnen, einseitigen Belastungen vorzubeugen.

- Lassen Sie sich mit sehr warmem Öl massieren. Hängen Sie sich dabei über einen Sitzsack oder mehrere übereinandergeschichtete Kissen, so dass Ihr Partner Ihren Rücken optimal berühren kann (Bild rechts).

Schambeinschmerzen

Schambeinschmerzen werden durch die Weitung des knöchernen Beckens verursacht und können sehr unangenehm sein. Die Schambeinfuge erfährt eine maximale Dehnung und reagiert vor allem nach längerem Liegen und einseitigen Belastungen mit Schmerzen. Leider gibt es gegen die Beschwerden am Schambein lediglich lindernde Maßnahmen.

So helfen Sie sich selbst

- Vermeiden Sie sämtliche Grätschbewegungen im Alltag, aber auch bei der Gymnastik und beim Sport: Machen Sie also bei Schambeinschmerzen keine zu großen Schritte, nehmen Sie keine Hockhaltung ein oder legen Sie im Sitzen am Boden die Fußsohlen nicht zusammen.

- Nach dem Aufstehen sind die Schmerzen oftmals besonders schlimm, ebenso nach langer einseitiger Haltung. Vor dem Aufstehen sollten Sie die Beine bewegen und mit dem Becken kreisen. Halten Sie die Beine geschlossen, wenn Sie sich aus dem Liegen aufsetzen, und erheben Sie sich dann mit beiden Beinen parallel. Bei großen Problemen hat es sich bewährt, wenn Sie im Bett in den Vierfüßlerstand wechseln und dort vor dem Aufstehen erst ein paar »Krabbelbewegungen« ausführen.

- Gehen Sie oft schwimmen. Führen Sie aber auch beim Brustschwimmen den Kraulbeinschlag aus.

Schwangerschaftsstreifen

Schwangerschaftsstreifen entstehen durch die Gewichtszunahme und die so verursachte Dehnung des Gewebes an Bauch, Gesäß, Oberschenkeln und Brüsten. In schweren Fällen »reißt« das Gewebe und nach der Schwangerschaft bleibt eine so genannte Fettschürze zurück. Das überdehnte und gerissene Gewebe kann sich nicht mehr zurückbilden und sieht

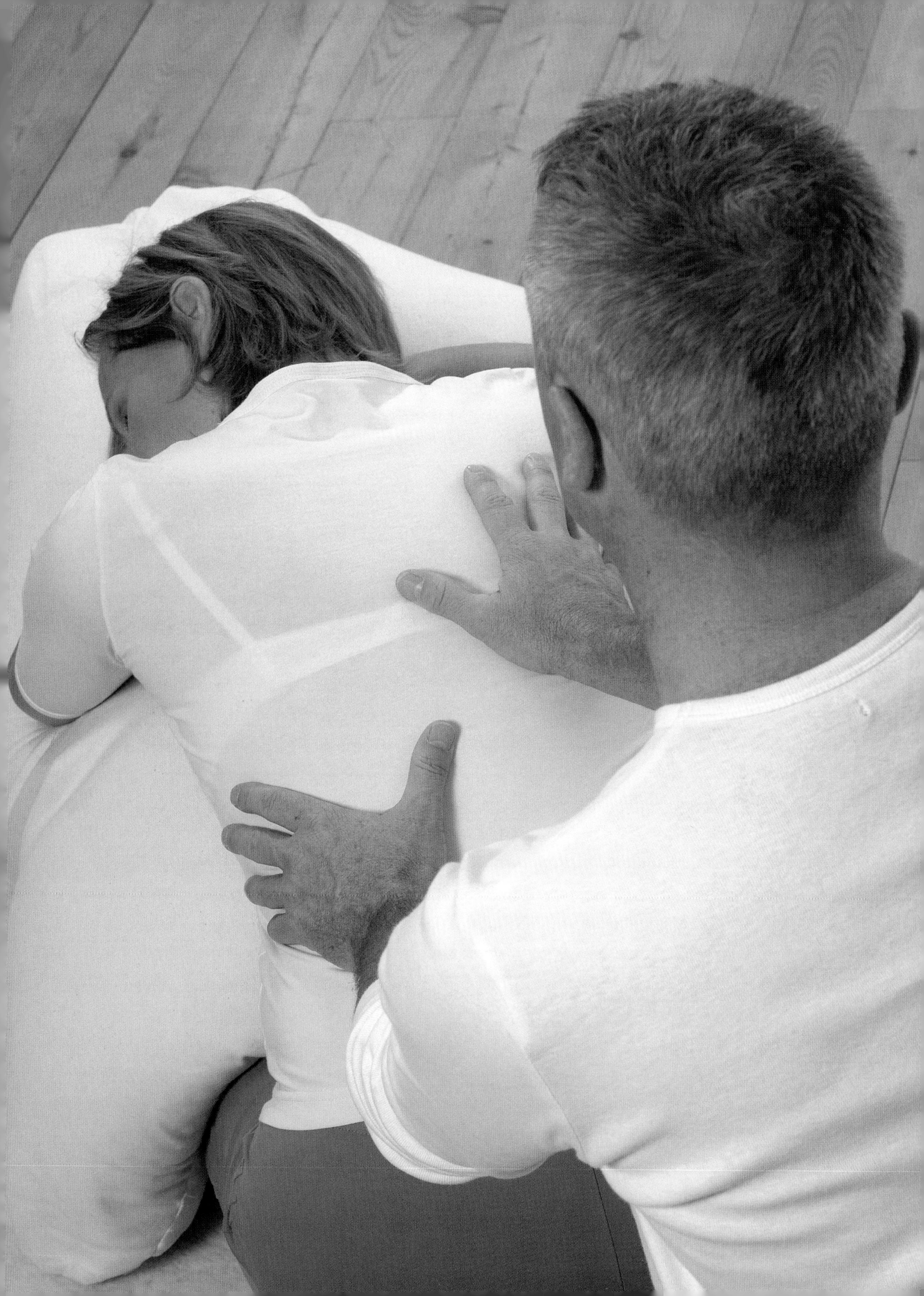

»schrumpelig« aus. Solche sehr selten auftretenden Veränderungen können nur operativ entfernt werden.

Normale violette Schwangerschaftsstreifen hingegen nehmen nach der Schwangerschaft eine leicht silbrige Farbe an, hinterlassen aber keine anderen Verformungen. Mit einem reichhaltigen Öl und einer sanften Massage, die Sie täglich ausführen sollten, können Sie Schwangerschaftsstreifen vorbeugen.

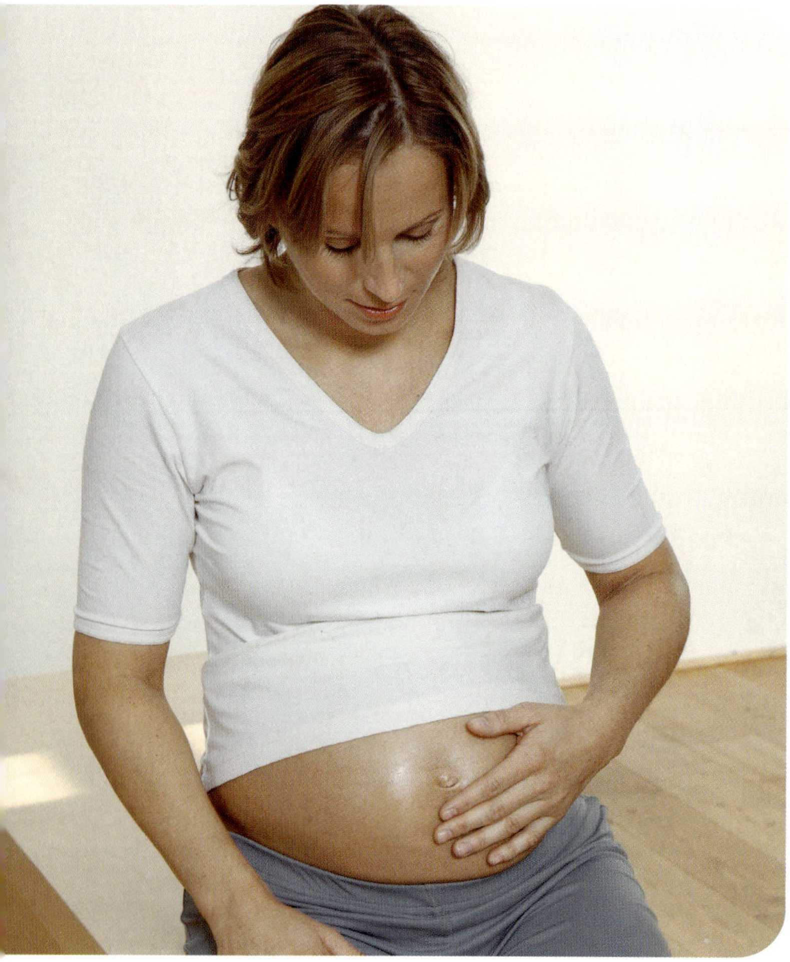

So helfen Sie sich selbst

- Stellen Sie eine Massageölmischung aus Weizenkeim-, Oliven- und Mandelöl her, insgesamt 50 Milliliter. Massieren Sie damit mindestens 1-mal täglich die gefährdeten Stellen an Bauch, Gesäß, Oberschenkeln und Brüsten (Bild links).

- Sobald die Haut zu jucken beginnt, tragen Sie eine neue Ölschicht auf.

Schwindel und niedriger Blutdruck

Schwindel und niedriger Blutdruck sind manchmal ständige Begleiter durch die Schwangerschaft. Nicht nur die Hormone, das vermehrte Blutvolumen im Körper und die erschlafften Muskelwände der Venen, sondern auch abrupte Temperaturwechsel und Luftdruckschwankungen verschlimmern die Beschwerden.

So helfen Sie sich selbst

- Alle Übungen aus dem Kreislauftraining (siehe Seite 23 ff.) helfen Ihnen, wieder in Schwung zu kommen.

- Mäßige sportliche Betätigung und Bewegung über den Tag verteilt machen fit.

- Verzichten Sie auf allzu langes Liegen, Sitzen und Stehen. Gehen Sie öfter auf und ab.

• Wenn Sie längere Zeit stehen müssen, spannen Sie immer wieder »heimlich« die Bein- und Gesäßmuskeln an.

• Vermeiden Sie allzu plötzliche Positionsveränderungen wie schnelles Bücken oder Aufstehen aus dem Bett.

• Tanken Sie viel frische Luft und probieren Sie die Übungen der Atemgymnastik (siehe Seite 26 ff.), um so wieder fit zu werden.

• Trinken Sie viel!

• Lüften Sie stets gut und ausreichend!

• Vorsicht mit Saunagängen! Es kann sein, dass Sie die gewohnte Hitze nicht mehr vertragen. Wer noch nie in der Sauna war und unter niedrigem Blutdruck leidet, sollte während der Schwangerschaft nicht damit anfangen.

• Gönnen Sie sich Kneippsches Wassertreten und Wechselfußbäder. Eiskaltes Wasser sollten Sie allerdings meiden, es sei denn, Sie sind es gewöhnt.

• Halten Sie im heißen Sommer öfter mal die Hände unter kaltes Wasser und legen Sie sich einen kalten Waschlappen über das Gesicht.

Sodbrennen

Das typische unangenehme Brennen in der Speiseröhre nach den Mahlzeiten kann sehr lästig sein. Durch die Hormone, die während der Schwangerschaft ausgeschüttet werden, erschlafft der Schließmuskel zwischen Magen und Speiseröhre. Der Mageninhalt fließt dann nach oben zurück und wirkt ätzend auf die Schleimhaut der Speiseröhre.

So helfen Sie sich selbst

• Meiden Sie allzu fette, üppige, süße und stark gewürzte Speisen. Nehmen Sie lieber öfter am Tag mehrere kleine Mahlzeiten zu sich und kauen Sie die Nahrung sehr gut durch, bevor Sie sie herunterschlucken. Lassen Sie sich viel Zeit beim Essen.

• Verzichten Sie auf Speisen, die im Körper die Säureproduktion anregen, wie zum Beispiel Süßigkeiten, Kaffee oder Schwarztee. Paradoxerweise helfen eigentlich säurehaltige Speisen wie Tomaten, Orangen oder Ananas, denn sie enthalten wichtige Verdauungsenzyme. Obst und Gemüse sollten aber immer vor und nicht nach der Hauptmahlzeit gegessen werden. Basische Speisen wie Joghurt und Milch lindern Sodbrennen.

• Während des Essens sollten Sie keine Getränke zu sich nehmen.

Kleiden Sie sich bei niedrigem Blutdruck nach dem Zwiebelprinzip, so dass Sie sich der Außentemperatur entsprechend an- oder ausziehen können. So vermeiden Sie Überhitzungseffekte, Schweißausbrüche und Schwindel.

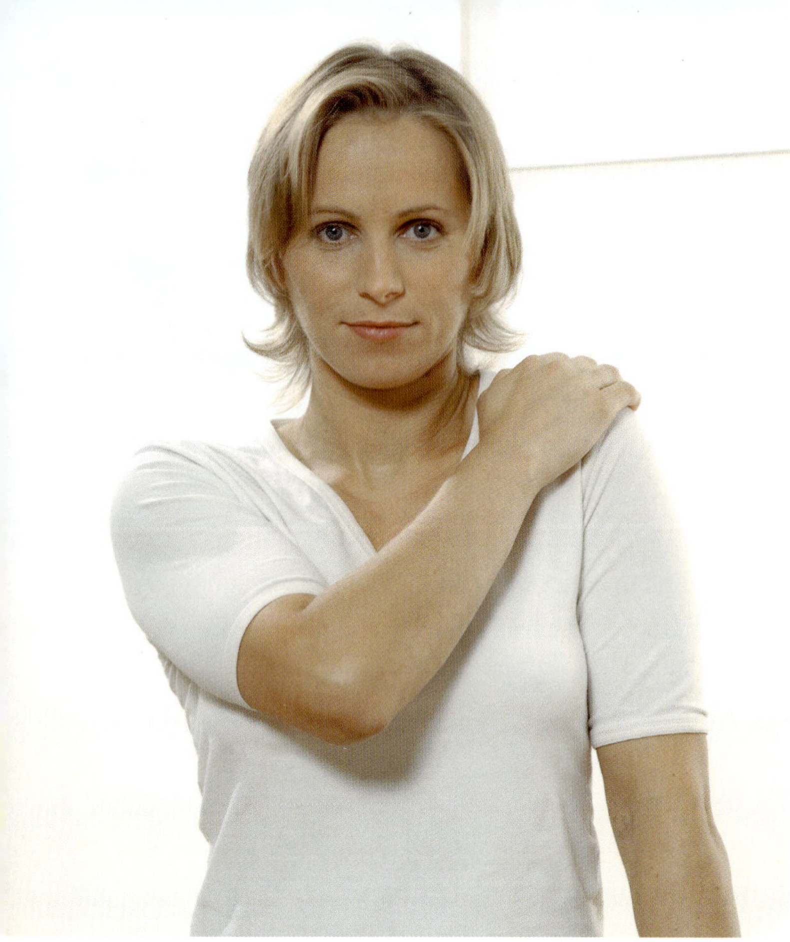

Eiweiß im Urin hinzu, kann es sich um eine gefährliche Schwangerschaftsvergiftung handeln. Geschwollene Hände und Fußknöchel sind dagegen oft nur lästige Begleiterscheinungen der Schwangerschaft, die vor allem im Sommer vermehrt auftreten und auf das erhöhte Körperflüssigkeitsvolumen zurückzuführen sind.

So helfen Sie sich selbst

- Gehen Sie so oft wie möglich ins Schwimmbad. Beim Schwimmen und vor allem beim »Walking« durch das Wasser werden Wassereinlagerungen im Gewebe sanft ausgeschieden.

- Atemübungen (siehe Seite 26 ff.) und die einfache Bewegungs-Atemübung (siehe Seite 106 f.) helfen bei der Verdauung.

Wenn Sie zu Sodbrennen neigen, sollten Sie sich nach dem Essen nicht sofort hinlegen, warten Sie mindestens 30 Minuten.

Übung gegen Sodbrennen

- Dehnen Sie den Schulter-Nacken-Bereich. Legen Sie die rechte Hand auf die linke Schulter. Drücken Sie sie beim Ausatmen vorsichtig nach unten (Bild oben), beim Einatmen heben Sie sie. Wiederholen Sie dies 10-mal, dann die Seite wechseln.

Wassereinlagerungen (Ödeme)

Wer unter Wassereinlagerungen leidet, sollte auf jeden Fall seinen Arzt informieren. Kommen noch Bluthochdruck und

- Gönnen Sie sich Ruhe und vermeiden Sie Stress.

- Sanfte Bewegungen tun Ihnen gut. Achten Sie dabei aber auf ein gemäßigtes Tempo. Sie dürfen sich keinesfalls überanstrengen.

- Trinken Sie viel und ausreichend – vor allem im Sommer.

- Legen Sie immer wieder die Beine hoch.

- Vermeiden Sie das Sitzen in der prallen Sonne sowie langes Stehen und vor allem langes Gehen und Stehen in unbequemen Schuhen.

Impressum

Die im Buch veröffentlichten Ratschläge wurden von den Verfassern sorgfältig erarbeitet und geprüft. Eine Garantie kann dennoch nicht übernommen werden, ebenso ist eine Haftung der Verfasser bzw. des Verlages und seiner Beauftragten für Personen-, Sach- und Vermögensschäden ausgeschlossen.

Bibliografische Information der Deutschen Bibliothek
Die Deutsche Bibliothek verzeichnet diese Publikation in der Deutschen Nationalbibliografie; detaillierte bibliografische Daten sind im Internet über http://dnb.ddb.de abrufbar.

Bildnachweis
Alle Bilder stammen von Dominik Parzinger, München, mit Ausnahme von: IFA-Bilderteam, München: 12; jump, Hamburg: 16 (K. Vey); Zefa, Düsseldorf: 100 (A. Inden)

Urania Verlag
in der
Verlagsgruppe Dornier GmbH
Postfach 80 06 69,
70506 Stuttgart

www.urania-verlag.de
www.verlagsgruppe-dornier.de

Lektorat: Dr. Christiane Lentz
Bildredaktion:Gabi Feld, Dr. Christiane Lentz
Umschlaggestaltung: Behrend & Buchholz, Hamburg
Umschlagbild: © Zefa / A. Inden
Layout: Dr. Alex Klubertanz
Realisation: Medienprojekte München
Printed in Germany

ISBN 3-332-01785-3
ISBN 978-3-332-01785-4